Die Tuberkulose und ihre Grenzgebiete in Einzeldarstellungen

Beihefte zu den Beiträgen zur Klinik und Erforschung
der Tuberkulose und der Lungenkrankheiten

Band 19

Herausgegeben von
E. Gaubatz, Heidelberg; E. Haefliger, Wald/Zürich
H. W. Knipping, Köln; E. Uehlinger, Zürich
W. T. Ulmer, Bochum und H. Wurm, Wiesbaden

Ergebnisse und Bedeutung der Mediastinoskopie und anderer thoraxbioptischer Verfahren

Werner Maaßen

Mit 60 Abbildungen

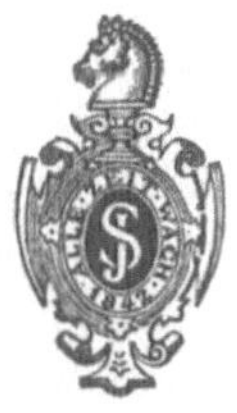

Spinger-Verlag Berlin Heidelberg New York 1967

Priv.-Doz. für Pneumologie Dr. WERNER MAASSEN,
Chefarzt der Ruhrlandklinik Essen-Heidhausen der Landesversicherungsanstalt
Rheinprovinz, Medizinaldirektor
4300 Essen-Heidhausen

ISBN-13: 978-3-642-86627-2   e-ISBN-13: 978-3-642-86626-5

DOI: 10.1007978-3-642-86626-5

Titel-Nr. 6837

Vorwort

Jede neue Untersuchungsmethode wie die *Mediastinoskopie* wirft nicht nur die Frage nach Art und Bedeutung der damit zu erzielenden Ergebnisse auf, sondern auch diejenige nach ihrer Stellung innerhalb der übrigen in diesem Organbereich zur Verfügung stehenden diagnostischen Verfahren. In dieser Schrift wurden sowohl eigene Erfahrungen als auch mit 1200 Angaben das thoraxbioptische und neuere chirurgische Schrifttum ausgewertet, um eine Antwort auf diese Fragen zu geben. Soweit wie möglich wurden Sammelstatistiken und Übersichtstabellen angefertigt, um die Orientierung auch unabhängig vom Text zu erleichtern.

Herrn Dozent Dr. ERIC CARLENS (Stockholm) danke ich herzlich für die persönliche Einführung in die von ihm entwickelte mediastinoskopische Untersuchungsmethode und die seitdem währende freundschaftliche Zusammenarbeit, meinem früheren Chef, Herrn Dr. W. LORBACHER, für die Unterstützung bei der Einführung neuer Untersuchungsmethoden. Gleichfalls bin ich sehr zu Dank verbunden Herrn Prof. Dr. W. MÜLLER, Direktor des Pathologischen Instituts des Klinikum Essen der Universität Münster, für die ausführlichen morphologischen Untersuchungen und Beratungen, Herrn Prof. Dr. O. H. ARNOLD, Direktor der Medizinischen Klinik und Poliklinik des Klinikum, für die Überlassung des Krankenguts seiner Klinik, sowie Herrn Prof. Dr. HERRMANN, Direktor des Instituts für Mikrobiologie, für die bakteriologischen Untersuchungen. Es ist nicht möglich, alle anderen Krankenhäuser und Kliniken im einzelnen anzuführen, die, wenn auch in geringer Zahl, Kranke hier ambulant untersuchen ließen, auch ihnen sei gedankt.

Grundlage dieser Studie bilden 1625 Mediastinoskopien, davon 700 im eigenen Krankengut. Für die übrigen Beobachtungen gebührt mein besonderer Dank anderen Kollegen, die von mir in die Untersuchungsmethodik eingeführt wurden und die sich der mühevollen statistischen Auswertung unterzogen haben, nämlich den Herren Dr. M. KIRSCH, Lungenklinik Lostau der Medizinischen Akademie Magdeburg (Direktor Prof. Dr. H. FRIEDEL), Dr. G. SPECHT, I. Chirurgische Abteilung des Allgemeinen Krankenhauses Hamburg-Harburg (Direktor Prof. Dr. F. LICHTENAUER), Dr. K. VON WINDHEIM, Krankenhaus Großhansdorf über Ahrensburg in Holstein (Direktor Dr. H. KOSKE), sowie Dr. M. THÜMMLER, Lungenchirurgische Klinik Vogelsang-Gommern bei Magdeburg (Direktor Dr. G. SCHOEFER). Auch den Direktoren der einzelnen Kliniken sage ich Dank für die großzügige Überlassung des Krankenguts. Die histologische Bearbeitung in dem auswärtigen Untersuchungsgut stammt von den Herren Prof. Dr. ESSBACH (Magdeburg), Dr. FASSKE (Forschungsinstitut Borstel) und Dr. HÜSSELMANN (Hamburg), denen ebenfalls gedankt sei. Nur durch diese Zusammenarbeit war es möglich, ausreichende statistische Grundlagen zu gewinnen, insbesondere für die Studien bei Bronchialcarcinomen.

Schließlich bleibt nicht zuletzt den Herausgebern und dem Verlag der Dank abzustatten für die großzügige Aufnahme von Bildmaterial, das ja dem mit der Untersuchungsmethode nicht Vertrauten erst einen Einblick in ihre diagnostische Leistungsfähigkeit im Einzelfall zu geben vermag. Es war im Text nicht möglich, mit fortlaufender Numerierung die einzelnen Veröffentlichungen anzuführen. Durch die Zitierung der vollständigen Titel der Arbeiten wird es aber jedem Leser sicher erleichtert, das ihn interessierende Schrifttum aufzufinden. Technische und methodische Fragen wurden nur in wesentlichen Punkten dargestellt, da eine Einübung durch den bereits Erfahrenen für jeden unerläßlich ist, der sich mit der Carlensschen Untersuchungsmethode beschäftigen will. Ich hoffe, daß zum Ausdruck kommt, daß die Endoskopie und Biopsie im Bereich des Mediastinums eines der wichtigsten diagnostischen Verfahren in der Lungenklinik darstellt.

Essen-Heidhausen,
Ruhrlandklinik

WERNER MAASSEN

Inhaltsverzeichnis

Inhaltsverzeichnis

I. Einführung in das Thema und die Fragestellung dieser Arbeit

Bioptische Untersuchungen nehmen in allen Zweigen der klinischen Medizin deutlich zu. Man kann diese Entwicklung bedauern unter dem Gesichtspunkt, daß die subtile Beobachtung und Untersuchung des Kranken selbst und die Würdigung seiner Vorgeschichte gegenüber dem morphologischen Befund zurücktreten. Man darf andererseits aber nicht verkennen, daß nicht nur auf diese Weise unsere Kenntnis von intravitalen Organveränderungen und Krankheitsabläufen oft erweitert wurde, es besteht auch gleichzeitig ein gewisser Zwang, die klinische Diagnose in vielen Fällen durch feingewebliche Untersuchungen zu sichern, da sich immer differenziertere therapeutische Konsequenzen medikamentöser, operativer oder physikalischer Art ergeben. Die von CARLENS angegebene Explorationsmöglichkeit bestimmter Mediastinalgebiete (durch sog. Mediastinoskopie) versprach, die bisher gebräuchlichen thorakalen Untersuchungsmöglichkeiten wesentlich zu ergänzen. Diese Bereicherung ergab sich nicht nur aus der Tatsache, daß erstmals ohne die Notwendigkeit der Thorakotomie ein Zugang zu dem bisher sonst unzugänglichen Mediastinalraum bestand, innerhalb dessen die verschiedensten, allen drei Keimblättern entstammenden Organe schon immer besondere diagnostische Schwierigkeiten bereiteten. Zum anderen trifft man im Mittelfellraum die Hauptlymphstämme sowohl der Lunge als auch der Abdominalorgane an. Die Untersuchung entnommener Lymphknoten versprach deshalb, manchen Aufschluß über korrespondierende Organveränderungen außerhalb des Mediastinalraumes zu geben.

Die Erwartungen über die diagnostische Leistungsfähigkeit der Mediastinoskopie haben sich zu einem großen Teil erfüllt. Die Methode wurde innerhalb des Zeitraumes von September 1961 bis Juli 1966 mit 700 eigenen Untersuchungen in steigendem Maße angewandt, nachdem wir uns von ihrer besonderen Ergiebigkeit bald überzeugt hatten. Die erzielten Ergebnisse können aus mehreren Gründen als repräsentativ gewertet werden. Einmal steht uns ein reiches lungenklinisches Krankengut zur Verfügung. Weiterhin verdanken wir der Zusammenarbeit mit der Medizinischen Klinik des Klinikum Essen (Direktor Prof. Dr. O. H. ARNOLD) und anderen Krankenhäusern zahlreiche Patienten, die primär in internistische Beobachtung kommen. Auch gestattet die Eigenart einer Lungenklinik, intern-radiologische und endoskopisch-operative Untersuchungsmöglichkeiten in einer Hand zu vereinigen. Dadurch ist eine besondere Integration innerhalb der Diagnostik möglich bei gleichzeitiger Kontrolle am Operationspräparat.

Bei der Zusammenfassung der erzielten Ergebnisse ergaben sich folgende Fragen und Aufgaben:

1. Welchen Beitrag vermag die Mediastinoskopie zur differentialdiagnostischen Klärung unklarer Veränderungen im Bereich des Mediastinums und der Lungenwurzel bzw. der Lungen selbst zu leisten? Welche Stellung ergibt sich daraus innerhalb der übrigen bioptischen Untersuchungsmethoden bei Thoraxerkrankungen?

2. Welche Befunde werden bei malignen Bronchialerkrankungen angetroffen und wieweit erlauben sie Rückschlüsse auf die Operabilität?

3. In welcher Weise geben die Untersuchungen Aufschluß über die Lymphabfluß-wege der einzelnen Lungensegmente und -lappen bzw. der beiden Lungenflügel und über die Metastasierungswege des Bronchialcarcinoms?

II. Übersicht über sonst gebräuchliche bioptische Untersuchungsverfahren in der thorakalen Diagnostik

1. Bronchoskopische Verfahren

RIECKER hat 1952 zusammenfassend über die bronchologische Technik und ins-besondere die durch die Bronchoskopie ermöglichten bioptischen Untersuchungsver-fahren berichtet. Soweit es die diagnostischen Fragen innerhalb des einsehbaren Bronchialbereichs angeht, haben sich seitdem keine grundsätzlichen Änderungen, höch-stens gewisse technische Verbesserungen ergeben. Diagnostische Schwierigkeiten be-stehen immer noch bei Veränderungen distal der optisch zugänglichen Bronchus-abschnitte, ebenso bei allen im Verzweigungsgebiet eines Segmentbronchus gelegenen krankhaften Veränderungen der Lungenperipherie. Da nach ANACKER und SALZER für das Bronchuscarcinom angenommen werden kann, daß die im Lungenkern gelege-nen Tumoren am häufigsten am Segmentbronchusabgang oder in den ostiumnahen Abschnitten entstehen, und nach den Beobachtungen bei Röntgenreihenuntersuchungen (LINDIG) bzw. prospektiver Untersuchungen (BOUCOT et al.) der größere Teil der Carcinome sogar im Lungenmantel seinen Anfang nimmt, bestand hier eine spürbare diagnostische Lücke. Vermag die Bronchographie bei Tumorstenosen im Lungenkern noch wichtige Hinweise zu geben, muß man bei peripherer gelegenen Tumoren ent-gegen der Meinung von ANACKER und LINDEN jedenfalls in den Frühstadien nach STUTZ und VIETEN sowie nach eigenen Erfahrungen charakteristische Veränderungen vermissen. Auf die probatorische antibiotische Behandlung (DENCK u. WURNIG), auch kombiniert mit Corticoiden (DE CAMP), wird man gelegentlich nicht verzichten kön-nen. Bedenken ergeben sich insofern, als durch das Zurückdrängen entzündlicher Umgebungsveränderungen vielleicht ein Gefäßeinbruch der Geschwulst erleichtert wird, auch durch die Nebennierenrindenhormone die Metastasierungsvorgänge über-haupt begünstigt werden sollen (SCHMÄHL). Röntgenologische Sondierungsversuche mit Bronchographiekathetern (HENGSTMANN u. WITTEKIND; MÉTRAS u. CHARPIN) bzw. endoskopische Modifikationen (CHASE; DENCK u. WURNIG; LABAS u. MIHOK; WURNIG u. OLBERT) führten zu keinen wesentlichen Fortschritten.

Eigene Untersuchungen bei etwa 50 peripherer gelegenen Lungenveränderungen mit flexiblen, weit in den Lungenmantel vorschiebbaren Zangen (RIECKER) ergaben gelegentlich und nur bei Tumoren direkt hinter dem Segmentostium noch ein histo-logisch verwertbares Ergebnis. Die mangelnde Leistungsfähigkeit dieses Entnahme-verfahrens beruht auf drei Ursachen. Einmal bleibt der Weg des Instrumentes jenseits des einsehbaren Ostiums dem Zufall überlassen, zum anderen verringert das zur Peripherie enger werdende Bronchuslumen den Öffnungswinkel des Zangenmauls und damit die Möglichkeit, überhaupt Gewebe zu gewinnen. Weiterhin hakt die Zange an den Teilungsstellen kleinerer Bronchien fest, ohne das Herdgebiet selbst zu erreichen. Gerade in diesen Spornbereichen finden sich aber häufig Plattenepithel-areale (ANACKER, LINDBERG, NISKAUEN, von WITTEKIND und STRÜDER allerdings nicht bestätigt). Über Erfahrungen mit dem Lüscherschen Bronchushobel bzw. der Roseschen Sonde verfügen wir nicht. Allgemeine Verbreitung haben, wohl wegen mangelnder Ergebnisse, auch diese Methoden nicht gefunden.

Die Durchsicht der Literatur läßt erkennen, daß die *cytologische Untersuchung des Sputums* bzw. des *auf bronchoskopischem Wege abgesaugten oder durch Lavage gewonnenen Bronchialsekrets* einen Beitrag zur Differentialdiagnose zu leisten vermag. Die Ergebnisse sind in Deutschland insbesondere von KAHLAU herausgestellt worden. Vielen zustimmenden Berichten zur Sputumcytologie (BAUCHHENSS; BODDINGTON u. SPRIGGS; DUGUID u. HUISH; EBNER u. THORBAN; EPSTEIN et al.; FISCHNALLER; FOOT; FRENZEL u. PAPAGEORGIOU; GRAY; GRUNZE; VON HAAM; HAAS; HANSEN u. DREYER; HARTMANN; HECKNER; HINSON u. KUPER; IVERSEN; KERN u. JONES; KIM et al.; KUPER; LANGER et al.; LEILOP et al.; LONG; MAVROMMATIS; MELAMED et al.; MORAWETZ u. SCHNETZ; NASIELL; OTTO u. GRÜNBECK; PAPAGEORGIOU; PAPANICOLAOU; ROBERTS et al.; SANDRITTER; SCHÜMMELFEDER; SEYBOLT; SIERING; VAN DER SLIKKE; SPJUT et al.; UMIKER; VOLLHABER; WANDALL; WITTE; WOOLNER u. McDONALD) bzw. zu *bronchoskopischen Aspirationsverfahren* (BARIÉTY et al.; CLERF u. HERBUT; DELARUE u. ORCEL; DELPORTE et al.; DIETZEL; DIJKSTRA; ESCHER u. STRUPLER; FELLINGER; FLORENTIN et al.; FRENZEL u. PAPAGEORGIOU; GRUNZE; HECKNER; HENGSTMANN; IVANOVA et al.; KRAAN; NAUMANN; PINTO; REUSCH u. BAUER; SCHAAF; WITTE) stehen einschränkende oder ablehnende Stellungnahmen (ANDREWS u. ROSSER; KOSS; MOHR u. TÜBBEN; SIEGMUND; SPRENGER; THERKELSEN u. SØRENSEN) gegenüber. Die Ergebnisse werden in bezug auf den Tumorzellnachweis zwischen 10 und 90 % angegeben, wobei nach KAHLAU (bestätigt durch OTTO u. GRÜNBECK) keine Unterschiede in der Ergiebigkeit zwischen Sputum und Bronchusaspirat bestehen sollen. Die angegebenen Zahlen sind kaum vergleichbar. Meist fehlt eine Trennung zwischen endoskopisch erreichbaren zentralen, sicher eine höhere Exfoliativquote aufweisenden Carcinomen und solchen peripherer Lokalisation. Daß Unterschiede bestehen müssen, geht schon aus der Tatsache hervor, daß operable Carcinome eine geringere cytologische Nachweisquote als inoperable aufweisen (ANDREWS u. ROSSER; TONELLI u. CALOGGERO; DUGUID u. HUISH; IVERSEN). Auch werden häufig vom Probeexcisionsmaterial oder am Tumor selbst gewonnene Abklatschpräparate den cytologischen Verfahren zugerechnet. Die von FRENZEL u. PAPAGEORGIOU kürzlich vorgenommene Auswertung der cytologischen Ergebnisse bei ausschließlich peripheren Tumorlokalisationen überzeugt insofern nicht, als ein beigegebenes Bronchogramm eine zentrale, von den Autoren übersehene Tumorstenose zeigt. Nach KAHLAU ergeben sich *Fehldiagnosen* in 1,4 bis 13 % der Fälle, wobei im Bronchialbaum nicht seltene, bei Rauchern (AUERSBACH et al.; HAYASHI et al.) oder bei Tuberkulösen (CHIPPS u. KRAUL) bzw. bei chronisch-entzündlichen Lungenveränderungen (KAHLAU) und chronischer Bronchitis (BOHNENKAMP) besonders häufige Plattenepithelmetaplasien Schwierigkeiten bereiten, und wie sie aus der gynäkologischen (E. MÜLLER) Diagnostik bzw. neuerdings aus der Magensaugbiopsie bei chronischer Gastritis (MAHLO; ROCHES) bekannt sind. RYAN u. Mitarb. fanden bei Routinesektionen in 8 % solche Bronchialschleimhautmetaplasien. NAYLOR u. RAILEY wiesen noch jüngst in einem Bericht aus dem Papanicolaou-Institut auf die Täuschungsmöglichkeiten und Abgrenzungsschwierigkeiten bei Asthmatikern hin, bei denen stärkere Desquamativvorgänge der Schleimhaut zur Verwechslung mit Adenocarcinomen des Bronchus bei der Sputumcytologie führen können.

1*

Daß diese diagnostischen Probleme sich gerade bei den Frühstadien der Bronchialneoplasien stellen, zeigen Angaben über deren röntgenologisches Erscheinungsbild. Nach KUTSCHERA (1052 Frühfälle) bestanden neben anderen Röntgenzeichen in 38 % ein peripherer Rundherd, in 8 % eine peripher gelegene Zerfallshöhle und in 27 % eine segmentäre Atelektase. Nur bei 47 % der Frühfälle war das Tumorgeschehen der bronchoskopischen Kontrolle zugänglich, lediglich in 26 % eine histologische Sicherung möglich.

Angesichts dieser skizzierten Schwierigkeiten griffen wir deshalb die von FRIEDEL angegebene *Katheterbiopsie* auf, wobei wir die Technik für das in Westdeutschland vorliegende Instrumentarium abwandelten. Die exakte Lokalisation des Krankheitsprozesses entweder auf tomographischem oder besser noch bronchographischem Wege ist Voraussetzung für die Anwendbarkeit der Methode. Zur Herdsondierung wird ein aus der Herzdiagnostik bekannter Rüschelitkatheter verwandt, der in erwärmtem Zustand weich bleibt, gesundes Gewebe deshalb nur unwesentlich traumatisiert, jedoch auch bei abgewinkeltem Verlauf bzw. bei scharfem Sog durchgängig bleibt. Der Katheter wird bronchoskopisch unter Kontrolle über die verschiedenen Winkeloptiken in den Segmentbronchus eingelegt, in dessen Nähe oder in dessen Verzweigungsgebiet der Krankheitsprozeß zu suchen ist. Die Sondierung weiter in der Peripherie der Lunge erfolgt unter Durchleuchtungskontrolle. Der unverkennbare Vorteil ergibt sich aus der gezielten und oft reichlichen Materialgewinnung. Gegenüber den cytologischen Befunden und den für die isolierte Zelle geltenden unsicheren spezifischen Malignitätskriterien gestatten die gehäuft anzutreffenden Zellen und/oder Gewebsverbände, die Diagnostik auf wesentlich sichere Grundlagen zu stellen (MOTSCH; W. MÜLLER).

Tabelle 1. *Ergebnisse bei einmaliger Katheterbiopsie in 122 Fällen (bis April 1964)*

	+ sicherer Carcinomnachweis	(+) dringender Carcinomverdacht	((+)) gewisser Carcinomverdacht	− negativ
Zentrale Bronchialcarcinome außerhalb des bronchoskopischen Sichtbereichs	13	9	3	1	—
Periphere Bronchialcarcinome					
gesichert	37	20	6	6	5
wahrscheinlich	13	—	6	2	5
Alle peripheren Bronchialcarcinome	50	20	12	8	10
Alle sondierbaren Carcinome	63	29	15	9	10
nicht sondierbar	12				
Alle Carcinome T 1	88	38	18	?	?
Tuberkulose	24	—	1	4	10
Unspezifische Lungenveränderungen, benigne Tumoren	23	—	—	4	17

Die Ergebnisse der *eigenen Untersuchungen bei 122 Pat. mit Verdacht auf maligne Lungenveränderungen* sind in Tab. 1 wiedergegeben.

In der Tab. 1 sind als zentral gelegene Tumoren solche mit Stenosen am Segmentbronchusabgang oder in seiner unmittelbaren Nähe angesehen. Die Einteilung ist strenger als diejenige FRIEDELs, der alle endoskopisch nicht sichtbaren Carcinome zur peripheren Lokalisation zählt. Die Einteilungsprinzipien müssen sich aber nach den anatomischen Gegebenheiten und nicht nach endoskopisch-optischen Möglichkeiten richten, zumal auch im Hinblick auf die röntgenologisch-chirurgische Einteilung im TNM-System (ANACKER; SALZER). Die periphere Gruppe umfaßt die meist als Rundschatten im Lungenmantel röntgenologisch in Erscheinung tretenden Carcinome. Als positiv gewertet wurden nur die Befunde der beiden ersten Kolumnen. Die Einordnung in die Rubrik des dringenden Verdachts erfolgte mehr aus prinzipiellen histomorphologischen Gründen. Daß dies begründet ist, zeigt die einzige Fehlinterpretation bei einem Patienten mit Tuberkulose.

Zusammenfassend kann man feststellen, daß die *Katheterbiopsie bei fast allen außerhalb des bronchoskopischen Sichtbereichs gelegenen zentralen Tumoren und bei etwa der Hälfte der peripheren Carcinome eine Aussage über die Malignität des Prozesses erlaubt.* Gegenüber den Ergebnissen der Sputumcytologie sind folgende Vorteile zu nennen:

1. Die gezielte Entnahme ergibt für die chirurgische Elimination in manchen Fällen wichtige Lokalisationshinweise.

2. Bisher sind in bezug auf die morphologische Struktur der Neubildungen keine Unterschiede in den Ergebnissen zu erkennen, wie dies bei cytologischen Untersuchungen für die stärker negative Ausbeute bei kleinzelligen Bronchialcarcinomen bekannt ist (GRUNZE, MORAWETZ und SCHNETZ).

3. Die Tabelle gibt die Ergebnisse einmaliger Untersuchungen wieder. FRIEDEL sowie KRAUSE und PADANYI fordern grundsätzlich vier zeitlich auseinanderliegende Biopsien zum Ausschluß eines bösartigen Prozesses, betonen aber auch, daß die meisten positiven Befunde in den beiden ersten Untersuchungen erhoben werden. Da auch der mehrmalige negative Ausfall u. E. einen solchen Ausschluß nicht zuläßt, ziehen wir die Probethorakotomie weiteren Untersuchungen vor. Gegenüber den zehnmaligen Einsendungen zur cytologischen Sputumüberprüfung, die FRENZEL und PAPAGEORGIOU bei peripheren Carcinomen ihren Ergebnissen zugrundelegen, ergibt die Katheterbiopsie in vielen Fällen einen wesentlichen Zeitgewinn.

4. Die Operabilitätsquote lag mit 45 % höher, als dies KAHLAU mit 34 % als einen besonderen Erfolg seiner Technik ansieht, wobei die Operabilitätsbewertung durch die routinemäßige mediastinoskopische Exploration im eigenen Beobachtungsgut über wesentlich schärfere Kriterien verfügte.

5. Gerade für das Tumorstadium T 1 bereichert die Katheterbiopsie die klinische Diagnostik und vermag so einen wirksamen Beitrag zur Frühdiagnose zu leisten.

Seit dem Vorschlag von BROUET u. Mitarb. (1953), durch *transbronchiale und transtracheale Punktion* cytologische Untersuchungsmöglichkeiten bei *peritracheobronchialen Adenopathien* zu gewinnen, ist diese Methode vereinzelt angewandt worden und muß deshalb zu den mediastinalbioptischen Untersuchungsverfahren gerechnet werden. Im französischen Schrifttum spielt sie eine gewisse Rolle. Bei bronchoskopischen Studien über die Ätiologie solcher Adenopathien konnten CHRÉTIEN, MULLER u. LEMOINE zwar die Natur der Veränderungen in fast der Hälfte der Fälle bei ihren 128 Pat. klären, doch benutzten die Autoren meist die systematische Spornbiopsie der Schleimhaut und nur in wenigen Fällen die Punktion extramuraler Veränderungen. SCHIEPPATI zeigte 1958, daß die Punktionsmethode im Bifurkationsbereich Lymphknotenmetastasen nachweisen läßt. Er erzielte 26 positive Proben bei 69 Patienten. Weitere Hinweise stammen von SWIERENGA u. VERSTEEGH; KAPSENBERG (46 % positive Punktionsbiopsien bei Bronchialcarcinom) und MÜLLY. Die von HÜRZELER vorgelegten Ergebnisse sind weniger ermutigend. Bei 34 Pat. aspirierte er sechsmal Blut, bei 16 anderen Pat. war ebenfalls kein Lymphknotenmaterial zu gewinnen. Die cytologische Untersuchung ergab bei 12 Pat. normales Gewebe, zweimal war die „Wahrscheinlichkeitsdiagnose" anthrakotischer Lymphknoten möglich, in einem Fall fand sich eine lymphatische Leukämie und zweimal Zeichen eines Carcinoms. Auf die von SCHIESSLE angegebenen Zahlen wird bei der Besprechung der einzelnen bioptischen Möglichkeiten bei der Sarkoidose einzugehen sein.

2. Lungen- und Pleurabiopsie

1921 berichtete JACOBAEUS bereits in einem Vortrag in Berlin über diagnostische Erfahrungen, die er mit der ursprünglich zur Strangdurchtrennung von ihm entwickelten *Thorakoskopie* bei therapeutischem Pneumothorax gemacht hatte. In Fällen mit sogenannter idiopathischer Pleuritis sah er in der Mehrzahl tuberkulöse Knötchen auf der Pleura. Auch wies er schon damals auf die Möglichkeiten hin, die sich für die Differentialdiagnose der spezifischen und malignen Erkrankungen ergeben würden, da die Endoskopie gegebenenfalls mit einer Gewebsentnahme verbunden werden könnte. Es ist erstaunlich, daß zu einer Zeit, in der die Thorakoskopie und -kaustik an zahlreichen Stellen geübt wurde, dieser frühe Hinweis von JACOBAEUS so wenig beachtet wurde. Im europäischen Schrifttum finden sich erst 1950 und später die ersten diagnostischen Erfahrungsberichte zunächst bei Spontanpneumothorax (MIQUEL-MARI; SATTLER) bzw. bei angeborenen Herz- und Gefäßmißbildungen (MLCZOCH u. SALZMANN).

Seitdem liegen weitere Hinweise und Ergebnisangaben über *diagnostische Thorakoskopien* vor, wobei die Methode sowohl bei *Pleuraerkrankungen* (D'ASTE et al.; AUERSBACH et al.; BRANDT u. KUND; DELARUE u. DEPIERRE; HEINE; LLOYD; LOB; LOB u. WEISS; MATZEL; MLCZOCH; PAYFA u. DE CLERQ; SATTLER; TIVENIUS; TOURAINE) als auch zu bioptischen *Lungenuntersuchungen* (AUERSBACH et al.; BRANDT u. KUND; GREUEL; HEINE; MATZEL; MLCZOCH) benutzt wurde. Die eigene erste diagnostische Thorakoskopie wurde im Jahre 1951 und seitdem in Einzelfällen immer wieder vorgenommen. Die Zahl der Untersuchungen sowohl zur Lungen- als auch zur Pleurabiopsie ist aber mit etwa 50 zu gering, als daß eine statistische Auswertung möglich wäre. Die Anzeige dazu ergab sich bei Pleuratumoren, Pleuritiden unklarer Ätiologie in geschwulstgefährdeten Altersgruppen, Meigs-Syndrom und bei Verdacht auf metastatische Lungen- und Pleuraveränderungen. Bei der Sarkoidose verfügen wir über keine Erfahrungen. In Übereinstimmung mit anderen Autoren sind die primären und sekundären malignen Pleuraveränderungen praktisch immer zu klären, der Methode kommt deshalb gerade hier eine hohe Bedeutung zu, zumal die cytologische Untersuchung des Pleuraexsudates oft ohne Ergebnis bleibt (LOB; SAMUELS; SATTLER). Bei der innerhalb des Tuberkuloseablaufs auftretenden Pleuritis läßt die Endoskopie nicht selten im Stich. Gleiches gilt auch für andere bioptische Methoden

zur Pleuradiagnostik (MITCHELL et al.). Die Erfahrungen SATTLERs, der „gesetz-
mäßig" (allerdings meist bei frischen Erkrankungen) eine miliare tuberkulöse Herdbildung im Bereich der parietalen diaphragmalen und mediastinalen, weniger der
visceralen Pleura sah, können wir deshalb nicht bestätigen. Innerhalb der oft recht
schwierigen röntgenologischen Differentialdiagnostik der Veränderungen im rechten
Herzzwerchfellwinkel (GREMMEL u. VIETEN) kann die Thorakoskopie gelegentlich
benutzt werden, wobei uns ebenfalls die Häufigkeit der Lipome im vorderen Zwerch-
fellrippenwinkel (HEINE u. HILLEBRAND) auffiel.

Über die größte Erfahrung mit diagnostischen Thorakoskopien verfügt wohl
BRANDT, dessen jüngst veröffentlichte Ergebnisse sicher die Leistungsfähigkeit der
Methode veranschaulichen. 318 Untersuchungen (161 mit Pneumothoraxanlage, 28 bei
Spontanpneumothorax, 94 bei Serothorax und 35 in Operationshöhlen) ergaben fol-
gende Verhältnisse:

Bei 161 diagnostischen Thorakoskopien wegen unklarer pulmonaler Veränderungen erhielt er 66mal (= 41%) ein positives histologisches Ergebnis entweder durch
gezielte Probeexcision oder Punktion. In 7 Fällen wurde wegen des klaren endoskopischen oder auch cytologischen Befundes auf eine Gewebsentnahme verzichtet.
Nimmt man beide Gruppen zusammen, findet sich eine diagnostische Erfolgsquote
von 73 = 45,3% aller untersuchten Fälle. Von besonderem Interesse sind dabei folgende Zahlen:

Tabelle 2

	Untersuchungen	pos. Biopsien
Bronchialcarcinom T 1 und 2 . .	23	4
(nicht Stadium) T 3 und 4 . . .	11	4
Lungenmetastasen		
extrapulm. Tumoren	7	4
Mediastinalcarcinom	2	—
M. Hodgkin	3	—
Struma mediastinalis	1	—
Sonstige Mediastinal-„Tumoren" .	7	—
Lungentuberkulose	13	4
Miliartuberkulose	3	3
Sarkoidose	8	6
Silikose	4	4
Fibrosen und Kollagenosen . . .	8	8
Lungenfibrose ausgeschlossen . .	1	1
Chronische Pneumonie	17	8
Lungenamyloid	1	1

Leider ist aus der Veröffentlichung der Anteil der Pleura- und Lungenbiopsien
nicht abzugrenzen, so daß die Tabelle zwar über die diagnostische Leistungsfähigkeit
überhaupt wohl Auskunft gibt, nicht aber darüber, wieweit eine Pleurabeteiligung
selbst vorlag und evtl. Ursache des Ergusses war. Die neuerdings veröffentlichten
Ergebnisse bei Pleura- und Mediastinalerkrankungen ergeben eine diagnostische Ausbeute in 87% der Fälle.

BERGQUIST untersuchte thorakoskopisch 50 Pat. mit Pleuraerguß: Ätiologisch
herrschte dabei die Tuberkulose mit 20 Fällen vor 14 Carcinomen vor, wogegen im
Krankengut von BRANDT u. KUND die malignen Erkrankungen überwogen.

Der Thorakoskopie stehen als konkurrierende Methoden gegenüber einmal die *transthorakale Punktionsbiopsie der Pleura bzw. Lunge*, zum anderen die von KLASSEN u. Mitarb. 1949 empfohlene Technik der sog. *kleinen Thorakotomie* (chirurgische Lungen- oder Pleurabiopsie). Im Gegensatz zur eigentlichen *Probethorakotomie*, die häufig der Differentialdiagnose und gleichzeitig der Operabilitätsbeurteilung *chirurgisch angehbarer Lungenerkrankungen* gilt, stellt die *Klassensche Methode* eine rein *diagnostische Maßnahme* dar bei diffusen, nur im Hinblick auf *intern-konservative Behandlungsmaßnahmen* differentialdiagnostisch abzugrenzende Lungen- und Pleuraerkrankungen.

Über *Punktionsbiopsien der Pleura*, zunächst empfohlen von DEFRANCIS, berichteten seitdem ABAZA; ABAZA u. REIX; ARONOVITCH et al.; BROCARD u. CHOFFEL; BROUET et al.; CHOFFEL u. CHRÉTIEN; DONOHOE et al.; DUMITTAN; ENDRYS; HELLER et al.; DE KOCK et al.; KOPP; MISRA u. SHARMA; NIDEN et al.; RAVAZZONI u. CACIOPPO; RITAMA; SAMUELS et al.; SISON u. WEISS; SCHAUB; SCHULZ; TEITELBAUM et al.; TOUŠEK u. DŮRA; WASSERMANN; WYSS. Aus einer von CARPENTER u. LOWELL mit eigenen Ergebnissen vorgelegten Sammelstatistik geht hervor, daß die Punktionsbiopsie bei 416 Pat. mit Brustfellerkrankungen 236mal (= 56,7 %) zur Diagnose führte.

Auch die *Klassensche Technik* wird bei Pleuraveränderungen in steigendem Maße angewandt (ANDREWS u. KLASSEN; BRECKLER et al.; BROUET et al.; HILL et al.; LANSDEN; MITCHELL et al.; SHIELDS u. SWEANY; SMALL u. LANDMAN; SMITH et al.; STEAD et al.; SUTLIFF et al.; SCHLESS et al.; STOREY u. REYNOLDS). Eine Übersicht über die *Ergebnisse bioptischer Methoden bei Pleuraerguß* gibt die folgende Tab. 3:

Tabelle 3

Jahr	Autor	Methode	Zahl der Pat./Biops.		Tuberkulose	Maligne Erkrankg.	Anderes	ohne Ergebnis
1957	BERGQUIST	Thor. sk.	50	50	20	14	16	—
1958	DONOHOE et al.	Thor. sk.						
	+ Sammelstatistik	Punkt.						
		chirurg.	273	273	100	44	93	36
1958	SAMUELS	Punkt.	52	?	—	25	—	—
1959	MITCHELL et al.	chirurg.	25	25	7	—	—	18
1960	ABRAMS u. SMALL	chirurg.	28	28	21	—	—	7
1960	TOUSEK u. DŮRA	Punkt.	50	76	13	12	18	7
1961	CARPENTER u. LOWELL	Punkt.	47	49	—	13	20	14
1962	CHOFFEL u. CHRÉTIEN	Punkt.	220	250	55	50	93	22
1962	KOCK et al.	Punkt.	130	168	26	18	83	41
1962	SISON u. WEISS	Punkt.	71	71	20	49	2	—
1963	COPE u. BERNHARDT	Punkt.	120	120	30	—	—	—
1963	KOPP	Punkt.	28	?	—	14	—	—
1963	WYSS	Punkt.	22	27	3	3	8	8
1963	ARONOVITCH et al.	Punkt.	29	?	6	9	14	—
			1145		301	251	347	153
							unbekannt	93

Aus dieser Aufstellung geht hervor, daß, soweit die Angaben der Autoren überhaupt verglichen werden konnten, eine tuberkulöse Genese in etwa einem Viertel der untersuchten Pleuritispatienten nachweisbar war, in etwa einem Fünftel die maligne Ursache. Bei mehr als 10 % ergab die Pleurabiopsie kein oder sogar ein falsch positives Ergebnis.

HAIN u. Mitarb. errechneten aus der Literatur bei Verwendung der Abrams- oder Vim-Silverman-Nadel eine histologische Ausbeute in 70 % der Fälle, im eigenen Krankengut mit der Menghini-Kanüle nur von 51 %.

Nadelbiopsien der Lunge werden immer häufiger vorgenommen, wie zahlreiche Veröffentlichungen zeigen (ARONOVITCH et al.; BÜRGI u. WISS; BÜRGI; DUTRA u. GERACI; GATTNER; GERNEZ-RIEUX et al.; GLEDHILL; GÜNSEL; HARPØHT; HAUSSER; HENGSTMANN; KOPPENSTEIN u. FARKAS; LAVAL et al.; LORENZ; MANFREDI et al.; MILLER; PUCCI; REMÉ et al.; SCHAUB; SCHIESSLE u. GERMESHAUSEN). Insbesondere wird die Methode dann bevorzugt, wenn bei Verdacht auf bösartige Prozesse im Lungenmantel bronchobioptische Methoden versagen oder nicht zur Verfügung stehen (HAUSSER), da die gezielte Punktion nach exakter radiographischer Lokalisation oft Gewebscylinder zur histologischen Untersuchung gewinnen läßt.

Im deutschen Schrifttum haben besonders REMÉ u. Mitarb. betont, daß durch Einführen der Lungenbiopsie 80 % der unklaren Lungenveränderungen sofort in ihrer Natur geklärt werden konnten, wogegen vorher 60 % der Krebs- und -verdachts-fälle bis zur Operation bzw. Bestrahlung ungesichert blieben. Auch GLEDHILL erbrachte durch 75 Nadelbiopsien bei 44 von 56 Pat. den Malignitätsnachweis. KOPPENSTEIN u. FARKAS hatten eine Erfolgsquote in etwa der Hälfte der Carcinompatienten, SCHIESSLE u. GERMESHAUSEN bei 60 % der benignen und malignen Lungenveränderungen. Vergleichbare Ergebnisse waren aus vier Veröffentlichungen zu gewinnen:

Tabelle 4

Jahr	Autor	Zahl der Fälle/Biopsien		M. Boeck	Tuber-kulose	Maligne Erkrankungen	Chron. entzdl. Ver-änderungen	Versch.	Normal	ohne Ergebnis
1953	HENGSTMANN .	23	23	—	—	20	—	—	—	3
1960	SABOUR *et al.* .	137	?	2	7	120	5	3	—	—
1963	ARONOVITCH .	48	69	—	—	29	10	—	4	5
1963	SCHAUB . . .	50	68	—	3	13	20	—	—	14

Bei Silikose, Silikotuberkulose, Fibrosen und Mykosen sind keine positiven Ergebnisse verzeichnet. SCHAUB konnte die Tuberkulose nur in 3 von 7, die maligne Krankheitsursache in 13 von 23 Fällen nachweisen. Leider sind die negativen Ergebnisse sonst nicht genügend aufgeschlüsselt, so daß eine genaue Beurteilung der diagnostischen Leistungsfähigkeit nicht möglich ist. Bei Tuberkulose und malignen Erkrankungen besitzt die Punktionsbiopsie sicher eine hohe Aussagekraft. Gegenüber allen transthorakalen diagnostischen Methoden ist kritisch anzumerken, daß im Gegensatz zur peripheren Herddiagnostik mittels Katheterbiopsie *der Organbereich überschritten* und zusätzlich innerhalb der Lunge besondere Bedingungen etwa für eine *örtliche oder embolische Verschleppung* geschaffen werden. Insbesondere darf die Gefahr der *Geschwulstimplantation im Stichkanal* nicht übersehen werden. Wenn BRANDT u. KUND in ihrer letzten Veröffentlichung meinen, daß dies theoretisch zwar vorstellbar, bisher aber noch kein entsprechender Fall beschrieben sei, und REMÉ diese

Möglichkeit nach Untersuchungen an Resektionspräparaten von Patienten, bei denen eine Punktionsbiopsie vorgenommen war, ablehnt, so trifft dies nicht zu. Früher schon wurden gelegentlich Implantationsmetastasen nach Ascitespunktionen bei Peritonealcarcinose beobachtet. ARONOVITCH u. Mitarb. erwähnen bei 78 thorakalen Punktionsbiopsien, daß sie bei einem Pat. eine solche Entwicklung ebenfalls beobachten mußten. Während DUTRA und GERACI noch der Meinung waren, daß eine gleiche, von ihnen gemachte Beobachtung mit der bei dem Pat. bestehenden allgemeinen Tumorausbreitung zusammenhängen könne, lehnt GIBBON transthorakale diagnostische Punktionen strikt ab. Er mußte nämlich nach einer solchen diagnostischen Maßnahme und nach operativer Entfernung der Geschwulst durch Lungenresektion später ein lokales Rezidiv im Stichkanal feststellen. Auch MATZEL sieht bei seinen thorakoskopischen Beobachtungen bei krebsverdächtigen Rundherden von diagnostischen Punktionen und Excisionen ab. FREISE u. SCHÜLER berichten über weitere in der Literatur mitgeteilte Implantationsmetastasen nach Probepunktionen sowie über eigene Beobachtungen, insbesondere nach Thorakoskopien mit Probeexcision.

Gegenüber der Punktionsbiopsie der Lunge gestattet die *chirurgische Lungenbiopsie* von einem kleinen Intercostalschnitt aus (rechts in Höhe des Oberlappen-Mittellappenspaltes, links der Lingulaspitze), wesentlich reichlicher Material zu gewinnen. Die *morphologische Beurteilung* und *bakteriologische Kontrolle* diffuser Lungenveränderungen wird so erleichtert, ein besonderer Wert deshalb bei der Diagnostik der Lungengerüsterkrankungen ihr zukommen. In ihren Möglichkeiten sicher noch nicht ausgeschöpft ist dabei die *chemische Gewebsanalyse* bei berufsbedingten Lungenerkrankungen. Neben Einzelmitteilungen oder nur groben statistischen Angaben (BROUET et al.; CLOSE; EFFLER et al.; DELARUE u. STRANGWAY; ERDELYI u. KENDREY; GAENSLER et al.; GERNEZ-RIEUX et al.; GRANT u. TRIVEDI; VAN ORD-

Tabelle 5. *Ergebnisse chirurgischer Lungenbiopsien*

	THEODOS 1955	ANDREWS 1957	SMITH 1959	SHIELDS 1960	WATSON 1962
Zahl der Pat.	50	118	9	35	34
Zahl der Biopsien	50	119	9	36	34
M. Boeck	7	27	1	7	4
Tuberkulose	2	9	3	1	5
Silikose	8	4	—	4	1
Silikotuberkulose	—	2	—	—	—
maligne Erkrankungen	—	28	1	5	6
Siderose	—	1	—	—	—
Berylliose u. Asbestose	5	3	—	—	2
Unspez. entzündl. Lungenveränderungen	6	28	1	4	—
Fibrose	6	10	—	4	5
Mykose	—	2	—	1	3
Alveolarproteinose	—	—	—	1	3
Verschiedenes	16	3	2	4	5
kein Ergebnis	—	—	1	3 *	—

* 1mal falsches Ergebnis

STRAND et al.; REID u. LORRIMAN; SHIELDS u. SWEANY; SMITH et al.; STOREY u. REYNOLDS; THEODOS et al.; TOTTEN) sind die in Tab. 5 angegebenen Ergebnisse zu erwähnen.

Gegenüber den Ergebnissen der Punktionsbiopsie bieten die chirurgischen bioptischen Verfahren zweifelsohne eine höhere Ergiebigkeit. Diesem Vorteil steht der Nachteil des vermehrten Risikos und des größeren apparativen wie personellen Aufwands gegenüber.

3. Die präscalenische Lymphknotenbiopsie nach Daniels

1849 wies Virchow auf den häufigen metastatischen Befall der linksseitigen supraclaviculären Lymphknoten bei malignen Prozessen der Abdominalorgane und die daraus sich ergebenden diagnostischen Möglichkeiten hin. Die Virchowsche Drüse ist seitdem ein fester Begriff. Im allgemeinen Verständnis wird sie allerdings vorwiegend im Zusammenhang mit Magenneubildungen gesehen, obwohl Virchow selbst, wie 40 Jahre später Troisier, bereits auf die Beteiligung auch bei anderen Abdominaltumoren hingewiesen und wobei er einen „retrograden Transport" (Von Recklinghausen; Arnold) angenommen hatte. Die spätere pathologisch-anatomische Forschung machte vorwiegend den Ductus thoracicus in seiner Bedeutung für die Metastasierungswege zum Gegenstand ihrer Untersuchungen (Weigert; Unger; Waldeyer; Winkler; M. B. Schmidt; Schwedenberg). Die Untersuchungsergebnisse von Most (1908) über Verbindungen zwischen den tracheobronchialen und supraclaviculären Lymphknoten blieben unbeachtet.

Erst durch den lapidaren Bericht von Daniels wurde sowohl die anatomische als auch die klinische Aufmerksamkeit wieder auf die Lymphknoten der supraclaviculären Regionen gelenkt. Das Neue an dem von Daniels 1949 vorgeschlagenen Vorgehen war, im Gegensatz zu der seit Virchow schon immer geübten Exstirpation *palpabler* Lymphknoten, bei *nichtpalpablen* Knoten den sogenannten *präscalenischen Fettkörper zu entnehmen.* Er hatte gefunden, daß die darin bei histologischer Untersuchung auffindbaren Lymphknoten Aufschluß über unklare Lungenerkrankungen (2 Sarkoidosefälle, 2 metastasierende Bronchialcarcinome, 1 Silikosenachweis) zu geben vermögen. Im englischen Schrifttum hatte Stevens bereits 1907 darauf hingewiesen, daß in den supraclaviculären Lymphknoten Metastasen auch ohne deren palpable Vergrößerung gefunden werden können, ohne daß dieser Hinweis zur damaligen Zeit der klinischen Diagnostik nutzbar gemacht wurde.

Vor allem ein Schweizer Arbeitskreis (Sträuli; Ludwig; Brunner; Zschiesche) am Uehlingerschen Institut beschäftigte sich in diesem Zusammenhang erneut mit anatomischen Studien. Dabei wurde zunächst die Bedeutung des Ductus thoracicus als Metastasierungsweg abdominaler Geschwülste (Brunner) bestätigt mit einem nachweisbaren Befall in 68% der intraperitonealen Primärcarcinome. Der Ausbreitungsmodus wurde dabei nach dem von Walther aufgestellten Begriff des Cysternentyps verstanden. Young hatte bereits vorher bei 150 Geschwulstsektionen in 40% der Fälle einen carcinomatösen Befall des Ductus thoracicus gefunden. Watne u. Mitarb. konnten bei zeitweiligen Drainagen des Ductus thoracicus bei Pat. mit fortgeschrittenem Carcinom vor allem bei Magen-, Mamma- und Ovarialtumoren sowie Lungenkrebs Geschwulstzellen in der Lymphe nachweisen. Auch Alther sowie Celis u. Mitarb. heben die Bedeutung des Ductus thoracicus für die Carcinomausbreitung besonders hervor.

Sträuli sah in den supraclaviculären Lymphknoten ein *Zentrum der lymphogenen Krebsmetastasierung,* da diese nach seinen gezielten Untersuchungen an Leichen mit Carcinomerkrankungen zu etwa 40 % befallen seien. Ungezielte Untersuchungen würden dagegen die Metastasierungsquote höchstens bis zu 10% wiedergeben (VIACAVA u. PACK 2,8 %; WALTHER 4 %; WILLIS 6,3 %). Die schon Anfang des Jahrhunderts durch BARTELS u. MOST sowie später vor allem durch ROUVIÈRE betriebene Aufklärung der lymphatischen Zuflußwege ließ erkennen, daß in der supraclaviculären Region nicht nur die Lymphe des Kopfes und des Halses bzw. der Arme und Schultern zusammenfließt, sondern über die großen thorakalen Lymphstämme rechts gleichzeitig die Lymphe des gleichseitigen Brust- und Brustwandbereichs, links darüber hinaus noch die der Abdominalorgane und beider unterer Extremitäten. Diese *Vorzugsstellung der linksseitigen supraclaviculären Lymphknoten wird durchbrochen, indem Teile der linken Lunge über den Bifurkationslymphknoten nach rechts ihre Lymphe abgeben* (ROUVIÈRE). Aus diesen anatomischen Verhältnissen wird die Untersuchung linksseitig am ehesten über Prozesse des Abdomens, rechtsseitig über Veränderungen in den Lungen Auskunft geben.

LUDWIG stellte in sorgfältigen Untersuchungen klar, daß entgegen der ursprünglichen Virchowschen Auffassung, wonach „hier rückwärts gelegene Drüsen befallen werden", *afferente Lymphbahnen* von den großen Lymphstämmen aus bestehen und somit entsprechend den Bartelsschen Leitungs- und Schaltungsgesetzen die Metastasierung orthograd erfolgt. „Endständige", vom Lymphstrom nicht zu umgehende Lymphknoten werden bei einer Geschwulstausbreitung oft befallen sein, wogegen „reitende" Lymphknoten nur einen Teil der vorbeifließenden Lymphe aufnehmen und so unbeteiligt bleiben können. Diese Beobachtung erklärt die zahlenmäßig geringen Beobachtungen sogenannter Virchowscher Drüsen bzw. die Versager der Danielsschen Biopsiemethode.

Will man Ergiebigkeit und Grenzen der präscalenischen Lymphknotenuntersuchung beurteilen, muß man die mitgeteilten Ergebnisse wie folgt unterscheiden:

a) *Postmortale Studien*, die allerdings nur über die Ergebnisse bei *fortgeschrittenen Krankheitszuständen* auszusagen vermögen und deshalb, insbesondere beim Bronchuscarcinom, nur bedingten Wert besitzen.

b) *Klinische Studien*, die vor allem den Wert der Methode bei *diffusen Lungenerkrankungen* belegen. Für die Verhältnisse bei bösartigen Bronchialprozessen sind auch diese nur von geringer Bedeutung, da die Untersuchung meist nur aus differentialdiagnostischen Gründen bei anders nicht erkennbaren Zuständen und nicht routinemäßig vorgenommen wurde. Die Übersichtlichkeit leidet weiter darunter, daß häufig auch bei palpablen Lymphknoten von der Danielsschen Biopsie gesprochen wird, obwohl die eigentliche Prämisse nicht eingehalten ist.

c) Über die wirkliche *prognostische Bedeutung* der Methode beim *Bronchialcarcinom* geben nur die Autoren Auskunft, die sie nach Möglichkeit bei allen gesicherten Erkrankungen und bei Verdachtsfällen präoperativ anwandten.

a) Autoptische Untersuchungen

Gegenüber den bereits erwähnten Untersuchungen von VIACAVA u. PACK, WALTHER sowie WILLIS zeigt die nachfolgende Tabelle die Ergebnisse gezielter Untersuchungen und ihrer Aufschlüsselung auf die hier interessierenden Krankheiten. In der Regel wurden doppelseitig die Lymphknoten exstirpiert, was intra vitam nur selten möglich ist. Auch hierbei finden sich in einzelnen Fällen keine Lymphknoten. Von Bedeutung

sind eigentlich nur die Erkrankungen, bei denen auch im Endstadium die supraclaviculäre Biopsie negativ bleibt, was besonders für die Tuberkulose und die meisten extrathorakalen Erkrankungen gilt. Die nachstehende Tabelle über 2434 postmortale Studien bei 1217 Autopsien zeigt die Ergebnisse mit positivem und negativem
Ausfall bei den einzelnen Erkrankungen.

Tabelle 6. *Ergebnisse bei postmortalen supraclaviculären Lymphknotenuntersuchungen*

	Chauvet 1956		Bennet u. Carr 1957		Sträuli 1960		Klingenberg 1964		Insgesamt	
Zahl der Sektionen	43		74		100		1000		1217	
Zahl der Untersuchungen	86		148		200		2000		2434	
	+	—	+	—	+	—	+	—	+	—
Bronchial-Ca	7	3	1	0	7	12	13	18	28	33
M. Hodgkin	—	—	2	1	—	—	16	15	18	16
Andere maligne Erkran-kungen	4	4	8	—	33	48	107	154	152	206
Sarkoidose	—	—	1	—	—	—	—	—	1	—
Tuberkulose	2	6	—	2	—	—	—	—	2	8
Silikose	—	—	—	—	—	—	—	—	—	—
Silikotuberkulose	—	—	—	—	—	—	—	—	—	—
Chron. entzündl. Lungen-erkrankungen	—	12	—	3	—	—	—	—	—	15
Keine Lymphknoten		5		4		—		20		29
Sonstiges	—	—	—	52	—	—	—	657	—	709

In der Veröffentlichung von Schiff u. Warren über 246 Untersuchungen bei
123 Verstorbenen sind die Ergebnisse leider nicht mit ihren positiven und negativen
Anteilen verzeichnet. Insgesamt ergab die Untersuchung in 16,3 % ihrer Fälle Aufschluß über die Grundkrankheit. Bei Beziehung auf die Zahl der Erkrankungen, bei
denen Lymphknotenveränderungen überhaupt erwartet werden können, erhöhte sich
die Zahl auf 45,5 %, wobei sie mit zunehmendem Abstand von der Lokalisation der
Geschwulst geringer wurden. Die Verhältniszahlen der positiven zu den negativen
Untersuchungen lauteten im Nackenbereich 2:0, bei Thoraxerkrankungen 6:5, bei
Abdominalprozessen 6:13.

b) Klinische Studien

Zahlreichen Einzelbeobachtungen (Belloli u. Pappalepore; Coburn; Feofilov;
Jakniou et al.; Johnson; Sattler; Wasserburger) stehen größere Beobachtungs-
zahlen (Cruft et al.; Gorton u. Linell; Hornowski; Langston; Linder; Nohl;
Palumbo u. Sharpe; Pualwan et al.; Renard et al.; Rieben; Scott) gegenüber,
aus denen meist zwar Zahl und Art der positiven Biopsieergebnisse hervorgeht, ohne
daß aber erkennbar ist, in welchem Verhältnis diese zu den negativen Untersuchungen
stehen, jeweils bezogen auf die einzelnen Krankheitsgruppen.

Sherman errechnete aus einer Sammelstatistik von 2216 Patienten eine Erfolgsquote von 28 %, Becker aus eigenen Erfahrungen und 14 Veröffentlichungen mit
2005 halsfernen Erkrankungen von 25 %, Bansmer aus 1916 Fällen eine solche
von 34 %.

Eine von ARZT, HÖRING und SPECHT vorgelegte Übersichtsstatistik wurde bereinigt, sie zählte ohne die darin verwerteten Sammelstatistiken, die sich notwendigerweise überschneiden müssen, in 28 Veröffentlichungen 2825 Fälle.

Tabelle 7

	Biopsiezahl	positiv %
Sammelstatistik ARZT et al. (28 Autoren)	2825	37,6
1951 BOSMAN et al.	100	35,0
1954 SEGHERS et al.	329	33,1
1955 SKINNER et al.	100	43,0
1956 OTTOSEN et al.	76	21,1
1957 HORWITZ u. FINDLAY	62	48,4
1958 CRUZE	164	31,1
1958 JOSEPHS u. WOODS	125	37,0
1958 NOHL	17	29,4
1958 ROCHLIN et al.	142	45,8
1958 WILSON et al.	153	18,9
1958 YANG	42	59,5
1959 BERRY	54	31,5
1959 RIEBEN	75	29,0
1960 FELTON u. SPEAR	35	31,4
1960 HØSTRUP	54	14,8
1961 KOVÁCS u. KOVÁCS	62	27,5
1961 VALE	160	26,0
1962 ARZT et al.	342	42,6
1962 KHARCHENKO	84	16,0
1962 JAMPLIS et al.	61	31,1
1962 MORGAN u. SCOTT	432	12,7
1962 TARNOWSKI	100	57,0
1962 WILLIAMS u. WEBB	128	39,8
1963 BECK	68	35,0
1963 LAL u. POOLE	112	30,4
1963 PALUMBO	160	26,1
1963 THÜMMLER	162	12,3
1964 MALONEY	78	24,4
1964 VAN DEN BERGH et al.	461	23,8
1965 RICHTER	105	10,5
Gesamtergebnis	6868	31%

Aus dieser Sammelstatistik von 58 Autoren mit 6868 Untersuchungen nach DANIELS ergibt sich im *klinischen Beobachtungsgut ein Anteil von knapp einem Drittel positiver Biopsien.*

Die großen Unterschiede, die innerhalb der einzelnen Veröffentlichungen bestehen, hängen nur teilweise von Geschick und Übung des Operateurs ab. Fraglich ist, ob

Tabelle 8 a. *Ergebnisse der Biopsie nach* DANIELS *(Sammelstatistik)*

Jahr	Autor	Zahl d. Unters.	Palp. Lykn.	+	Bronch. Ca. Zahl	Bronch. Ca. +	And. met. Malignome Zahl	And. met. Malignome +	Maligne Med. Erkr. Zahl	Maligne Med. Erkr. +	Morbus Hodgkin Zahl	Morbus Hodgkin +	Sarkoidose Zahl	Sarkoidose +	Tuberkulose Zahl	Tuberkulose +	Silikose Zahl	Silikose +	Keine Lykn.	Sonstiges Zahl	Sonstiges +
1951	BOSMAN, ORIE u. HADDERS	100	nein	35	39	4	3	2	2	—	4	4	28	19	8	6	—	—	10	6	—
1954	CUYKENDALL	41	nein	8	14	3	4	1	2	—	—	—	4	4	—	—	—	—	—	17	—
1954	SEGHERS et al.	329	nein	109	132	14	—	—	8	—	9	9	171	80	6	6	3	—	—	—	—
1955	CONNAR	50	ja	14	29	9	—	—	—	—	1	1	5	4	3	—	—	—	—	12	—
1955	SKINNER et al.	100	ja	43	53	24	11	5	—	—	3	3	5	5	2	—	—	—	—	26	6
1957	FELTON u. SPEAR	35	?	11	22	6	—	—	4	1	2	2	1	1	1	1	—	—	—	5	—
1957	SCHWIPPERT u. MacManus	122	nein	15	80	6	5	2	2	1	4	—	4	2	4	4	—	—	—	23	—
1958	HEDVALL	150	nein	61	29	10	1	—	—	—	1	—	99	50	3	1	4	—	—	13	—
1958	JOSEPHS u. WOODS	125	ja	46	78	32	2	1	4	2	7	7	3	3	6	1	—	—	5	20	—
1958	ROCHLIN et al.	142	ja	65	54	22	11	5	5	5	4	2	34	27	12	3	2	1	—	20	—
1958	SHIELDS et al.	126	nein	27	50	6	nicht aufgegliedert		1	1	1	1	15	12	nicht aufgegliedert					59	7
1959	BANSMER et al.	118	ja	50	43	21	15	14	—	—	—	—	15	14	—	—	—	—	—	45	1
1959	BERRY	54	nein	17	31	10	—	—	—	—	—	—	8	7	—	—	—	—	—	15	—
1959	GAURIE u. FRIEDELL	100	nein	50	65	35	—	—	—	—	—	—	11	11	7	3	—	—	—	17	1
1959	SMITH, PARSONS u. DANIELS	64	nein	21	13	5	6	5	—	—	2	2	2	2	13	4	3	1	—	25	2
1959	STIEFEL	75	ja	22	22	3	26	4	—	—	9	1	8	8	9	5	—	—	—	1	1
1960	ERMANNI	14	?	9	5	2	—	—	—	—	—	—	7	7	1	—	1	—	—	—	—
1960	HØSTRUP	54	nein	8	—	—	54	8	—	—	—	—	—	—	—	—	—	—	—	—	—
1961	GEBEL	55	nein	31	3	3	1	1	1	1	—	—	28	20	12	4	1	—	1	8	2
1961	HABICHT	132	ja	25	83	11	—	—	—	—	3	3	15	10	—	—	—	—	2	29	1
1961	KOVÁCS et al.	62	ja	17	27	6	1	—	6	—	—	—	10	10	4	—	—	—	—	14	1
1962	ARZT et al.	342	ja	146	78	21	9	4	—	—	14	14	131	78	39	21	11	5	—	60	3
1962	KHARCHENKO et al.	84	ja	16	36	5	—	—	—	—	3	3	13	5	11	2	—	—	—	21	1
1962	MORGAN u. SCOTT	432	nein	55	173	22	2	1	3	1	5	2	21	19	70	5	16	4	5	137	1
1962	TARNOWSKI	100	ja	57	16	7	—	—	—	—	2	2	59	41	4	2	1	—	—	18	5
1962	WILLIAMS u. WEBB	128	ja	51	27	11	nicht aufgegliedert						39	32	35	2	nicht auf-gegliedert			27	6
1963	BECK	68	ja	24	11	3	—	—	2	2	—	—	49	18	6	1	—	—	—	—	—
1963	LAL u. POOLE	112	?	34	53	22	—	—	—	—	2	2	9	8	1	1	—	—	—	47	1
1964	VAN DEN BERGH et al.	461	ja	110	326	76	20	10	12	2	11	8	24	13	15	—	1	1	—	52	—
	29 Autoren	3775		1177	1592	399	171	63	52	16	87	66	818	510	272	72	43	12	23	717	39

die anatomischen Gegebenheiten des Lymphabflusses immer berücksichtigt wurden (FORSCHBACH). Die Indikationsstellung spielt weiterhin dabei eine Rolle, und zwar nicht nur in bezug auf das Krankengut, sondern auch in dem Sinne, ob die Danielssche Biopsie routinemäßig oder nur in ausgewählten Fällen und nur bei nicht palpablen oder auch palpablen Lymphknoten vorgenommen wurde.

Die nachfolgenden Tabellen 8 a—c sind aus den Ergebnissen von 29 Autoren mit insgesamt 3775 Untersuchungen zusammengestellt, bei welchen das Verhältnis der positiven zu den negativen Danielsschen Biopsien innerhalb der verschiedenen Indikationsgruppen zu erkennen war. Dabei darf nicht übersehen werden, daß *beinahe die Hälfte der Untersucher auch bei palpablen Lymphknoten die Resultate verwerten.* Die prognostische Bedeutung für bronchiale Neubildungen stellt sich wohl vor allem aus diesem Grund übertrieben dar, wie die im nächsten Abschnitt verzeichneten Untersuchungen belegen. Von besonderem Interesse ist, daß die *supraclaviculäre Biopsie in mehr als einem Drittel bei metastasierenden Prozessen* im Thorax oder in anderen Körperregionen positiv ausfällt, auch in *75%* der *Erkrankungen an Lymphogranulomatose* diese nachweisen läßt. Der *Sarkoidosenachweis in etwa 60%* der daran Erkrankten stimmt mit den meisten Literaturangaben überein. Auffällig ist der häufige negative Ausfall weniger bei tuberkulösen Erkrankungen als mehr noch bei der Silikose.

Der Gesamtanteil der positiven Biopsien stimmt in den Tabellen 7 und 8 a und b überein, so daß es erlaubt ist, von den in Tab. 8 a verzeichneten Ergebnissen auf die Leistungsfähigkeit der Danielsschen Methode überhaupt zu schließen. Zusammengefaßt gibt die nachfolgende Tab. 8 b diese noch einmal wieder.

Tabelle 8 b

	Gesamtzahl	positiv
Bronchialcarcinom	1592	399 = 25,1%
Andere metastasierende Neubildungen .	171	63 = 36,9%
Maligne Mediastinalerkrankungen . . .	52	16 = 30,8%
M. Hodgkin	87	66 = 75,9%
Sarkoidose	818	510 = 62,3%
Tuberkulose	272	72 = 26,5%
Silikose	43	12 = 27,9%
Sonstiges	717	39 = 5,4%
Keine Lymphknoten	23	
	3775	1177 = 31,2%

Wie die nachfolgende Tab. 8 c ausweist, sinken die Ergebnisse der Scalenusbiopsie merklich ab, wenn man die in Tab. 8 a aufgeführten Autoren dahingehend unterscheidet, ob Befunde auch bei *palpablen Lymphknoten* einbezogen wurden oder nicht.

Tabelle 8 c

14 Autoren	Gesamtfallzahl 1987	pos. 686 = 34,5%
12 Autoren	Gesamtfallzahl 1627	pos. 437 = 26,9%

In der ersten Reihe sind Untersuchungen bei palpablen Lymphknoten einbezogen, in der zweiten Reihe nur solche bei nicht tastbaren supraclaviculären Knoten verwertet.

Drei Autoren machten keine Angaben über die Art des Palpationsbefundes. Ihre Ergebnisse bei 161 Untersuchungen fielen mit 54 = 33,5 % positiv aus.

c) Bei Bronchialcarcinom

Über die *Ergebnisse bei routinemäßiger Vornahme der Danielsschen Biopsie bei Erkrankungen an Bronchialcarcinom* gibt Tab. 9 eine Übersicht:

Tabelle 9

Jahr	Autor	Zahl der Unters.	Metastasen-nachweis	bei Thorakotomie inop.
1954	Seghers et al.	132	14	keine Angaben
1956	Ottosen et al.	24	3	„ „
1957	Denck u. Wurnig . . .	100	5	20 %
1957	Schwippert u. McManus .	71	6	keine Angaben
1957	Umiker et al.	42	7	„ „
1958	Josephs u. Woods . . .	59	16	„ „
1958	Shapiro u. Palumbo . . .	38	7	„ „
1958	Shields u. Shocket . . .	47	3	35,1%
1962	Lees u. McSwan	100	9	keine Angaben
1962	Morgan u. Scott . . .	108	12	57 %
1962	Shchukareva u. Vagner .	36	3	keine Angaben
1963	Leckie et al.	107	7	„ „
1964	Masenti u. Ferrero . . .	316	51	„ „
1965	Richter	50	7	„ „
	Insgesamt	1230	150 = 12,2%	

Schon 1951 machten Bosman u. Mitarb. darauf aufmerksam, daß von den in supraclaviculären Lymphknoten gefundenen Gewebsveränderungen nicht unbedingt auch auf die Ätiologie eines ungeklärten Lungenprozesses geschlossen werden könne. Dies gilt insbesondere für den Nachweis *alter tuberkulöser Lymphknotenveränderungen* bei Erkrankungen an Bronchuscarcinom, wenn dieses bioptisch nicht zu sichern ist (Bosman et al.; Shefts et al.; Seghers et al.; Schwippert u. McManus). Ebenfalls werden *sarkoidartige Reaktionen* in den Lymphknoten gerade bei Bronchialcarcinomen beschrieben, die wahrscheinlich als Reaktion auf Zerfallsprodukte des Tumors oder poststenotische entzündliche Vorgänge verstanden werden müssen. Da sie gerade in dem oft geringen Lymphknotengewebe innerhalb des Fettkörpers manchmal schwer abzugrenzen sind gegen eine echte Sarkoidose oder Tuberkulose, bestehen hier verhängsnisvolle Irrtumsmöglichkeiten (Anderson et al.; Engle; Gorton u. Linell; Levij; Morgan u. Scott; Nadel u. Ackerman; Specht; Symmers; Wolf et al.; Wuketich). Auch bei Pilzerkrankungen sind solche Befunde nachweisbar (Chodkowska et al.; Norys). Ähnliches gilt natürlich auch für die mediastinalen Lymphknotenbiopsien (Quarz; Maassen).

Zu den in Tab. 9 bei negativem Ausfall der routinemäßigen praeoperativen supraclaviculären Lymphknotenbiopsie angegebenen Inoperabilitätsziffern ist eine weitere Angabe von Reynders interessant, der bei gleichem Vorgehen bei 223 Pat. noch 105mal bei der Thorakotomie feststellen mußte, daß eine radikale Tumorexstirpation nicht mehr möglich war.

Ergebnisse simultaner Lymphknotenbiopsien nach Daniels und Carlens. Durch den geringeren personellen und apparativen Aufwand steht die Danielssche Methode zweifellos in besonderer Konkurrenz zur Mediastinalbiopsie. Um Aufschlüsse über die diagnostische Ergiebigkeit beider Methoden zu gewinnen, wurden im Anschluß an die Mediastinoskopie deshalb von der etwas nach rechts oder links verschobenen Incision typische präscalenische Lymphknotenbiopsien in 470 Fällen ausgeführt und dabei die aus dem Verlauf der Lymphabflußwege sich ergebenden Konsequenzen beachtet. Makroskopisch erkennbare Lymphknoten wurden gesondert vom Fettgewebe eingeschickt, um die morphologische Beurteilung zu erleichtern. Die Untersuchung beschränkte sich nicht nur auf die vollständige Entfernung des Fettpfropfes mit Freilegung des Scalenusmuskels und des N. phrenicus, sondern es wurde besonders auf die retroclaviculär im Venenwinkel gelegenen Lymphknoten geachtet. Zusammen mit den von THÜMMLER veröffentlichten, bei gleichem Vorgehen ermittelten Ergebnissen läßt sich die nachfolgende Übersicht aus den Befunden bei 575 Fällen geben, wobei nur einmal keine Lymphknoten bei der histologischen Untersuchung gefunden werden konnten:

Tabelle 10

	Zahl der Untersuchungen	Mediastinoskopie positiv	beide positiv	beide negativ	Supraclaviculäre Lymphknoten-biopsie allein positiv
Bronchialcarcinom .	252	77 = 30%	27 = 11%	144 = 57%	4 = 2%
Andere maligne Erkrankungen . .	31	13 = 42%	10 = 32%	7 = 23%	1 = 3%
Sarkoidose	92	24 = 26%	67 = 73%	—	1 = 1%
Tuberkulose . . .	63	13 = 20%	5 = 8%	45 = 71%	—
Silikose	32	14 = 44%	13 = 41%	5 = 15%	—
Sonstiges	105	7	2	96	—
Insgesamt	575	148 = 26%	124 = 21%	297 = 52%	6 = 1%

Aus dem Resultat dieser simultanen Untersuchungen sowie im Vergleich der bei 1625 Pat. mediastinoskopisch erzielten Untersuchungsergebnisse mit denen der in der Literatur mitgeteilten Biopsien nach DANIELS läßt sich folgendes feststellen:

a) Für diese simultanen Untersuchungen:

Nur in 1% der Untersuchungen war die supraclaviculäre Lymphknotenbiopsie allein erfolgreich. Zahlen solcher Größenordnung können sicher vernachlässigt werden, die routinemäßige Anwendung einer kombinierten Untersuchung läßt sich daraus nicht fordern. Ausnahmen kann man bei Oberlappencarcinomen machen, besonders solchen der Segmente I und II, sowie bei Silikosen, auf die noch eingegangen wird.

Innerhalb der Patientengruppe (272) mit allein positiver Mediastinalbiopsie bzw. positivem Ausfall beider Untersuchungen nach CARLENS und DANIELS sind folgende Verhältnisse zu erkennen:

	Alle Untersuchungen	Bronchial-carcinom	Andere maligne Erkrankungen	Alle malignen Erkrankungen	Tuberkulose, M. Boeck, Silikose	Sonstiges
Med. Sk.						
Allein pos. . .	54%	74%	57%	71%	38%	7
Beide pos. . .	46%	26%	43%	29%	62%	2
Pos. Biopsien .	272	104	23	136		9

In mehreren Fällen bestand zunächst ein *falsch positiver Eindruck in der supra-claviculären Lymphknotenbiopsie,* und zwar nicht nur bei Sarkoidosen, sondern auch bei endothorakalen Strumen und malignen Tumoren.

b) Für die in der Literatur niedergelegten Ergebnisse:

Wie Tabelle 7 an einer Sammelstatistik von 6868 Untersuchungen nachweist, ergibt die Danielssche Methode bei allen Indikationsgruppen in fast einem Drittel der Fälle (31 %) einen Hinweis auf die Grundkrankheit. Dieser Anteil liegt in dem in den folgenden Kapiteln ausgewerteten mediastinoskopischen Untersuchungsgut mit 53 % deutlich höher und demonstriert, auf alle Untersuchungsgruppen bezogen, die *höhere Ergiebigkeit der Mediastinalbiopsie* gegenüber der präscalenischen Lymph-knotengewinnung.

Dies gilt in besonderer Weise für die Untersuchungen, die der *präoperativen Beurteilung des Bronchialcarcinoms* gelten, soweit dabei *alle* routinemäßig untersucht wurden. Wie Tabelle 9 für 1230 Fälle ausweist, läßt sich dabei in etwa 12 % eine bis dahin okkulte Metastasierung des Tumors erkennen. Dieser Anteil liegt relativ hoch durch die von MASENTI und FERRERO veröffentlichten Ergebnisse (16 % positiv), was mit der Eigenart des Krankengutes zusammenhängen kann. Ohne diese Ergeb-nisse liegt der Durchschnitt der supraclaviculären Biopsien mit Metastasennachweis zwischen 10—12 %. Dies entspricht sowohl der allgemein bei den einzelnen Autoren anzutreffenden Quote als auch unseren Ergebnissen. Demgegenüber war mediastino-skopisch eine Ausbreitung in 35 % der untersuchten Patienten festzustellen.

Präscalenische Lymphknotenbiopsien nach DANIELS ergeben nach einer Sammel-statistik aus der Literatur bei *Sarkoidose, Tuberkulose und Silikose* ein histologisch verwertbares Ergebnis in 59 % (Tab. 8 a und 18). Die mediastinoskopisch ermittelten Resultate liegen mit 80 % positiver Biopsien auch bei diesen *differentialdiagnostischen Untersuchungsgruppen deutlicher höher* (533 Untersuchungen).

Bei *bösartigen Erkrankungen* mit Ausnahme des Bronchialcarcinoms läßt sich aus Tabelle 8 a bei 171 Untersuchungen eine Nachweisquote supraclaviculär in 63 Fällen (= 31 %) ersehen. Bei den mediastinalen Biopsien war auch hier (178 Untersuchun-gen, 154 positiv = 87 %) die *Diagnose zuverlässiger zu stellen.*

III. Ergebnisse mediastinalbioptischer Untersuchungen bei differentialdiagnostischen Indikationen

Wenn auch die supraclaviculäre Lymphknotenbiopsie die klinische Diagnostik zweifellos bereicherte, blieben die Ergebnisse oft doch unbefriedigend, nicht selten sogar bei ausgedehnten Lungenerkrankungen oder mediastinalen Adenopathien. Auf mehreren Wegen wurde deshalb versucht, zu besseren diagnostischen Resultaten zu gelangen.

Manche Autoren empfahlen die bilaterale Untersuchung mit jeweils getrennter Schnittführung (z. B. DENCK u. WURNIG bei Bronchialcarcinom). Von Ausnahme-fällen abgesehen, hat sich dieser Vorschlag nicht durchgesetzt.

1954 dehnten HARKEN u. Mitarb. die diagnostischen Möglichkeiten aus, indem sie *retroclaviculär* unter Zuhilfenahme eines Laryngoskops die *paratrachealen oberen Lymphknoten* freilegten und excidierten. Bei 300 Eingriffen sahen sie je zweimal eine Verletzung bzw. einen nachfolgenden intrapleuralen Pneumothorax, in einem Fall eine Verletzung des großen Lymphgefäßes. Bei 32 % der untersuchten Kranken ergab sich so eine positive Biopsie, die Ergebnisse wichen damit nicht wesentlich von denen mit typischer Technik ab. Allerdings konnten die Autoren bei fast 40 % der Bronchialcarcinompatienten Metastasen nachweisen, von denen die Hälfte im oberen Mediastinum lagen. STEELE u. MARABLE schlossen sich diesem Vorgehen von einer Längsincision am medialen Kopfwenderand an in Kombination mit einer Scalenus-lymphknotenbiopsie, ohne ihre Ergebnisse zu belegen.

1955 empfahl RADNER für den Zugang zu den oberen paratrachealen Lymph-knoten erstmals eine Schnittführung in der Fossa jugularis.

1960 wiesen LUI, GLAS und LANSING auf die Möglichkeit hin, von der jugularen Incision aus sowohl bilateral eine Biopsie nach DANIELS als auch nach Spaltung der tiefen Halsfascie eine Lymphknotenexcision beiderseits der Trachea vornehmen zu können. Es war ihnen unbekannt geblieben, daß CARLENS seit 1957 konsequent von der Mittellinie aus unterhalb dieser tiefen Halsfascie die Trachea als Leitpfad benutzt und 1959 darüber berichtet hatte, um retroaortal mit einem von ihm entwickelten Instrumentarium bis zur Trachealbifurkation und zu beiden Hauptbronchien im Mediastinalraum vorzudringen. Damit waren die Hauptlymphknotenstationen der Lunge bzw. des Thorax der Untersuchung und Gewebsentnahme zugänglich gewor-den, außerdem ein Teil der Mediastinalveränderungen selbst sowohl bioptisch als auch palpatorisch und durch direkte Betrachtung.

In allen Berichten wird die hohe diagnostische Aussagekraft der Mediastinoskopie hervorgehoben (AKOVBIANTZ u. AEBERHARD; AMER et al.; AMGWERD; BARIÉTY et al.; BERGH et al.; BRUNNER; COBLENTZ et al.; DIETZEL; GIRONES; HECHT; JEPSEN; KIRSCH; KLEIN et al.; KÖHLER u. WOLF; KERSTNER; KNOCHE u. RINK; KOSKINEN u. LINDEN; KRAUSE u. SCHERSTEN; KRÜGER; LASZLO u. SCHNITZLER; G. LEMOINE; MUZOZ et al.; NICKLING et al.; PALVA; PEARSON; PETIT et al.; SARRAZIN u. VOOG; v. d. SCHAAR et al.; SEPPÄLÄ; SPECHT; WEILL et al.). Da in den meisten Veröffent-lichungen nur technische oder kasuistische Hinweise zu finden, in anderen nur die positiven Biopsien nachgewiesen sind (so PALVA bei 295 Untersuchungen) oder das Untersuchungsgut zu gering ist, ist eine objektive Analyse der mit der Mediastino-skopie verbundenen Möglichkeiten diagnostischer und prognostischer Natur kaum möglich. Im allgemeinen stimmen die Erfahrungen mit unseren weitgehend überein. Nach einem ersten Bericht über 60 Untersuchungen (MAASSEN, 1962) sowie über die vorläufigen Ergebnisse bei 300 mediastinalen Biopsien (gemeinsam mit KIRSCH u. THÜMMLER, 1964) stehen bei 700 eigenen Untersuchungen insgesamt 1625 Mediastino-skopieergebnisse zur Auswertung zur Verfügung, die als Grundlage dieser Studie dienen.

Innerhalb der gesamten Untersuchungsserie wurden 975 Pat. aus diagnostischen Gründen untersucht. In 425 Fällen ergaben dabei unklare Veränderungen im Bereich des Mediastinums und/oder der Lungenwurzeln, in 550 Fällen ungeklärte pulmonale Prozesse die Indikation. In den meisten Fällen wurde die Mediastinoskopie erst nach Erschöpfung aller anderen diagnostischen Möglichkeiten klinischer, radiologischer, bakteriologischer und endoskopischer Natur benutzt, in einem kleineren Teil aller-dings auch als primäre Untersuchungsmethode, nachdem die Ergebnisse bei bestimm-ten Erkrankungen besonders ermutigend waren, so vor allem bei Verdacht auf eine Sarkoidoseerkrankung. Als positives Resultat wurde auch gewertet, wenn ein begrün-

deter Krankheitsverdacht ausgeschlossen werden konnte. Es ergaben sich folgende
Ergebnisse:

Tabelle 11. *Untersuchungsergebnisse bei unklaren Veränderungen des Mediastinums und der Lungenwurzel*

Diagnose	Zahl der Untersuchungen	Biopsie positiv	negativ
Sarkoidose	206	205	1
Sarkoidose ausgeschlossen	9	9	—
Lymphknotentuberkulose	22	22	—
Silikose	6	6	—
M. Hodgkin	23	20	3
Mediastinaltumoren	48	33	15
Metastasen extrapulmonaler Tumoren unbekannter Lokalisation	12	12	—
Maligne Prozesse ausgeschlossen . . .	8	8	—
Metastasierendes Bronchuscarcinom .	29	28	1
Struma endothoracalis	13	13	—
Cysten	9	6	3
Oesophaguscarcinom	6	4	2
Sonstiges	34	12	22
Gesamtzahl der Untersuchungen . .	425	378 = 89%	47

Tabelle 12. *Untersuchungsergebnisse bei unklaren umschriebenen oder diffusen Lungenerkrankungen*

Diagnose	Zahl der Untersuchungen	Biopsie positiv	negativ
Sarkoidose	64	63	1
Sarkoidose ausgeschlossen	8	8	—
Tuberkulose	123	37	86
Silikose und Silikotuberkulose . . .	112	95	17
Silikose ausgeschlossen	13	13	—
Lungen- und Pleurametastasen extra- pulmonaler Primärtumoren . . .	14	11	3
Metastasen eines Bronchialcarcinoms bei ungeklärten peripheren Lungen- prozessen	46	46	—
Unspezifische entzündliche Lungen- und Pleuraerkrankungen	48	—	48
Benigne Lungentumoren	34	—	34
Sonstiges	88	1	87
Gesamtzahl der Untersuchungen . .	550	274 = 50%	276
Ohne unspezifische entzündliche Pro- zesse, benigne Tumoren und Sonstiges	380	273 = 72%	

In der Patientengruppe, bei der unklare Veränderungen des Lungenparenchyms
Anlaß zur Untersuchung gaben, waren die in der Tabelle 12 verzeichneten Befunde
zu erheben.

Überblickt man die Verhältnisse in der *mediastinal-hilären Indikationsgruppe*, fällt die hohe Zahl der positiven Biopsien auf. Wenn auch ein großer Teil dieser Erkrankungen radiologisch als Mediastinaltumor imponierte, waren eigentliche *Geschwülste des Mittelfellraumes* selten. Diese stellen nur eine klinisch-röntgenologische, nicht aber nosologische Einheit dar (BARIÉTY u. COURY; BAUER u. STOFFREGEN; BURNETT et al.; DEBAKEY u. CREECH; BATTERSBY u. VILLIOS; DERRA u. IRMER; EVEN; GANZ u. VIETEN; HEIMBURGER; HERBIG; HOFSTÄTTER; HUECK u. WEINMAYR; HODGE et al.; LEES u. FOX; LICHTENAUER u. SPECHT; MAIER; MORRISON; NELSON et al.; PEABODY et al.; RUDLER u. GIULI; SANTY et al.; THORBAN). Wie die angegebenen Übersichten und die jüngst von LINDER u. SCHAMAUN vorgelegte Sammelaufstellung sowie die hier ausgewerteten Untersuchungen zeigen, treten die eigentlichen Geschwülste in der klinischen Differentialdiagnostik gegenüber anderen Erkrankungen weit zurück. Zweifellos ist ihre Diagnostik schwierig und oft unmöglich. Nicht zuletzt deshalb finden sich im Schrifttum der letzten Jahre zahlreiche kasuistische (DELOIGNE; DORSEY u. SCANLON; EICHBAUM; ELLIS et al.; MATTHES; OBERHOFER u. LONGHINO; PACHTER; SEBESTÉNY; SCHEIN; UNER et al.) Mitteilungen, wobei besonders die meist kongenitalen Cysten (BALÀS; BROWN u. DUNN; DRASH; ELLIS et al.; GESSNER; GOMZJAKOV; HUTH u. BOHLEY; KOHLHARDT; KÜMMERLE u. ZITTEL; MAURER; MONTI, OSTERMANN; PARÄSALO; PUCHETTI; SANTY et al.; ZITTEL), Teratome (BANET; BARIÉTY), Aneurysmen (AURIG u. SÜSSE), Plasmocytom (KINDLER) und neurogene Tumoren (GANZ; GODWIN) beachtet wurden. Die in diesem Zusammenhang oft genannte endothorakale Struma (CAMES u. CESANELLI; CROHN; FALOR et al.; HOFFMANN; KARLIN; LINDER u. SCHAMAUN; WENZ; WENZL; WIJNBLADH), nach BALLARIN die häufigste Mediastinalgeschwulst, stellt nur in ihrer aberrierenden isolierten oder alliierten (gestielten) Form (DERRA u. IRMER) tatsächlich eine solche dar. Die von uns beobachteten Strumen gehörten zur Gruppe der Tauchstruma, wenn auch manchmal in ungewöhnlicher Form. Wie die Tab. 11 zeigt, waren die *Mediastinaltumoren nicht in allen Fällen zu klären,* und hier bestehen zweifellos *Grenzen der Methodik,* die beachtet und *nicht überschritten werden sollten, um unnötige Zwischenfälle zu vermeiden.*

Dem Mesoblast entstammende Tumoren sind sehr selten, sie wurden gelegentlich in sarkomatöser Form angetroffen. Von den ektodermalen Geschwülsten sind die neurogenen Tumoren vorwiegend im hinteren Mediastinum am häufigsten. Sie müßten wenigstens zum Teil der mediastinoskopischen Exploration zugänglich sein.

Aus anatomischen Gründen sind auch *Thymome* (ADLER; BAER; DANISCH u. NEDELMANN; FEINDT; DI GUGLIELMO; HOFMANN u. RABOLD; HORANYI u. KERENYI; KOUNTZ et al.; RABINOWITSCH; SEYBOLD u. McDONALD; SCHILLHAMMER; TOMKINSON; VOSSSCHULTE), da sie im vorderen Mediastinum liegen, der Carlensschen Biopsie nicht zugänglich. Bei der sonst gebräuchlichen Einteilung wird entweder in der Ebene der Trachea und ihrer Teilung eine Trennung in ein vorderes und hinteres Mediastinum angenommen oder nach dem Schinzschen Lehrbuch ein vorderer, mittlerer und hinterer Mediastinalraum unterschieden, wobei das Herz und die großen Gefäße die Mitte einnehmen. Nach den mediastinoskopischen Möglichkeiten wird die letztgenannte Einteilung den Verhältnissen am meisten gerecht, wobei der vordere Anteil nicht zugänglich ist. Selbst wenn eine retrosternale Fingerpräparation die großen Gefäße ablöst, gestattet die nach vorn konkave Brustbeinkrümmung nicht immer, das Mediastinoskop einzuführen, wie eigene Untersuchungen ergaben. Ob eine neue, von RAPANT u. Mitarb. angegebene Tunnellierungstechnik für die retrosternale Speiseröhrenplastik weiterführt, müßte noch erprobt werden. Gerade die Abgrenzung der Thymushyperplasien gegen eine maligne Entartung (nach HASNER u. WESTEN-GÅRD waren die Hälfte der Thymusgeschwülste maligner Natur) oder Thymome vortäuschende lokalisierte Lymphknotenhyperplasien (BLOMQUIST; CASTLEMAN et al.; INADA et al.) wäre wichtig, zumal wenn keine klinischen Zeichen einer Myasthenie vorliegen. Selbst in chirurgisch angegangenen Fällen finden sich noch ungeklärte tumoröse mediastinale Prozesse, so bei DERRA u. IRMER in 47 von 381 Beobachtungen, wodurch die Schwierigkeiten bei der mediastinalen Tumordiagnostik gleichfalls beleuchtet werden. SPECHT hat jüngst über Möglichkeiten einer *„erweiterten Mediastinoskopie"* berichtet, wobei er bisher noch nicht zugängliche Mediastinalbereiche, insbesondere die Thymusloge, untersucht hat. Ob sich dies allgemein durchzusetzen vermag, muß abgewartet werden. Lymphknotenbiopsien am Zwischenbronchus bei Carcinomen erscheinen aber wegen der Verschleppungsmöglichkeit malignen Gewebes als nicht berechtigt und auch nicht erforderlich, da dieses Metastasierungsstadium ja grundsätzlich noch als operabel angesehen werden muß.

In der nachfolgenden Einteilung von so erfahrenen Untersuchern wie BARIÉTY u. COURY, deren Monographie im deutschen Schrifttum nichts Ähnliches gegenübersteht, sind die Veränderungen, die aus ihrer Lokalisation der Mediastinoskopie im endoskopischen, palpatorischen oder bioptischen Sinne zugänglich sein müßten, durch *Kursivdruck* besonders hervorgehoben (Tab. 13):

Tabelle 13

Im vorderen Mediastinum:

a) Oberes Drittel:
   Strumen und Parathyreoideaadenome (9%)
   Aneurysmen des Truncus brachiocephalicus und andere Gefäßanomalien.
b) Mittleres Drittel:
   Mischgeschwülste (18%)
   Thymome (9%)
   Lymphknotentumoren (2%)
   Fibrome, Lipome, Xanthome, Cysten, andere Tumoren
c) Unteres Drittel:
   Pleuro-pericardiale Cysten (6%)
   Zwerchfellhernien und ähnliches
   Abgesackte Pleuritiden
   Herz- und Perikardveränderungen

Im mittleren Mediastinum:

   Primäre oder sekundäre Lymphknotenveränderungen
   (15% der „chirurgischen" und 60% der „Mediastinaltumoren" überhaupt).
   Bronchogene Zysten (8,5%)
   Aortenaneurysma (3%)
   Verschiedene epitheliale und mesenchymale Tumoren (keine eigenen Erfahrungen)

Im hinteren Mediastinum:

a) Oberes Drittel:
   Neurogene Tumoren (23%), Fibrome
b) Mittleres Drittel:
   Meningocelen, *Kalte Abscesse, Megaoesophagus*
c) Unteres Drittel:
   Paraoesophageale Cysten, Leiomyome und Tumoren des Oesophagus.
   Hintere Zwerchfellhernien, Lungensequestration.

Nach den aus dieser Aufstellung zu ersehenden Verhältnissen ergibt sich gegenüber den mannigfachen und erheblichen Schwierigkeiten der röntgendiagnostischen Verfahren (ARENDT; DAHM; FRANZEN; FRANZEN u. KRUPP; GIACOBINI; GLADNIKOFF; HOHN; KIRCHHOFF; LENK; LISSNER; SCHMID; SCHRÖDER; STRNAD u. KRAUS; VIEHWEGER u. VIERECK), die nur aus Größe, Form, Entwicklung und den Beziehungen zu den Nachbarorganen empirisch begründete Schlüsse zu ziehen vermögen, doch ein wesentlicher Fortschritt.

Nach den bisherigen Erfahrungen leistet die Mediastinoskopie ihren wichtigsten differentialdiagnostischen Beitrag in der Klärung der primären und sekundären Adenopathien und in ihrer Abgrenzung gegenüber den übrigen Mediastinalveränderungen. Die gerade auf diesem Gebiet bestehenden differentialdiagnostischen Schwierigkeiten sind von verschiedenen Autoren (DANIELLO u. CENTEA; FAVEZ; GERNEZ-RIEUX; JARNIOU et al.; KOLÀR et al.; KOVACS; MACKENZIE; RUDNIK; SCHMITZ; TORELLI u. DE CHIARA; WURM u. REINDELL) und insbesondere bei Kombination einer Lungentuberkulose mit einer Lymphogranulomatose (GROSJEAN; REINDELL u. Mitarb.) hervorgehoben worden. Die der Methode innewohnende Sicherheit und Ergiebigkeit verleiht ihr gerade hier einen besonderen Wert.

Dies gilt in gleichem Maße (Tab. 11) für die diagnostische Aussagefähigkeit bei *umschriebenen oder diffusen pulmonalen Veränderungen unklarer Ätiologie,* soweit eine Lymphknotenbeteiligung überhaupt erwartet werden kann. Unspezifische entzündliche Lungenprozesse, Lungengerüsterkrankungen und gutartige Geschwülste machen in der Hauptsache den negativen Anteil aus. Ohne diese liegt die Ausbeute bei 72%, wobei nicht übersehen werden darf, daß auch in diesen Fällen der negative Ausfall der Mediastinalbiopsie oft für die endgültige Diagnose mitbestimmend war.

Von besonderem Wert waren die Untersuchungsergebnisse bei der *Sarkoidose* und *Tuberkulose* sowie *Silikose* und bei den *primären und sekundären malignen Erkrankungen* (ohne Auswertung der Befunde bei Bronchialcarcinomen), weshalb besonders darauf eingegangen werden soll.

1. Untersuchungsergebnisse bei Sarkoidose und Tuberkulose

Die *bioptischen Nachweismöglichkeiten bei der Sarkoidose* ergeben sich aus der Häufigkeit des Organbefalls und dessen anatomischer Lage, wieweit diese eine Gewebsentnahme gestattet. Verständlicherweise begann die Diskussion um diese Erkrankung und ihre Abgrenzung gegen die Tuberkulose zunächst bei ihrer Lokalisation in der Haut (1869 HUTCHINSON, 1889 BESNIER, 1899 BOECK, 1914 SCHAUMANN). Letzterer sowie KUZNITZKY u. BITTORF (1915) sowie MARTENSTEIN (1924) wiesen bereits auf die Beteiligung der Lunge bei dieser Erkrankung hin, wobei erst später durch PAUTRIER, HANTSCHMANN, GRAVESEN, HARTWEG, DRESSLER, LEITNER, LÖFGREN sowie WURM, REINDELL und HEILMEYER die mediastino-pulmonale Erkrankung in Form und Ablauf geklärt wurde.

Die *Organbeteiligung* bei der Sarkoidose wird von WURM, REINDELL u. HEILMEYER wie in Tab. 14 angegeben.

Die ersten histologischen Nachweismöglichkeiten bestanden vorwiegend an veränderten *Hautpartien* (FIALOVA; KALKOFF; MINARIK; JAMES; MORITZ; CUMMINGS et al.; ÖGER u. a.), wobei die Granulome nicht selten in alten Narbenbezirken auftreten. Sie müssen dann gegen Fremdkörpergranulome (LÖFGREN) abgegrenzt werden.

Im weiteren Sinne gehört hierzu auch der *Kveim-Nickerson-Test* nach intradermaler Applikation eines aus sarkoidotischem Material gewonnenen Antigens. Die Reaktion wird von vielen Autoren als spezifisch (CIVATTE; CUMMINGS; HAXTHAUSEN; HIRSCH et al.; JAMES; KENNEY u. STONE; KOOJI; LEBACQ; MÀNDI; MICHELSON; NEL-

Tabelle 14

Lymphknoten	100%
Lungen	60—70%
Milz und Leber	50—60%
Haut	30—40%
Muskulatur	20—30%
Augen	10—20%
Herz	10—15%
Übrige Organe (NS, Knochen,	10%
Nieren, Schleimhäute, Parotis u. a.)	

SON u. LABOW; RAKOWER; SILTZBACH; SONES et al.; TURIAF; WURM) angesehen, wogegen andere Untersucher dies bezweifeln (DANIEL et al.; FRESEN; ISRAEL et al.; LEITNER; PUTKONEN; UEHLINGER).

Bioptische Untersuchungen der *Conjunctiva* (BORNSTEIN et al.; CRICK et al.; GRAVESEN; JAMES; SCHIMKAT; ULLERICH; WEGNER; WEVE) fallen praktisch nur bei Vorliegen einer Augenbeteiligung, oft im Rahmen eines sogenannten Heerfordt-Syndroms, positiv aus.

Sind *Lymphknoten* (selten) an irgendeiner Körperpartie vergrößert und palpabel, ergibt ihre Excision und Untersuchung in etwa 60% ein positives Resultat (BACHARACH; BERRE; CUMMINGS et al.; DORSCHEID; FASANO; JAMES; KALKOFF; LEBACQ; LÖFFLER u. BEHRENS; MARSHALL et al.; MORITZ; ÖGER; RAKOWER; SCHWARZ u. WILHELM; SILTZBACH; STEPHANI; WAAGØ).

Über *Muskelbiopsien* liegen nur wenige Berichte vor (CUMMINGS; FLØSTRUP; HARVEY; MAURICE; MORITZ; MEYER et al.; WALLACE et al.; WURM et al.), wobei die von UEHLINGER angegebene Erfolgsziffer von 20% bei klinischen Untersuchungen nicht erreicht wird.

In der *Leber* sollen in 60% der Fälle Organveränderungen bestehen, wobei BACHARACH, FAZIO u. MINETTO sowie FINCKH *et al.* korrespondierende Ergebnisse erzielen konnten. Weitere Hinweise und Einzelberichte stammen von VAN BECK u. HAEX; BAIRD et al.; VAN BUCHEM; CUMMINGS et al.; HOYLE et al.; JAMES; KLATSKIN u. YESNER; LEITNER; LONGCOPE u. FREIMAN; MOYER u. ACKERMAN, NELSON u. LABOW; ROSSEEL; ROBINSON; SCADDING u. SHEILA; SHAY et al.

Tabelle 15

Autor	Methode	Zahl der Sarkoidosefälle	Zahl der positiven Biopsien
HEINE	Thorakoskopie	5	5
BRANDT u. KUND . . .	Thorakoskopie	8	6
LÖFGREN u. LUNDBÄCK .	Thorakoskopie	8	4
BACHARACH	Thorakotomie	47	47
ÖGER	Thorakotomie	22	22

Über die Ergebnisse der *Lungenbiopsie* durch Thorakoskopie mit Probeexcision, Gewebspunktion oder diagnostische Thorakotomie ist vorher schon berichtet. Für den M. Boeck ergeben sich vorstehende (Tab. 15) Zahlen.

Über weitere Befunde berichten REID u. LORRIMAN; WATSON et al., sowie CUMMINGS u. Mitarb. Auch hier ergibt sich wieder, daß die diagnostische Thorakotomie den anderen Methoden der Lungenbiopsie überlegen ist, doch ist der Eingriff größer. Alle Methoden sind *auf die Sarkoidose mit Lungenbeteiligung beschränkt.*

Aus dem eigenen Beobachtungsgut geht hervor, daß die vorwiegend pulmonalen Formen gegenüber den auf das Mediastinum beschränkten Erkrankungen, evtl. mit Beteiligung der Lungenwurzel, zurücktraten. Bei 270 Sarkoidosepatienten waren nur zwei negative Biopsien (auswärts) zu verzeichnen. Dieses Ergebnis bestätigt die Angaben über die hohe Beteiligung der mediastinalen Lymphknotengruppen bei dieser Erkrankung (BARIÉTY u. COURY 75%; FRESEN 84,3%; PFEIFFER 100%; RICKER 76%). WURM bezweifelt sogar, daß überhaupt eine Boecksche Erkrankung ohne mediastinale Lymphknotenbeteiligung vorkomme. Gerade hier vermag die Carlenssche Methode sicher einen wichtigen Beitrag zur Klärung dieser Frage bei gesicherten Sarkoidosen anderer Organe ohne röntgenologisch erkennbare Mittelfeldveränderungen und damit des Krankheitsbildes überhaupt zu leisten. Innerhalb der thorakalen Boeck-Formen bestanden bisher neben der Lungenbiopsie drei Nachweismöglichkeiten, nämlich

die *Schleimhautbiopsie* im Bereich der Luftwege und insbesondere dabei der Bronchien,

die *transtracheale und transbronchiale Punktionsbiopsie* benachbarter Lymphknoten,

die *Scalenuslymphknotenbiopsie nach* DANIELS.

KÄMPFER berichtete kürzlich über sarkoidotische Veränderungen in den *oberen Luftwegen,* in seinem Beobachtungsgut gelang der bioptische Nachweis nur bei 8 von 227 Pat. (4,8 %). Nach SCHAUMANN, PAUTRIER, LEITNER und GRAVESEN sollen die *Tonsillen* zu mehr als der Hälfte befallen sein, für die klinische Routinediagnostik werden Excisionen der Tonsillen bzw. im Bereich des Waldeyerschen Rachenringes überhaupt wenig geübt. Demgegenüber spielt die *Bronchialschleimhautbiopsie* eine wesentlich größere Rolle, wobei die endoskopischen Befunde hier nicht dargestellt werden sollen. Nach verschiedenen Hinweisen (OPSAHL, 1939; BENEDICT u. CASTLEMAN, 1941; HANSEN, 1948; OLSEN, 1946) und vorläufigen Berichten (ADAMSON u. CARLENS; BÁNHIDI; BROCARD et al.; CITRON u. SCADDING; CUMMINGS et al.; FASANO;

Tabelle 16. *Ergebnisse der Bronchusbiopsie bei Sarkoidose*

Jahr	Autor	Pat.-Zahl mit Bronchusbiopsie	mikroskopisch positiv	makroskopisch positiv	Fallzahl
1959	DORSCHEID *et al.*	66	2 (= 3%)	30	66
1961	SCHIESSLE *et al.* .	126	66 (=52%)	∅ Angaben	126
1963	FRIEDMAN *et al.* .	35	22 (=63%)	21	35
1963	HUZLY *et al.* . .	294	108 (=37%)	205	400
1963	STÅHLE . . .	72	19 (=26%)	48	73
1963	TURIAF *et al.* .	65	33 (=51%)	56	65
1964	FRIEDEL *et al.* .	86	9 (=11%)	46	95
1964	CARLENS . . .	118	11 (= 9%)	∅ Angaben	118
		862	270 (=31%)		978

FOUGNER u. GJONE; GRIMMINGER; HIRSCHFELD u. KRESS; HONEY u. JEPSON; JAMES; KALBIAN; LÖFGREN u. LUNDBÄCK; MEYER u. CHRÉTIEN; ÖGER; RAKOWER) zeigt die Tabelle 16 den derzeitigen Stand der Erfahrungen an.

Ein Überblick über die Tabelle zeigt, daß, auf die Zahl der Patienten bezogen, die *Bronchusbiopsie* in 31 % den histologischen Nachweis der Sarkoidose führen läßt. Etwa in der Hälfte der Fälle bestanden dabei endoskopisch erkennbare Veränderungen, die für das Vorliegen einer Sarkoidose sprachen.

Eigene vergleichende bioptische Untersuchungen bei Sarkoidose. Um genauere Aufschlüsse über die Ergiebigkeit der verschiedenen Biopsien bei M. Besnier-Boeck-Schaumann zu gewinnen, wurden *simultane Biopsien* nach Daniels, der Bronchusschleimhaut und der Muskulatur (meist im M. scalenus) bei solchen Patienten vorgenommen, bei denen der klinisch-röntgenologische Befund und der Krankheitsverlauf sowie die morphologischen und bakteriologischen Untersuchungen der mediastinalen Lymphknoten eine thorakale Sarkoidose sicherten. Auf die verschiedenen Krankheitsstadien (nach radiologischen Kriterien) bezogen, ergaben sich folgende Verhältnisse:

Tabelle 17 a. *Ergebnisse simultaner Biopsien bei Sarkoidose*

Sarkoidose	Mediastinoskopie positiv	Bronchusbiopsie Zahl	+	Daniels' Biopsie Zahl	+	Muskelbiopsie Zahl	+
Stadium I	56	52	17	43	35	31	2
II	51	46	19	35	22	26	2
III	8	8	3	4	4	4	—
Alle Stadien	115+115	106	39	82	61	61	4
	100%	37%		74%		7%	

Die Relationen zwischen den verschiedenen Biopsieergebnissen zeigen deutlich die höhere Ergiebigkeit der mediastinalen Untersuchung. Da gerade die Abgrenzung der Sarkoidose zur Tuberkulose in manchen Fällen doch noch Schwierigkeiten bereitet, empfiehlt es sich nach unserer Erfahrung, die bei der Sarkoidose mit diesen verschiedenen thoraxbioptischen Methoden gegebenen Möglichkeiten zu nutzen, zumal in strittigen Fällen. Lediglich für die Bronchusbiopsie war ein gewisser Zusammenhang der positiven Quote mit der Stadieneinteilung erkennbar, für die Danielssche Untersuchung nicht. Eine allein nach röntgenologischen Kriterien vorgenommene Krankheitseinteilung wird der tatsächlichen Ausbreitung der sarkoidotischen Gewebsveränderungen sicher nicht gerecht. Auch die Ergebnisse anderer Untersucher, die neben der Mediastinoskopie noch über Erfahrungen mit einer anderen bioptischen Methode verfügen, belegen ebenfalls die Überlegenheit der mediastinalen Untersuchungen, wie die folgende Tabelle nach Carlens zeigt, wobei lediglich dieser selbst die Biopsien simultan vorgenommen hat:

Tabelle 17 b. *Ergebnisse bioptischer Untersuchungen bei Sarkoidose* (n. Carlens)

	Bronchoskopie Zahl	Pos.	Daniels' Biopsie Zahl	Pos.	Mediastinoskopie Zahl	Pos.
Friedel *et al.*	86	11%	—	—	66	98%
Löfgren *et al.*	—	—	47	32%	34	94%
Carlens . .	56	20%	—	—	123	96%

Wir selbst hatten bisher keine Veranlassung, eine Sarkoidose anzunehmen, wenn die Biopsie nach Carlens keine entsprechenden Hinweise gegeben hatte. Mehrere

Fälle, in denen ein solcher Verdacht begründet war und die Mediastinalbiopsie negativ verlief, wurden durch eine chirurgische Lungenbiopsie kontrolliert, wobei morphologisch überraschende Ergebnisse, nie aber das Vorliegen einer Sarkoidose zu verzeichnen waren.

Die *transtracheale und -bronchiale Punktionsbiopsie* wurde vor allem von SCHIESSLE (auch von ŠIMEČEK mit 27 Fällen) empfohlen. Bei 46 Sarkoidosepatienten erzielte SCHIESSLE mit 58 Punktionsbiopsien in 22 Fällen einen positiven histologischen Nachweis. 98 Spornbiopsien bei den gleichen Patienten ließen 33mal sarkoidotische Schleimhautveränderungen erkennen.

Wie aus der bereits vorgelegten Sammelstatistik der *Biopsie* nach DANIELS hervorgeht, ergab diese bei 818 Erkrankungen an M. Boeck in 510 Fällen (= 62,3 %) entsprechende Lymphknotenveränderungen. Auch bei anderen Autoren, die die Ergebnisse der Scalenuslymphknotenbiopsie besonders bei dem Vorliegen einer Boeckschen Erkrankung angegeben haben, finden sich gleiche Verhältnisse:

Tabelle 18. *Weitere Ergebnisse der Scalenuslymphknotenbiopsie bei Sarkoidose*

Jahr	Autor	Biopsiezahl	davon positiv	%	Bemerkungen
1954	CARSTENSEN . .	200	120 =	60%	über 200 Fälle
1955	SILTZBACH . .	134	80 =	60%	134 Fälle
1959	FLØSTRUP . .	42	42 =	100%	50 Fälle
1963	GRIMMINGER . .	30	22 =	73%	30 Fälle
1963	HUZLY . . .	168	98 =	58%	400 Fälle
1963	STÅHLE . . .	53	34 =	64%	73 Fälle
1963	WEY	25	20 =	80%	nicht bekannt
1964	HAENSELT . .	153	100 =	65%	153 Fälle
		805	516 =	64%	
Aus Tab. 8 a		818	510		
insgesamt		1623	1026 =	63%	

Nach unseren Erfahrungen ergeben sich im Hinblick auf die Leistungsfähigkeit der einzelnen Methoden folgende Gesichtspunkte:

1. Die *Mediastinoskopie ist die erfolgversprechendste bioptische Untersuchungsmöglichkeit bei der Sarkoidose* (wenn man von Fällen mit Hautbeteiligung absieht). Sie ist deshalb indiziert, wenn die Bronchusbiopsie negativ ausfällt.

2. Gegenüber der Danielsschen Biopsie zeigt sie nicht nur eine höhere diagnostische Ausbeute, sondern gestattet dem Morphologen auch durch die isolierte und reichhaltigere Materialentnahme in dem einheitlichen Schnittbild (UEHLINGER) eine *gesichertere Beurteilung* und Abgrenzung gegenüber der Tuberkulose.

3. Die doppelseitige Entnahme aus mehreren Lymphknotenstationen ersetzt die von CARSTENSEN und GARTMANN postulierte „*Mehrfachbiopsie*", die erst eine Sarkoidose sichern ließe, auch ohne daß man die Mediastinoskopie mit der Bronchusbiopsie kombiniert.

4. Da der Morphologe nach UEHLINGER die Diagnose nur in Vorschlag bringen kann, ist ein großer Vorteil der Mediastino*skopie* darin zu sehen, daß sie dem klinischen Gesamtaspekt wesentliche Impulse insofern zu verleihen wermag, als in den meisten Fällen der *mediastinale Lokalbefund eine klare Abgrenzung zwischen*

Sarkoidose und Tuberkulose gestattet. Sarkoidotische Lymphknoten sind in der Regel kaum mit der Umgebung verwachsen und lassen sich leicht auslösen entweder mit dem präparierenden Finger oder mit dem Saugstab, wobei die Lymphknoten diesem oft spontan folgen. Letzteres kann geradezu als pathognomonisch angesehen werden. Dabei sind oft als besonders auffällig vermehrte capillare Blutungen zu beobachten, gleichzeitig ist eine hellrote Farbe des Blutes typisch. Die Oberfläche der Lymphknoten ist regelmäßig und glatt, ihre Größe unterschiedlich, die Farbe grau-weiß, wobei anthrakotische Partien erhalten sein können. Tuberkulöse Adenopathien sind an der deutlichen Umgebungsadhärenz und ihrer unregelmäßigen Form zu erkennen, wobei die Excision schwieriger, eine völlige Exstirpation wie bei der Sarkoidose nicht möglich ist. Bei tuberkulösen Lymphknoten sind bei der bakteriologischen Kontrolle oft Tuberkelbakterien nachweisbar (Abb. 57 u. 58).

5. Zweifellos kann auch die Punktionsbiopsie einen Teil der mediastinalen Adenopathien besonders bei der Sarkoidose erreichen. Da aber nach unseren Erfahrungen röntgenologisch und insbesondere auch tomographisch die im Mittelfellraum gelegenen Lymphknotenveränderungen nicht immer nachweisbar sind, muß die Punktionsbiopsie, abgesehen von prinzipiellen Bedenken, geringere Ergebnisse liefern. Dies umsomehr, als es sich beim M. Boeck um eine Erkrankung herdförmigen Charakters handelt, bei der nach LENNERT immer der Excision der Vorrang vor der Punktion gebühre.

6. In geeigneten Fällen ist die Mediastinoskopie auch *therapeutisch* ausnutzbar, da man weite Teile des Mediastinums von den sarkoidotischen Lymphknoten befreien kann (s. Beobachtung 5). In einzelnen Fällen kann auch die Auslösung großer mediastinaler Tuberkulome möglich sein (MAASSEN).

7. Nach UEHLINGER werden die Behandlungsmöglichkeiten bei der Boeckschen Erkrankung bestimmt durch das Verhältnis von Epitheloidzellen, Lymphocyten und Narbengewebe zueinander. Letzteres kann nur schrumpfen, die lymphocytären und epitheloidzelligen Elemente aber können zum Verschwinden gebracht werden. Über die histologische Orientierungsmöglichkeit hinaus gibt die Mediastinoskopie weit besser als der Röntgenbefund Aufschluß über das Ausmaß des mediastinalen Lymphknotenbefalls und damit in zweifacher Weise über die „Aktivität" des Prozesses. Es ist so sicher möglich, zu einer exakteren Indikation zur Corticoidbehandlung zu kommen.

Entgegen anfänglichen Bedenken ergab die Mediastinalbiopsie nicht nur in allen Stadien der Krankheit den Nachweis der Sarkoidose, sondern gestattete dies sogar nach mehr als zehnjährigem Krankheitsverlauf, nach tuberkulostatischer Vorbehandlung ohne und mit kombinierter Corticoidmedikation, ebenfalls nach ausgiebigen, unter Tumorverdacht vorgenommenen Röntgenbestrahlungen ohne und mit gleichzeitiger Gabe von Cytostatica.

Von besonderem Wert war die Mediastinoskopie in den Fällen, in denen sich fieberhafte Sarkoidosen mit starker Beeinträchtigung des Allgemeinbefindens, Gewichtsabnahme und hoher Blutsenkungsgeschwindigkeit eindeutig gegen eine Tuberkulose abgrenzen ließen. Gerade in dieser klaren Unterscheidungsmöglichkeit von mediastinalen *Lymphknotentuberkulosen* gegen Sarkoidose und Lymphogranulomatose liegt zweifelsohne ein besonderer Wert der Methode. Auch bei den Untersuchungen wegen ungeklärter Lungenparenchymveränderungen ließ sie nicht selten die Diagnose Tuberkulose auch histologisch sichern. Allerdings waren hier die negativen Befunde häufiger, entsprechend den für den Tuberkuloseablauf im Organismus geltenden Gesetzen. Der größte Teil der unter dieser Indikation untersuchten Patienten litt an isolierten Tuberkulomen, die Untersuchung erfolgte zunächst wegen des bestehenden Geschwulstverdachtes.

An *Pleuritis* erkrankte Patienten wurden nicht routinemäßig exploriert, da Verlauf und andere diagnostische Maßnahmen zur Beurteilung meist genügten. Von Interesse sind in diesem Zusammenhang die mediastinoskopischen Feststellungen RINKs, der bei 25 Erkrankten mit sog. idiopathischer Pleuritis folgendes fand:

Tabelle 19 (nach RINK)

Alter Jahre	Anzahl	Tuberkulose	Bronchial-carcinom	Unspezifisch entzündlich
17—32	12	9	—	3
33—45	7	—	2	5
46—68	6	1	2	3
insgesamt	25	10	4	11

Diese Zahlen scheinen die vor allem von GIESE vertretene Auffassung zu bestätigen, wonach die Pleuritis tuberculosa mehr aus einer lymphoglandulären Kontaktinfektion als aus haematogenen Schüben heraus zu erklären sei. Bei maligne bedingten Pleuritiden (Bronchialcarcinom, Morbus Hodgkin) erhielten wir bei negativem Ausfall aller anderen Untersuchungsverfahren einschließlich Thorakoskopie oft unerwartete diagnostische Hinweise.

2. Untersuchungsergebnisse bei Silikose

Bioptische Untersuchungen sind bei dieser Erkrankung selten und eigentlich nur im Daniels-Schrifttum von Bedeutung. Auf deren Wert gerade für gutachtlich umstrittene Fälle wiesen AUERSBACH u. VILLNOW hin. Ihre Möglichkeiten sind in der oft schwierigen Differentialdiagnostik gegenüber Tuberkulose, chronischer Bronchitis, Carcinose, interstitiellen Fibrosen, Mykosen, Stauungslungen, Periarteriitis nodosa, Mikrolithiasis und insbesondere pulmonalen Boeck-Formen (SEPKE; HUMPERDINCK) bzw. bei isolierten rundherdartigen Prozessen gegen das Bronchialcarcinom (DICKMANNS, KEMPF, KERGIN) sicher nicht genügend genutzt worden. So erwähnt WEHNER in einer Übersicht über diagnostische Probleme und Methoden insbesondere bei der sogenannten Hilussilikose angiographische, nicht aber bioptische Methoden. GRAVENKAMP konnte bei 43 Pat. mit kavernöser Silikotuberkulose mit 151 Untersuchungen in neun Fällen cytologisch im Sputum Teile silikotischer Schwielen finden. Für die differentialdiagnostische Abgrenzung spielt aber die Cytologie wohl kaum eine Rolle, da entweder entzündlich-einschmelzende oder nekrobiotische Vorgänge hier die Voraussetzung ihrer Anwendbarkeit bilden. Da Perforationen silikotischer Lymphknoten in das Bronchialsystem (BRUN u. POZZETO; BRUN u. PERRIN; DUFOUR et al.; LEICHER; LEMOINE u. BRUNINE; ROCHE u. TOLOT; eine eigene Beobachtung) sehr selten sind, fehlen *bronchobioptisch* ebenfalls die entsprechenden Vorbedingungen. Die *Nadelbiopsie* kann von Wert sein, aber auch negativ ausfallen (ARESU; JARRY et al.), sie dürfte angesichts des oft ausgedehnten Emphysems nicht ungefährlich sein und vorwiegend zur differentialdiagnostischen Abklärung isolierter Schwielen in Frage kommen. Ähnliche Einschränkungen ergeben sich, auch wegen der häufig vorliegenden Funktionsminderung, für die *chirurgische Lungenbiopsie*. Die *Thorakoskopie* wird gleichfalls wegen Brustfellverwachsungen in den meisten Fällen nicht möglich sein.

Norviit und Di Biasi empfahlen deshalb 1958, die diagnostischen Möglichkeiten der Scalenuslymphknotenbiopsie häufiger auszunutzen. Bei 18 Silikosepatienten fanden sie sieben sichere und drei verdächtige Befunde, auch erlaubte die Untersuchung, eine tuberkulöse Mischform zu erkennen, sowie eine Boecksche Erkrankung abzutrennen. Renard u. Mitarb. sahen bei 27 Untersuchungen 18mal eine Silikose und viermal Staubablagerungen ohne wesentliche histologische Veränderungen, in fünf Fällen dagegen nichtsilikotische Erkrankungshinweise.

Im eigenen Untersuchungsgut versagte die Mediastinoskopie bei nur 17 von 118 untersuchten Patienten. Diese hohe diagnostische Ausbeute gestattet mit großer Sicherheit, eine Silikose auszuschließen, wenn nicht andere diagnostische Zeichen bestimmter Natur bestehen. Bei 31 Silikosepatienten wurden die mediastinalen und supraclaviculären Lymphknoten kombiniert entnommen. In 13 Fällen fielen dabei beide Untersuchungen positiv aus, in 13 Fällen gestattete aber lediglich die Mediastinoskopie den Silikosenachweis, 5mal ergaben sich keine morphologischen Nachweise.

In der Regel kann in so ausreichendem Maße mediastinales Lymphknotengewebe entnommen werden, daß nicht nur eine histologische Untersuchung, sondern auch eine qualitative wie quantitative Bestimmung des SiO_2-Gehaltes möglich war, wie dies Carlens und H. Ringertz schon getan haben.

Nach den bisherigen Erfahrungen ist die Mediastinalbiopsie gerade für die *Silikose von besonderem Interesse*, insbesondere für die Begutachtung strittiger Erkrankungen bei gegebener Staubexposition. Die höhere Ergiebigkeit gegenüber der Danielsschen Biopsie ergibt sich nicht nur aus der Tatsache, daß zentrale Lymphknotenstationen zugänglich geworden sind. Wir machten schon früh die Erfahrung, daß manchmal die in der Bifurkation gelegenen Lymphknoten deutlichere silikotische Gewebsbilder ergaben als die der paratrachealen Gruppe. Dies stimmt mit den Feststellungen von Kühne überein, der an einem Sektionsgut in 11 % die Ausbreitung der Silikose auf die Hiluslymphknoten beschränkt sah unter Aussparung der paratrachealen Knoten. Grundsätzlich sollte man deshalb bei Silikosemediastinoskopien Bifurkationslymphknoten mit entnehmen. Ergibt sich kein eindeutiger endoskopischer und palpatorischer Befund mit großen, harten und verbackenen Lymphknoten (rein anthrakotische Knoten sind meist weich und nicht so adhärent zur Umgebung), empfiehlt sich vielleicht, die Mediastinalexploration mit einer rechtsseitigen präscalenischen Lymphknotenbiopsie zu verbinden. Vereinzelt war in diesem Bereich der morphologische Nachweis leichter, ohne daß grundsätzliche Unterschiede bestanden. Ebenfalls waren in wenigen Fällen bei Patienten, die aus anderer Indikation untersucht wurden, vereinzelte silikotische Granulome im histologischen Präparat zu erkennen, ohne daß, auch bei nachträglicher Befragung, eine Exposition zu eruieren war. Arnstein fand ähnliche Befunde bei Sektionen nicht exponiert gewesener Großstadtbewohner, ohne daß gleichzeitig entsprechende Lungenveränderungen vorlagen. Sichert die Mediastinalbiopsie in strittigen Fällen die Diagnose, soweit röntgenologisch krankhafte Lungenveränderungen vorliegen (besonders interessant bei isolierten Schwielen), so gilt dies nicht für die Anerkennenung einer Berufskrankheit, wenn solche Befunde röntgenologischer Natur fehlen. Vereinzelt bestanden allerdings ausgedehnte reine Hilussilikosen auch röntgenologisch. Der palpatorische und präparatorische Eindruck ist oft viel stärker, als dies allein röntgenologisch vorher angenommen werden kann. STURM hat die Fragen aus arbeitsmedizinischer Sicht besprochen, die sich aus der mediastinoskopischen Untersuchungsmöglichkeit für die Silikosebeurteilung ergeben. Er weist mit Recht darauf hin, daß eine negative Biopsie das Vorliegen einer Silikose nicht ausschließen ließe, soweit Exposition sowie ein typischer röntgenologischer und klinischer Befund dafür sprechen würden. Allerdings sollte ein fehlendes silikotisches Gewebsbild in den entnommenen Lymphknoten Anlaß zu erheblichen Zweifeln am Vorliegen einer Steinstauberkrankung geben, falls auch der Röntgenbefund nicht überzeugend sei.

Wir verfügen über Beobachtungen, bei denen röntgenologisch-klinisch lediglich eine Tuberkulose, in den tuberkulosefreien Lungenabschnitten aber keine Hinweise auf eine Silikose vorlagen, die Mediastinalbiopsie jedoch eindeutige silikotische Lymphknotenprozesse in teilweise ausgedehnter Form aufdeckte. U. E. sollte man in diesen Fällen eine Silikotuberkulose annehmen. Einmal sind sicher Störungen des Lymphabflusses mit den Lymphknotenverschwielungen verbunden, so daß man negative Auswirkungen auf die Lungenerkrankung annehmen kann. Zum andern lehrt die Erfahrung an Resektionspräparaten, daß silikotische Lungenveränderungen sich dem röntgenologischen Nachweis manchmal entziehen. Der negative Röntgenbefund müßte deshalb gegenüber der Beweiskraft der Lymphknotenbiopsie wohl zurücktreten. Inzwischen kam ein Patient mit geringen silikotischen Lymphknotenveränderungen zur Resektion wegen eines Carcinoms. Röntgenologisch bestanden in den nicht veränderten Lungenpartien keine Zeichen einer Silikose. Bei der histologischen Untersuchung carcinomfreier Abschnitte der Lunge nach Pneumonektomie fanden sich einzelne silikotische Schwielen, sonst eine ausgedehnte peribronchiale Fibrose, teilweise auch mit einzelnen Steinstaubknötchen. Diese Befunde bestätigen die zuletzt geäußerte Auffassung.

3. Untersuchungsergebnisse bei primären und sekundären bösartigen Erkrankungen

Wie die tabellarischen Übersichten erkennen lassen, waren Krankheiten dieser Art praktisch immer mediastinalbioptisch zu klären. Von besonderem Wert war die histologische Sicherung für die Therapie bei der *Lymphogranulomatose*. In allen Fällen handelte es sich um isolierte mediastinale Erkrankungen, wie sie nach HEILMEYER u. BEGEMANN in 8 % als Anfangsform vorkommen sollen. Bei den allerdings zahlenmäßig noch geringen Fällen können wir nicht bestätigen, wie FLEISCHNER u. Mitarb. sowie ZUPPINGER annehmen, daß diese thorakale Lokalisation vorwiegend den retrosternalen Raum befallen würde. Im übrigen kann man gerade die Hodgkinsche Erkrankung in besonders hohem Maße auch bei Scalenusproben verifizieren.

Ebenfalls fiel mit einer Ausnahme bei allen *metastatischen Prozessen* (sowohl isoliert in den mediastinalen Lymphknoten als auch bei vorwiegend pulmonaler Lokalisation) das Biopsieergebnis positiv aus. Bei den letztgenannten Erkrankungen stellen die mediastinalen Lymphknoten entweder regionäre Filter für die auf dem Blutweg meist aus Carcinomen des Abdominalbereiches entstandenen Lungenabsiedlungen dar, wie WALTHER dies ebenfalls für die supraclaviculären Lymphknoten annimmt, oder sie werden nach dem Schema des Waltherschen Cisternentyps befallen.

Dies hält BRUNNER für wahrscheinlicher. Mediastinoskopisch ist diese Frage wohl nicht zu klären.

Folgerungen für die diagnostische Leistungsfähigkeit der thoraxbioptischen Methoden.

Zusammenfassend ergibt sich für den Bereich der *differentialdiagnostischen* Untersuchungen, daß für die Klärung mediastinal-hilärer Erkrankungen die *Carlenssche Biopsie als Methode der Wahl* anzusehen ist. Eine Einschränkung ergibt sich für Prozesse im mittleren und unteren Drittel des vorderen Mediastinums. Sie ist deshalb zweifelsohne geeignet, alle anderen Methoden und insbesondere die supraclaviculäre Lymphknotenbiopsie abzulösen, mindestens in entsprechend ausgerüsteten Kliniken, da die besseren und eindeutigeren Ergebnisse den größeren Aufwand berechtigen und nach unserer Erfahrung eine größere Gefährdung des Patienten bei Beachtung bestimmter Kontraindikationen nicht besteht.

Für vorwiegend pulmonale Krankheitslokalisationen ist die Methode in Fällen, in denen eine Lymphknotenbeteiligung erwartet werden kann, ebenfalls besonders leistungsfähig. Es ergab sich bei 630 Fällen von Sarkoidose, Tuberkulose und Silikose sowie Tumorabsiedlungen 521mal ein bioptisches Ergebnis (= 83⁰/o). Die negativen Befunde beschränkten sich vorwiegend auf Tuberkuloseerkrankungen, bei denen die Untersuchungen wegen eines zunächst bestehenden Tumorverdachts erfolgten.

Lungenbioptische Untersuchungen, insbesondere mit chirurgischem Vorgehen, können unter Einschluß der hilären Erkrankungen so weitgehend vermieden werden. Lungenfibrosen, unspezifisch-entzündliche chronische Lungenveränderungen und ähnliche Erkrankungen waren mediastinoskopisch nicht zu klären. Hier wird die Lungenbiopsie selbst angewandt werden müssen, wenn nicht das negative Ergebnis der Mediastinoskopie im Zusammenhang mit anderen klinischen, radiologischen und bronchologischen Untersuchungen schon zur Diagnose führt. Sicher behält die Lungenbiopsie bei diffusen Parenchymveränderungen unklarer Ätiologie aber ihre Indikation, sie kann durch die Mediastinalbiopsie manchmal nicht ersetzt werden.

Bei isolierten pleuralen Veränderungen verspricht natürlicherweise die *Thorakoskopie* mit Gewebsentnahme bessere Ergebnisse und sollte als primäre Untersuchung benutzt werden (bzw. bei obliteriertem Pleuraspalt die chirurgische oder Punktionsbiopsie). Bei negativem Thorakoskopiebefund erbringt die mediastinoskopische Untersuchung aber sicher weitere wichtige Hinweise, wie die Ergebnisse von RINK und eigene Erfahrungen zeigen.

Bei den Rundherden der Lunge dient die Mediastinalbiopsie nicht als diagnostische Maßnahme, sondern wie in anderen Fällen von gesicherten Bronchialcarcinomen ausschließlich der prognostischen Beurteilung. Nach unseren Erfahrungen gebührt hier für die Diagnostik der *Katheterbiopsie* nach FRIEDEL der Vorzug.

IV. Ergebnisse der mediastinalbioptischen Untersuchungen bei Erkrankungen an Bronchialcarcinom

1. Über die gegenwärtige Situation der chirurgischen Behandlung

Es ist hier nicht der Ort, auf die unbefriedigende Gesamtsituation bei malignen Bronchialerkrankungen einzugehen. Zweifellos werden die gerade bei der Lungendiagnostik in reichem Maße zur Verfügung stehenden Mittel nicht konsequent und frühzeitig genug angewandt, obwohl die radiologischen Untersuchungen nur geringen Aufwand erfordern. Wichtige Hinweissymptome werden ohne weitere diagnostische Maßnahmen durch Antibiotica unterdrückt (LUNDSGAARD-HANSEN). Leider gilt das gleiche auch für solche Fälle, die durch Reihenuntersuchungen oder bei ähnlichen Gelegenheiten oft im Beginn der Geschwulstentwicklung noch in der symptomlosen Phase aufgedeckt werden. Entgegen den anfänglichen Bedenken (LIEBSCHNER et al.) mehren sich doch die Stimmen, die diesen so entdeckten Neubildungen nicht nur eine höhere Operabilitätsquote, sondern gleichfalls eine bessere Prognose nach Resektion überhaupt zusprechen (BERNDT u. WOLFF; BIGNALL; DE CAMP u. RAY; GERRITS; GUMMEL; LUNDSGAARD-HANSEN; NICHOLSON; OCHSNER; SCHOBER et al.; SCHRÖDER et al.; THÖRMER; TONKES; WOLFF et al.), da natürlicherweise dabei in vermehrtem Maße Frühstadien zur Beobachtung kommen müssen. Diese Erfahrungen stimmen damit überein, daß Fälle erst mit Segmentatelektase bessere Aussichten haben als solche mit Lappen- oder Hauptbronchusbefall (ANACKER; GERRITS; LIEBSCHNER; OBERT; SALZER; THERKELSEN u. SØRENSEN; ZENKER; LÖHR u. SCHERER). Es ist sicher falsch, vom Maß der Verschleppungszeit auf die „Virulenz" eines Tumors zu schließen (BERNDT), obwohl in manchen Zusammenstellungen (z. B. BIGNALL) bei längerer Dauer der Anamnese die Metastasenhäufigkeit abnimmt. Statistisch ist dies nur dadurch zu erklären, daß der Anteil der anaplastischen Tumoren bei etwas längerem Krankheitsverlauf geringer wird. Für den Einzelfall kann dadurch jedoch die Forderung nach sofort einsetzender und gezielter, evtl. auch chirurgischer Exploration nicht aufgehoben werden.

Liegen hier oft noch Unwägbarkeiten vor, die sich aus Lokalisation und Art des Tumors selbst und aus dem Verhalten und Zustand des Patienten ergeben, kann man gleiches nicht für die operative Behandlung gelten lassen.

Die in Tabelle 20 gegebene Übersicht über 37 769 Pat. mit Erkrankung an Bronchialcarcinom läßt folgende Rückschlüsse zu (Sammelstatistik):

1. Die Zahl der Kranken, die einer chirurgischen Exploration zugeführt werden können, schwankt je nach Art des Krankenguts, die Ziffern sind kaum vergleichbar und für die Fragestellung auch ohne Bedeutung. Ihr Durchschnitt liegt bei 50 %.

2. Die Schwierigkeiten, präoperativ die Ausdehnung des Tumorbefalls feststellen zu können, zeigt sich in dem hohen Anteil an Probethorakotomien, der im internationalen Schrifttum bei 37 % liegt.

3. Auch bei eröffnetem Thorax ist es nicht möglich, die wirkliche Ausdehnung des Tumorbefalls jeweils festzustellen. Dies erweist sich daran, daß beinahe die Hälfte und manchmal sogar mehr der resezierten Kranken innerhalb der nächsten 12 Monate ihrem Grundleiden doch erliegt. Sichere Relationen zwischen dem Anteil der Thorakotomien und dem der dabei Resezierten zu den Überlebensziffern sind dabei nicht zu erkennen.

Die zum Zeitpunkt der chirurgischen Intervention bereits erfolgte, klinisch noch okkulte *Absiedlung über die Blutbahn* zeigt sich in dem sehr sorgfältig beobachteten Wiener Krankengut (JENNY u. BUCHBERGER). Autoptisch fand man bei der Hälfte der innerhalb der ersten sechs Wochen an postoperativen Komplikationen Verstorbenen, die bei der Thorakotomie als operabel befunden und reseziert wurden, Fernmetastasen, teilweise sogar intraoperativ nicht erkennbaren *regionären Lymphknotenbefall* (aus einer früheren Untersuchung von WENZL, DENCK und WURNIG in etwa der *Hälfte dieser Patienten*). Geht man den Inoperabilitätsursachen bei den nur thorakotomier-

Tabelle 20. *Sammelstatistik über Bronchialcarcinom-Erkrankungen*

Jahr	Autor	Fallzahl (=100%)	Klin. inop.	Thorako-tomie =100%	Inoperabel	Mortalität Probe-thorako-tomie	Reseziert	Mortalität	Überlebend (Jahre) 1	2	3	4	5	Von Gesamtzahl der Krebspat. %
1952	Borrie	1 800	990 =55%	810 =45%	468 =58%		342 =42%							
1953	Barthel	450	143 =32%	307 =68%	112 =37%		195 =63%	66 =34%	~50%					
1955	Gibbon et al.						617						26%	
1955	Kirklin (nach Burford)	767	399 =52%	368 =48%	185 =50%		183 =50%							8%
1956	Brock						228						38%	
1956	Peräsalo et al.	716	433 =61%	283 =40%	89 =31%		194 =69%	10%						
1956	Rothe et al.	509	438 =86%	71 =14%										
1956	Shaw u. Paulson	830	544 =65%				286	17 =6%			27%		16,5%	7%
1956	Sørensen u. Therkelsen	732	274 =37%	458 =63%	183 =40%		275 =60%						38%	
1956	Watson			470	243 =52%	18 =7%	227 =48%	30 =13%					26%	
1956	Wiklund			661	196 =30%		465 =70%	39 =8%						
1957	Gifford u. Waddington						464	17%					97= 21%	
1957	Paulson	939	463 =49%	476 =51%	244 =51%		232 =49%	7%			18,2%			
1957	Thomas			574	190 =33%		384 =67%	58 =15%					29%	
1958	Bignall	1 749	1237 =71%	512 =29%	116 =23%		396 =77%		251= 63%	149= 38%	87= 22%	44= 11%	20= 5%	1,1%
1958	Burford et al.	1 008	405 =40%	603 =60%	247 =41%	22 =9%	356 =59%	13%					22%	9%
1958	Churchill et al.	604	274 =45%	330 =55%	120 =36%		210 =64%	8%					28%	

3*

Tabelle 20 (Fortsetzung)

Jahr	Autor	Fallzahl (=100%)	Klin. inop.	Thorako-tomie =100%	Inoperabel	Mortalität Probe-thorako-tomie	Reseziert	Mortalität	Überlebend (Jahre)					Von Gesamtzahl der Krebspat. %
									1	2	3	4	5	
1958	Cleland						599	78 =13%	347= 58%					75= 12,5%
1958	Kjaer et al.						172							~33%
1959	Crafoord	1 261	253 =20%	1008 =80%	333 =33%		675 =67%						93= 14%	7,4%
1959	Emerson			150	72 =48%		78 =52%							9%
1959	Linder	1 128	805 =71%	323 =29%	96 =30%		227 =70%							
1960	Effler u. Barr	347	138 =40%	209 =60%	124 =59%		85 =41%						21= 25%	6,1%
1960	Ochsner et al.	875	350 =40%	525 =60%	169 =32%	28 =17%	356 =68%	56 =16%					15%	
1960	Taylor	4 054	3376 =83%				678	14%	55%	40%	33%	30%	28%	
1960	Thompson			399	91 =23%		308 =77%	6%			35%			
1961	Geisler	638	333 =53%	305 =47%	111 =36%		194 =64%							5—8%
1961	Gerrits	927	385 =42%	542 =58%	163 =30%		379 =70%						28%	8,6%
1961	Kiriluk	427	312 =73%	115 =27%	42 =37%	3 =7%	73 =63%	22 =30%						
1962	Adelberger u. Wörn			1570	619 =39%		951 =61%	15%	44,5%	34%	31%	29%	28%	
1962	Arold u. Stiller	743	329 =44%	414 =57%	174 =42%		240 =58%						66= 28%	8,9%
1962	Christiansen u. Smith	462	136 =29%	326 =71%	195 =60%	15%	131 =40%	17%					13,1%	
1962	Glum	1 496	753 =50%	743 =50%	297 =40%		446 =60%						69= 16%	4,6%

Tabelle 20 (Fortsetzung)

Jahr	Autor	Fallzahl (=100%)	Klin. inop.	Thorako-tomie =100%	Inoperabel	Mortalität Probe-thorako-tomie	Reseziert	Mortalität	Überlebend (Jahre)					Von Gesamtzahl der Krebspat. %
									1	2	3	4	5	
1962	Jenny u. Salzer	3 116	1434 =46%	1682 =54%	655 =39%		1027 =61%	160 =16%	63%	43%	29%	26%	24%	
1962	Personne			164	22 =13%		142 =87%	19 =13%				41= 21%		
1962	Young et al.	1 011	742 =73%	269 =27%	130 =48%		139 =52%							
1963	Barrett et al.	1 312	488 =37%	824 =63%	432 =52%	4%	392 =48%	7%					69= 27% bis 25%	5,3%
1963	Kern u. Richter	618	395 =64%	223 =36%	63 =28%		160 =72%							~5%
1964	Schröder	908	567 =62%	341 =38%	133 =39%		203 =61%	13%	70%	47%	37%	33%	30%	
1964	Senn	292	188 =64%	104 =36%	27 =26%		77 =74%							
1964	Sperling	191	75 =39%	116 =61%	16 =14%		100 =86%	21%						
1964	Svane et al.	156	25 =16%	131 =84%	33 =25%		98 =75%	16%					29= 30%	18,6%
1964	Smith			302	14 =5%		288 =95%	9%					21%	
1965	Belcher u. Anderson			1134	238 =21%	9 =4%	896 =79%	91 =10%					26%	
1965	Rienhoff et al.						199						20%	
30 Autoren Thorakotomiegruppe (9 Autoren)		30 066	50%	50% 5424										
Beide Gruppen (39 Autoren) Resektionsgruppe (6 Autoren)		35 490			37%		63% 2279							
Insgesamt bei 45 Autoren		37 769							58%	40%	29%	25%	24%	etwa 7%

ten Patienten nach, ergibt sich, daß diese größtenteils in der direkten Invasion des Mediastinums bzw. im mediastinalen Lymphknotenbefall bestehen (JENNY u. BUCHBERGER 82 %; REYNDERS 86 %; HINSON 58 %; MAISIN et al. 72 %; REINGOLD et al. 93 %).

Sicher ist es ärztliche Aufgabe, durch immer exaktere Indikationsstellung dem Einzelschicksal des Patienten gerechter zu werden. Aktivität ohne ausreichende Erfolgswahrscheinlichkeit ist auch bei sonst sicher tödlich verlaufenden Krankheiten nicht gestattet. Für das Bronchialcarcinom gilt dies in zweifacher Weise. Einmal vermögen nichtkurative *Palliativresektionen das Leben nicht zu verlängern,* wie KIRKLIN et al. schon früher feststellten. JENNY u. BUCHBERGER fanden nach bloßer Probethorakotomie die gleiche Überlebenszeit wie CHAMBERLAIN nach Palliativresektionen, sie lehnen deshalb die grundsätzliche Befürwortung solcher Eingriffe ab, zumal deren Mortalität wesentlich höher sei als die in der kurativen Gruppe (BARRETT et al.; CLELAND; SMITH; VERSTEEGH u. SWIERENGA). Oft wird als zweite Begründung für die Anzeigestellung zu nichtkurativen Resektionen angegeben, daß die verbleibende Lebenszeit dadurch erträglicher gestaltet würde. In der Regel können damit nur solche Symptome gemindert werden, die aus der bronchialen Obstruktion entstehen. Hier fordert die radiologisch-interne Therapie wohl mit Recht ihre Beachtung, und man wird wohl höchstens noch in unstillbaren Blutungen eine Anzeige zur Palliativresektion erblicken können.

Die Probethorakotomie engt nicht nur die Aussichten sowohl der symptomatischen als auch der höher dosierten palliativen Strahlenbehandlung wesentlich ein, weshalb VIETEN vor unnötigen chirurgischen Interventionen ausdrücklich warnt. Neben ihrer nicht unwesentlichen Mortalität mit Spitzenwerten von 15 % (CHRISTIANSEN u. SMITH) und 17 % (OCHSNER) darf weiterhin nicht verkannt werden, daß sie sicher die bestehende Lebenserwartung verkürzt (BISHOP). Die immer wieder angeführten Feststellungen von GUNN u. ROSS mit einer längeren Überlebenszeit von 8 Monaten nach chirurgischer Exploration und von $7^{1}/_{2}$ Monaten ohne diese (ADELBERGER u. WÖRN) werden falsch interpretiert, wenn man berücksichtigt, daß die Thorakotomien sicher bei solchen Patienten vorgenommen wurden, die im Hinblick auf allgemeinen Zustand, Funktion und Tumorausdehnung wesentlich günstiger lagen als diejenigen der primär als inoperabel angesehenen Gruppe.

REYNDERS errechnet übrigens in einer Sammelstatistik von 1064 Probethorakotomien bei Vorliegen eines Bronchuscarcinoms eine Operationsmortalität von 12 %.

Da, wie bereits belegt, die Danielssche Methode keine entscheidende Änderung herbeiführen konnte, verdiente die mediastinoskopische Biopsie hier besonderes Interesse.

2. Über die Anatomie des thorakalen Lymphsystems und seine Bedeutung für die operative Behandlung des Bronchialcarcinoms

Anatomische Besonderheiten führten nicht nur bei der supraclaviculären Lymphknotenbiopsie zu den bekannten Schwierigkeiten in bezug auf die Seitenwahl des Eingriffs. Mehr noch ergab sich bei gleicher Lappenlokalisation des Tumors bei linksseitigen Veränderungen eine schlechtere Prognose als bei rechts lokalisierten, insbesondere aber der Unterlappen (BARRET et al.; BIGNALL u. MOON; BORRIE; FREY u.

LÜDEKE; NOHL; OCHSNER). Die gegenteiligen Feststellungen von ADELBERGER und WÖRN sind bei genauer Analyse ihrer Spätergebnisse u. E. nicht begründet.

Eine zusammengefaßte Übersicht über die *Anatomie der Lymphwege* ist zur Beurteilung dieser Fragen unerläßlich. Aus der frühen anatomischen Forschung (PECQUET, RUDBECK; HUNTER; CRUIKSHANK; MASCAGNI; SAPPEY) ist für unsere Fragestellung festzuhalten, daß die *gekreuzte Lymphbahn* von Lymphknoten am linken Hauptbronchus zur rechten paratrachealen Lymphknotenkette schon seit MAS-CAGNI (1787) bekannt war.

Weitere anatomische und klinische Untersuchungen sind in Deutschland vor allem an die Namen BARTELS, BEITZKE, BENNECKE, GHON, MOST und SUKIENNIKOW ge-knüpft, in Frankreich an BARETY und TROISIER. Sie ergaben weitere Aufschlüsse über Lage und Beziehung der Lymphknoten und ihre Bedeutung vor allem für die Tuber-kulose. Bei den Studien über Lymphabflußwege zur Lungenwurzel und zur Thorax-wand machte St. ENGEL relativ spät (1926) auf die Bedeutung der nach ihm genann-ten Lymphknoten am Ductus arteriosus aufmerksam. STEINERT (1928) beschrieb Ver-bindungen von der rechten zur linken paratrachealen Lymphknotenreihe.

ROUVIÈRE faßte später (1932) die bis dahin bekannten Ergebnisse sowie eigene Untersuchungen zusammen und stellte die Lagebeziehungen nicht nur zu den Lungen-lappen, sondern auch zu Abschnitten von ihnen dar. Am bedeutsamsten erscheinen seine Ergebnisse, daß *nicht nur der linke Unterlappen, sondern Teile auch des linken Oberlappens ihre Lymphe nach rechts abgeben,* und seine kategorische Feststellung, daß die Lymphknoten in der Bifurkation immer und allein Verbindungen zu den Knoten der rechten paratrachealen Kette aufweisen.

Seine Folgerungen blieben wie die späteren Übersichten von HELLMAN, v. HAYEK, LINK u. STRNAD, MÜLLY, RUSZNYAK u. a. unvollständig, so lange nicht Beziehungen zur Segmentanatomie erkannt werden konnten oder wurden. Nachdem WARREN u. DRINKER in Tierversuchen und WEINBERG nach postoperativen Todesfällen (Darstel-lung der Lymphwege durch Farbstoffinjektion in die verschiedenen Lungenlappen während der Operation) die Kreuzung des Lymphstromes von links nach rechts bestätigt hatten, ergaben sich weitere Anregungen von klinischer operativer Seite, indem die Ausbreitung maligner Lungenprozesse eingehender untersucht wurde (McCORT u. ROBBINS; BORRIE; NOHL).

CORDIER u. Mitarb. ergänzten die früheren Befunde ihres Lehrers ROUVIÈRE, indem sie ihre Untersuchungen von den einzelnen Segmenten und Segmentgruppen der Lungenlappen aus begannen. Auf diese Ergebnisse soll später noch eingegangen werden. Für die Möglichkeiten der Mediastinalbiopsie sind folgende Verhältnisse wichtig (v. HAYEK) (Abb. 1):

Die einzelnen *Lymphknotengruppen* können wie folgt unterschieden werden:

1. Lymphknoten sind in der Regel erst am Ursprung der Segmentbronchien nach-weisbar. Zusammen mit solchen den Lappenbronchien benachbarten Knoten werden sie als *Lymphoglandulae bronchopulmonales* bezeichnet. Sie stellen die erste Filter-station infektiöser und maligner Prozesse (regionäre Lymphnoten) dar, sie inter-essieren mehr theoretisch im Hinblick auf die tributären Bezirke innerhalb der Lun-genlappen. Der Mediastinalexploration sind sie nicht zugänglich.

2. Die nächst höheren Lymphknoten finden sich an drei Stellen:
Im Bifurkationswinkel zwischen beiden Hauptbronchien
   = lymphoglandulae bifurcationis,

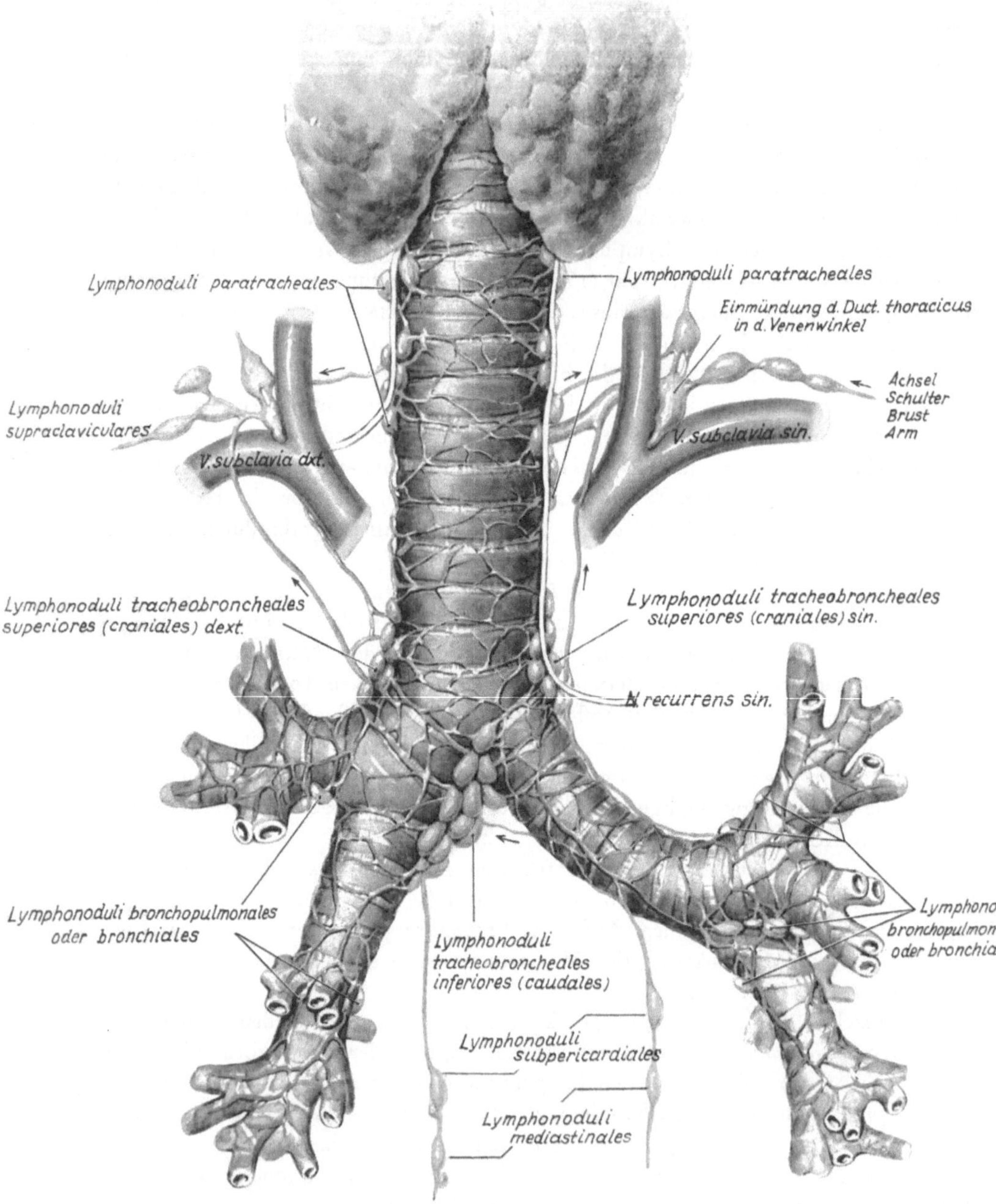

Abb. 1. Lymphknoten und -gefäße im Bereich des Tracheobronchialbaumes (nach LINK u. STRNAD)

im stumpfen Winkel zwischen Trachea und den Hauptbronchien

= lymphoglandulae tracheobronchiales,

höher beiderseits der Luftröhre

= lymphoglandulae (para)tracheales.

Alle diese Gruppen sind bei der Mediastinoskopie darstellbar. Teilweise sind sie ebenfalls noch als regionäre Lymphknoten im strengen Sinne anzusehen, so die unteren tracheobronchialen Lymphknoten unterhalb einer membrana bronchopericardiaca, und einzelne Bifurkationslymphknoten. Deren Mehrzahl aber sowie die oberen tracheobronchialen und die paratrachealen Filter sind bereits mindestens *Lymphknotenstationen II. Ordnung,* wobei einzelne Lymphknoten je nach Lage für einen Lungenabschnitt noch streng regionäre, für andere schon die nachgeordnete Stelle bedeuten können.

Der *Lymphabfluß* der Lunge passiert in manchen Fällen Lymphknoten des Ligamentum pulmonale sowie des paraoesophagealen und -aortalen Gebiets. BEITZKE, CARE, FRANKE, MEYER, DE SOUSA wiesen nach, daß sogar Verbindungen besonders der Unterlappen zu abdominalen Lymphknoten bestehen.

Hauptsächlich strebt der Lymphstrom aber zur oberen Thoraxapertur (v. HAYEK), und zwar auf zwei Wegen:

1. In geringerem Maße über den Truncus lymphaceus bronchomediastinalis anterior. Dieser verläuft zunächst vor den großen Gefäßen und ist bis in Aortenhöhe der operativen Exploration und Ausräumung bei der Thorakotomie, oberhalb davon erst im Paratrachealbereich der mediastinalen Endoskopie zugänglich.

2. Hauptsächlich wird der Truncus bronchomediastinalis posterior benutzt. Dieser liegt parabronchial und -tracheal mit den vorgenannten Stationen II. Ordnung im Untersuchungsbereich der Mediastinoskopie.

Subpleurale (oberflächliche) Lymphbahnen (OTTAVIANI) sollen nach MÜLLY direkt ins Mediastinum verlaufen, nach SIMER erst über die Wurzelknoten der Interlobien dieses erreichen (bestätigt durch CORDIER u. Mitarb.). BURKE, MOST sowie MAGARI fanden Verbindungen auch zu Lymphknoten der Intercostalräume paravertebral und -sternal.

3. Bisherige Untersuchungsmöglichkeiten zur Feststellung der Mediastinalbeteiligung beim Bronchuscarcinom

Nach MÜLLY bricht das Bronchialcarcinom häufiger in die Lungenvene als in die Arterie ein und setzt hämatogene Fernmetastasen nach dem sogenannten Pulmonalistyp (WALTHER), wie sich an einer Sammelstatistik über die Organverteilung der Fernmetastasen erkennen läßt. Sicher wird ein nicht geringer Teil der Geschwülste über die Bronchialarterien versorgt (DELARUE u. Mitarb.). Dementsprechend sind in Operationspräparaten Gefäßeinbrüche in unterschiedlicher Häufigkeit nachweisbar (HINSON 33%; GAGNON u. MACKY etwa 50%; PRYCE u. WALTER 43,2% Arterien-, 40% Venenbefall; BURFORD 8%; LANGSTON in 14 von 15 Präparaten). BELL u. Mitarb. schicken deshalb in zweifelhaften Fällen zur Feststellung von etwaigen Fernmetastasen der Thorakotomie eine Laparotomie von einem kleinen oberen Mittelschnitt voraus; sie konnten auf diese Weise bei einem Fünftel der Fälle von der bei negativem Befund sofort anzuschließenden Thorakotomie absehen, da bereits Absiedlungen in der Bauchhöhle nachweisbar waren. Die Prognose wird durch solche meist zum Zeitpunkt der Operation okkulte Fernmetastasen zu einem wesentlichen Teil bestimmt, sie verlangen eine besonders sorgfältige klinische Untersuchung und können nicht Gegenstand dieser Studie sein.

Mediastinalen Tumoreinbrüchen und Absiedlungen gilt seit etwa zwei Jahrzehnten im Hinblick auf die erweiterten aktiven Behandlungsmöglichkeiten besonderes Interesse. Sie sind bei der klinischen Untersuchung nicht ohne weiteres zu erkennen. Wichtige Hinweissymptome wie obere Einflußstauungen und stridoröse Atmung beschränken sich auf Spätfälle. Dies scheint auch für die Erhöhung des Venendrucks bei blutiger Messung nach MORITZ und TABORA am Arm zu gelten, die für die präoperative Routinebeurteilung keine Bedeutung erlangt hat (FREY u. LÜDEKE).

a) Röntgenologische Methoden

Bei der präoperativen Beurteilung wurde naturgemäß auf die röntgenologischen Untersuchungsmethoden am meisten Wert gelegt. Ihnen haftet, wie aus zahlreichen Übersichten (BACHMANN; EICHHORN u. BOHNDORF; HAENISCH; McCORT u. ROBBINS; ROSSETTI; STRNAD) hervorgeht, eine große Unsicherheit an, da die mediastinalen Vorgänge wesentlich vielgestaltiger sind, als die röntgenologische Symptomatologie dies sein kann (DAHM). Darauf ist insbesondere für alle Verfahren hinzuweisen, die lediglich eine Vergrößerung mediastinaler Lymphknotengruppen darstellen lassen, da diese sowohl neoplastischer als auch entzündlich-reaktiver Natur sein kann. Besonders gilt dies für einfache Ausmessungen der Hilusbreite an Übersichtsaufnahmen, wie RIGLER u. Mitarb. sie empfohlen haben, aber ebenfalls für die Tomographie (BRAUER u. FICKE; EICHHORN u. BOHNDORF; FRIMAN-DAHL; JENNY-STANGL; DI MATTEO u. BELTRAMI; OTTEN), Schrägtomographien (FREY) und Horizontalplanigraphie (GEBAUER; GEBAUER u. SCHANEN; FORSTER et al.; VAUCHER).

Röntgenologisch erkennbare Auswirkungen neoplastischer Vorgänge auf benachbarte Organe sind schon als bedeutsamer anzusehen. Für sie muß im Prinzip aber die Einschränkung bedacht werden, die FLEISCHNER u. SACHSE (auch MIDDLEMASS) für die Oesophagographie gemacht haben, daß nämlich Impressionen oder andere Erscheinungen nur gefunden werden, wenn durch die maligne Umwandlung die Lymphknoten genügend vergrößert sind.

Auch für alle Methoden, die sich weitere prognostische Aufschlüsse aus dem Nachweis gestörter Bewegungsvorgänge erhoffen, ist zutreffend, daß ihr positiver Ausfall oft mit der Tumorausbreitung korrespondiert, negative Befunde eine Inoperabilität des Bronchialtumors aber nicht ausschließen (Veratmungsoesophagographie nach BRÜCKNER u. SCHOENHEINZ, Veratmungsbronchogramm nach LIEBSCHNER u. VIETEN, Veratmungstomogramm der Bifurkation nach BIRZLE).

Besondere Bedeutung hat die *Oesophaguskymographie* in den letzten Jahren für die präoperative Abklärung gewonnen (CASPER u. KRAUS; EICHHORN; STRNAD; KRAUS). Eine umschriebene Hemmung der Pulsationsübertragung vom Herzen aus soll nur bei maligner Absiedlung im mediastinalen, paraaortalen und vor allem im Bifurkationslymphknoten, nie aber bei Lymphknotenvergrößerungen gutartiger Natur gefunden werden, daß also nicht nur die Lymphknotenveränderung selbst, sondern mit dem neoplastischen Prozeß einhergehende Veränderungen des perioesophagealen Bindegewebes die eigentliche Vorbedingung darstellen. KRAUS ist jedoch nach seinen Untersuchungen der Meinung, daß nicht diese ursprünglich von STRNAD angenommene carcinomatöse Lymphangiosis dieses perioesophagealen Bindegewebes, sondern eine „karzinomatöse Neuropathie" der entsprechenden Spinalganglien eine vielleicht segmentale Beeinflussung von den Spinalnerven aus hervorrufen würde. Wieweit Nachuntersuchungen und experimentelle Überprüfungen dies bestätigen können, muß abgewartet werden.

Wir haben die Brauchbarkeit gerade dieser Methode einer vergleichenden Untersuchung unterzogen und müssen feststellen, daß die für die im vorigen Abschnitt genannten Untersuchungen gemachte Einschränkung über deren Aussagewert auch für die Oesophaguskymographie zutrifft, wie 30 Untersuchungen bei mediastinalbioptisch gesicherten Metastasierungen ergaben. Ebenfalls werden *szintigraphische* Nachweise höchstens bei ausgedehnten, schon tumorösen Mediastinalmetastasierungen möglich sein; für die klinisch bedeutsamen Metastasierungsstadien ergibt sich aus der Auflösungsgrenze des Kollimators und der Größe und dem Abstand der Lymphknotenabsiedlungen wenigstens zur Zeit kaum eine diagnostische Verwertbarkeit (SINNER).

Nachdem die *Kontrastdarstellungen der Gefäße* große Bedeutung in der Diagnostik der angeborenen und erworbenen Kardio- und Angiopathien gewonnen hatten, lag es nahe, diese Methoden in vielfach abgewandelter Form auch zur präoperativen Einschätzung der Ausbreitung des Bronchialcarcinoms zu nutzen. Dies geschieht an manchen Stellen in Form der Phlebographie (LINDBLOM; GVOZDANOVIC u. OBERHOFER; GOLDSTEIN u. DUMONT). Nach FISCHER lassen sich schon Kompressionen der Venenstämme erkennen, wenn klinisch noch keine Zeichen einer Einflußstauung erkennbar seien. Auch KRALL u. Mitarb. betonen deren Wert. Neben der differentialdiagnostischen Bedeutung angiokardiographischer Untersuchungen (ABBOTT et al.; AMUNDSEN u. SØRENSEN; BATTEZZATI et al.; BAYER et al.; CASTANO; ECOIFFIER u. CASTANO; LÖFFLER; STEINBERG; THOYER-ROZAT u. PIEQUET) sehen HOFFHEINZ, ISRAEL et al., LYONS, MARYAMA et al. sowie SANTY einen besonderen Wert dieser Kontrastmethode gerade für die Operabilitätsbeurteilung bei malignen Bronchialerkrankungen. SANDERS u. Mitarb. stellen genaue diagnostische Kriterien in dieser Hinsicht dar; aus der vorgelegten Statistik gehen aber doch erheblich Divergenzen zum chirurgischen Befund hervor, wie dies stärker noch in den Ergebnissen von DOTTER u. Mitarb. sowie STEINBERG u. DOTTER deutlich wird. STILLER erkennt diesen Maßnahmen deshalb in seinem ausführlichen Bericht nur begrenzten Wert zu. SCHOENMACKERS u. VIETEN hatten vorher bereits in postmortalen angiographischen Untersuchungen gefunden, daß die bei Gefäßfüllungen feststellbaren morphologischen Abweichungen der Lungenstrombahn bei Silikose, Tuberkulose und Bronchialcarcinom weitgehend übereinstimmen. Auch KEIL u. Mitarb. betonen, daß rein entzündliche Prozesse gleiche Befunde wie Neoplasmen hervorrufen können. Die selektive Lungenangiographie (BOLT, FORSSMANN u. RINK; RINK; SEMISCH) hat allenfalls für die Diagnostik (GRILL), weniger für prognostische Urteile Beachtung gefunden.

Da verschiedenartige Erkrankungen gleiche Gefäßveränderungen hervorrufen können, werden auch die *transossalen Venographien,* insbesondere auch die sogenannte *Azygographie,* zwar wichtige Hinweise bei ausgedehnten Befunden, kaum aber die Frühstadien der mediastinalen Absiedlungen erkennen lassen (ANACKER; BATSON; CARON u. BONTE; GOLDSTEIN u. DUMONT; LOW et al.; MARCOZZI et al.; SKINNER et al.; SÜSSE).

MISKOVITS u. SZÜCS wiesen im übrigen auch mit dieser Methode bei fünf von 112 untersuchten Fällen eine Ausbreitung von im linken Unterlappen lokalisierten Carcinomen zur rechtsseitigen paratrachealen Lymphknotenkette nach.

Eigene Erfahrungen liegen mit diesen Methoden nicht vor, ebensowenig wie für die in letzter Zeit entwickelte *Lymphographie,* über die RÜTTIMANN u. DEL BUONO kürzlich zusammenfassend berichtet haben. Für die mediastinale Lymphknotendiagnostik haben sich bisher keine Folgerungen ergeben, abgesehen von Studien über Verlauf und Abweichungen bzw. pathologische Veränderungen des Ductus thoracicus selbst (WEISSLEDER). So zeigen WELLAUER u. Mitarb. zwar die Folgerungen für zahlreiche Organblastome und ihre röntgenologische Einordnung innerhalb des TNM-Systems auf, die intrathorakalen Organe sind jedoch nicht mit aufgeführt. Eine wichtige Einschränkung ergibt sich nach KAINDL daraus, daß Metastasen frühestens dann nachweisbar werden, wenn sie die Größe eines Lymphfollikels erreicht haben. Bei vergleichenden Studien lasse die Lymphographie an Extremitäten erkennen, daß nur ein kleiner Teil der klinisch oft als ausgedehnte Tumoren imponierenden Lymphknoten erfaßt werde. Auch andere vergleichende Untersuchungen zwischen radiologischem Befund und pathologisch-anatomischem Substrat zeigen nach VON KEISER u. FRISCHBIER, FUCHS sowie PEREZ-TAMAYO u. Mitarb., daß Füllungsdefekte auch nicht-malignen Ursprungs sein können. KENDALL et al. fanden nur in 26 von 36 positiv befundeten Lymphknoten umgekehrt auch tatsächlich Metastasen, ebenso ein entgegengesetztes Verhalten in einem Fall. ABBES und MARTIN konnten gleichfalls nur in 70 % der Untersuchungen übereinstimmende Ergebnisse verzeichnen. Ähnlich günstige Befunde, wie sie von YANNOULIS u. SFOUGARIS bei Bronchialcarcinomen berichtet werden, finden sich sonst in der Literatur nicht, auch dürften methodische Schwierigkeiten bestehen (Kontrastmittelapplikation supraclaviculär in den Ductus thoracicus selbst).

Mit *negativen Kontrastmethoden* hatte LENK schon sehr früh versucht, durch Anlage eines intrapleuralen Pneumothorax maligne Lungen- und Mediastinalprozesse voneinander abzugrenzen. Größere Bedeutung gewann für die prognostische Beurteilung des Bronchialcarcinoms erst die von CONDORELLI entwickelte *Gasinsufflation* in das vordere und hintere Mediastinum, worüber COCCHI mit allen technischen Variationen berichtet hat. Zweifelsohne liegt ein gewisser Vorteil in der besseren Differenzierungsmöglichkeit der verschiedenen mediastinalen Gebilde, insbesondere der Thymusgeschwülste (BARIÉTY u. COURY), sowie pathologischer Gefäßveränderungen (BARIÉTY et al.; ISARD et al.; ROSENSHTRAUKH; PANHORST). Nach BALMES und Mitarbeitern lassen sich im Pneumomediastinum die verschiedenen Lymphknoten unterscheiden und ebenso die sogenannten juxtahilären von juxtamediastinalen Carcinomen; auch erleichtere die Methode die Abtrennung der Geschwülste von Gefäßschatten, Aneurysmen und Cysten. Darüber hinaus sei die Ausdehnung der Bronchialgeschwulst zu beurteilen im Hinblick auf den direkten Befall des Mittelfellraums. Eine Operabilität halten die Autoren für gesichert bei freier mediastinaler Pleura und bei Diffusion des Gases in das gesamte Mediastinum, ohne daß Lymphknoten dabei dargestellt werden. Zu den zweifelhaften Befunden rechnen sie unvollständige Füllungen, Adhärenzen der mediastinalen Pleura sowie ausgedehnte Lymphknoten- oder Tumorschatten latero-, prae- und retrotracheal sowie Geschwulstadhärenzen mit Deformierung der großen Gefäße, Perikard- oder Oesophagusinfiltration. LISSNER wertet die Methode nach seinen Erfahrungen als unsicher in ihren Ergebnissen, sie erbringe ebenfalls keine histologischen Nachweise. Nach MOSETITSCH ist auf keinen Fall aus dem Nachweis einer Lymphknotenvergrößerung ein Rückschluß auf maligne Veränderungen erlaubt. BARIÉTY u. Mitarb. fanden nur in zwei Drittel von 188 Fällen eine Übereinstimmung mit dem Befund bei Thoraxeröffnung. Während BENDANDI, BOGSCH, LEVINA-GUREVICH und ZIERHUT sich ohne eigene vergleichende Untersuchungen zustimmend äußern und BERNE u. Mitarb. sowie IKINS et al. die Gasinsufflation als Ergänzung der Scalenuslymphknotenbiopsie mittels paratracheal eingelegter Katheter vorschlagen, ergibt sie nach SIMECEK u. HOLUB wichtige lokalisatorische Hinweise für transbronchiale und -tracheale Punktionsbiopsien und ermöglicht dadurch doch den Nachweis der Lymphknotenmetastasierung durch die gezieltere Gewinnung von Gewebsmaterial.

Auch die von REHN (1931) zunächst zur Mittelfellversteifung gedachte Mediastinographie durch Kontrastmittelinstillation soll nach BERMAN u. Mitarb. prognostische Schlüsse erlauben, ohne daß vergleichende Untersuchungsergebnisse vorgelegt werden.

Zusammenfassend ist allen röntgenologischen, ihrer Natur nach indirekten Methoden gemeinsam, daß sie mit einer unterschiedlich hohen statistischen Wahrscheinlichkeit und meist bei ausgedehnten Befunden Rückschlüsse gestatten, wogegen ihre Leistungsfähigkeit bei minimalen Metastasierungsvorgängen sehr gering, sofern überhaupt vorhanden, ist.

b) Endoskopische Methoden

Der *Tracheobronchoskopie* obliegt nicht nur die genaue Tumorlokalisation im Hinblick auf Möglichkeit und notwendiges Ausmaß des lungenverkleinernden Eingriffs. Gleich wichtig ist die Beurteilung der Bronchialschleimhaut und die Differenzierung entzündlicher Begleitveränderungen von Zeichen der malignen Lymphangiose. Minimalmetastasierungen entgehen der optischen Betrachtung, weshalb uns die von mir vorgeschlagene Schleimhautbiopsie im Gesunden (MAASSEN) manchmal gute Dienste leistet. Je nach Lokalisation ergibt sich die Notwendigkeit, zentraler als zunächst ersichtlich die Lunge abzusetzen, oft auch die Vergeblichkeit operativen Handelns. RABIN u. Mitarb. hatten bei ähnlichem Vorgehen in etwa einem Fünftel der Untersuchungen auf diese Weise eine maligne Ausbreitung nachweisen können. VERSTEEGH u. SWIERENGA in 25 von 150 Untersuchungen. COTTON fordert aus den Befunden an Resektionspräparaten, daß die Absetzung der Lunge etwa 2 cm proximal vom endoskopisch erkennbaren Sitz des Tumors erfolgen müsse.

Handelt es sich hier noch um histologische verifizierbare Vorgänge, kann Gleiches nicht von anderen endoskopischen Zeichen gesagt werden (GLUM), die nur indirekt auf extramurale Prozesse schließen lassen können. *Vorwölbung und Deformierung der Trachealbifurkation* (HUECK) sind manchmal schwer abzugrenzen gegen einfache Carinaverbreiterungen, wie sie verziehungsbedingt vor allen Dingen bei linksseitiger Oberlappenatelektase entstehen können. *Beweglichkeitsveränderungen* in diesem Bereich können im übrigen nicht nur durch die Geschwulst und ihre Absiedlungen bedingt sein, sondern auch durch Vorhandensein oder Fehlen von Brustfellverwachsungen (STEINMANN). Der Hinweis von HUZLY ist allerdings nicht unbeachtet zu lassen, daß Impressionen, Faltenverwerfungen und -abbrüche in der Regel durch Lymphknotenmetastasen bedingt sind; ihr Nachweis am Zwischenbronchus sagt naturgemäß aber nichts über die Beschaffenheit der zentraler gelegenen Lymphknoten aus. Der Vorschlag von HOFFMANN u. Mitarb., der Bronchoskopie grundsätzlich eine Oesophagoskopie anzuschließen, um auf diese Weise ein Übergreifen des Tumors auf dieses Nachbarorgan auszuschließen, hat sich nicht durchgesetzt.

Die *Thorakoskopie,* oft Aufschluß über die pleurale Tumorausbreitung gebend, tritt demgegenüber vollkommen zurück, wenn es um die Beurteilung der Lymphausbreitung maligner Tumoren im Bereich der zentralen Filterstationen geht.

4. Ergebnisse der Mediastinalbiopsie bei Bronchuscarcinom

a) Art der erhobenen Befunde

Untersucht wurden möglichst alle im angegebenen Zeitraum beobachteten Patienten, soweit nicht sonstige Zeichen der Inoperabilität vorlagen. Waren Lymphknoten an anderen Körperregionen und insbesondere im supraclaviculären Bereich zu tasten, wurden diese zunächst entnommen und untersucht, nur bei negativem histologischem Befund die Indikation zur Mediastinoskopie gestellt. Untersuchungen beim Vorliegen einer Recurrens- oder Phrenicusparese erfolgten nur dann, wenn die neoplastische Natur der Krankheit anders nicht zu sichern war (fünf Fälle). Grundsätzlich wurde das entnommene Material vom Beginn der Untersuchungen an nach seiner Lokalisation unterschieden. Endoskopisch und bei der histologischen Untersuchung ergaben sich folgende Befunde:

1. Die Lymphknoten sind vergrößert, oft verhärtet und adhärent. Meist ist bei der feingeweblichen Untersuchung das Lymphknotengewebe nur noch in Resten nachweisbar und sonst völlig ersetzt durch malignes Gewebe.

2. Die Lymphknoten sind vergrößert, sonst aber unauffällig, die Struktur ist erhalten, aber eine Durchsetzung mit Nestern und Strängen des Carcinoms zu erkennen.

3. Isoliert und ohne Zusammenhang mit dem Primärtumor ist Geschwulstgewebe zu palpieren und freizulegen, ohne daß histologische Hinweise auf früher dort vorhandene Lymphknoten noch zu gewinnen sind.

Diese Veränderungen können homo-, kontra- und bilateral angetroffen werden.

4. Palpatorisch (vor allem bei Oberlappengeschwülsten) bestehen deutlich Adhärenzen der Geschwulst seitlich im Bereich der Pleurablätter, ohne daß invasives Wachstum nachweisbar und eine Gewebsentnahme möglich ist. Wieweit in Anlehnung an die Verhältnisse bei der röntgenologischen Untersuchung mittels Pneumomediastinum hier eine Operabilität überhaupt noch gegeben ist, konnte bisher noch nicht überprüft werden.

5. Mit manchmal größeren technischen Schwierigkeiten ist es möglich, in den Mittelfellraum bereits eingebrochenes Tumorgewebe freizulegen, auch dieses zu entnehmen.

6. Die an verschiedenen Stellen und oft recht großen entnommenen Lymphknoten sind frei von Geschwulstabsiedlungen, sie zeigen lediglich unterschiedlich ausgeprägte reaktive Veränderungen. In wenigen Fällen sind auch mediastinoskopisch keine Lymphknoten darstellbar.

b) Darstellung der ermittelten Ergebnisse in Abhängigkeit von Lage, Entwicklungsstadium, Geschwulsttyp und Lappenlokalisation des Primärtumors

Über die Ergebnisse der Mediastinoskopie bei 675 Patienten mit gesichertem oder wahrscheinlichem Bronchialcarcinom unterrichtet die Tab. 21. Aus den differential-diagnostischen Untersuchungsgruppen wurden nur solche Befunde übertragen, die röntgenologisch operablen Tumorformen entsprachen (25 von 75 Pat.). Die Stadien-aufteilung erfolgte nach den Einteilungsrichtlinien der Deutschen Röntgengesellschaft, eine Korrektur wurde nach dem mediastinoskopischem Ergebnis nicht vorgenommen.

Tabelle 21

	Gesamtzahl	Mediastinalbiopsie positiv	negativ
Zentrale Bronchialcarcinome	303	128 = 42%	175
Stadium I	20	5	15
45% II	185	67 = 36%	118
III	98	56 = 57%	42
Periphere Bronchialcarcinome	372	108 = 29%	264
Stadium I	138	31 = 22%	107
55% II	180	44 = 24%	136
III	54	33 = 61%	21
Zentrale und periphere Bronchialcarcinome	675	236 = 35%	439

Die tabellarische Übersicht zeigt, daß bei *routinemäßiger Anwendung die Carlenssche Biopsie wesentlich häufiger als alle bisher genannten bioptischen Methoden die Lymphausbreitung maligner Bronchialtumoren nachweisen läßt.* Besonders beachtenswert ist dabei, daß im Untersuchungsgut die Frühstadien überwogen, ebenso der Anteil der peripheren Tumoren höher lag als derjenige der zentralen Geschwülste. Die mediastinoskopischen Ergebnisse können deshalb als *besonders repräsentativ* angesehen werden, da in sonstigen Aufstellungen dies meist umgekehrt ist (zentrale Tumoren bei DENK 65%, JENNY u. BUCHBERGER 65%, ADELBERGER u. WÖRN 63% sichtbare Tumoren, REUSCH u. BAUER 55%, OCHSNER 70%).

Die bisher ermittelten Ergebnisse bei Tumoren der Stadien I und II sowie III seien noch besonders betrachtet:

Tabelle 22. *Ergebnisse der Mediastinalbiopsie bei Bronchialcarcinomen der Stadien I/II sowie III*

	Gesamtzahl	positiv	negativ
Zentrale Tumoren Stadium I/II . . .	205	72 = 35%	133
Periphere Tumoren Stadium I/II . .	318	75 = 24%	243
Alle Tumoren Stadium I/II	523	147 = 28%	376
Alle Tumoren Stadium III	152	89 = 59%	63
	675	236 = 35%	439

Die doppelseitige Untersuchungsmöglichkeit gestattete die genaue *Lokalisation* der metastatischen oder direkt invasiven Prozesse; in Beziehung auf den Ausgangs-punkt ergaben sich folgende Verhältnisse (236 Fälle):

Tabelle 23. *Lagebeziehung der positiven Mediastinalbiopsien zur Lokalisation des Primärtumors*

Direkter Tumoreinbruch	15	$\Big\}139 = 59^0/_0$
Homolaterale Lymphknotenmetastasen	124	
Kontralaterale Lymphknotenmetasten	17	$\Big\}\ 45 = 19^0/_0$
Doppelseitige Lymphknotenmetastasen	28	
Metastasen im Bifurkationslymphknoten . . .	52	$= 22^0/_0$

Von besonderem Interesse sind die *doppel- und gegenseitigen Absiedlungen,* die in einem Fünftel der Untersuchungen angetroffen wurden, und die deutliche Beteiligung der Bifurkationslymphknoten im Hinblick auf deren enge Verbindung zur rechtsseitigen tracheobronchialen Lymphknotengruppe.

Wie ich 1965 in Porto zeigen konnte, besteht eine Abhängigkeit zwischen der Zahl der je Untersuchung vorgenommenen Excisionen aus den verschiedenen Lymphknotenstationen und der Nachweisquote der stattgehabten Metastasierung. Im eigenen Untersuchungsgut, in dem darauf besonders geachtet wurde, waren so bei 275 untersuchten Patienten mit Bronchialcarcinom *kontra- und bilaterale Metastasen sogar in 31 %/₀ (!) der positiven Biopsien* festzustellen (dabei in den Bifurkationslymphknoten 25 %/₀, homolateral 44 %/₀).

Teilt man nun die positiven und negativen Biopsien auf die einzelnen *Geschwulsttypen* auf, wobei zum besseren Vergleich nur die differenzierten und undifferenzierten Formen unterschieden wurden, zeigte sich erwartungsgemäß zwar eine deutlich stärkere Metastasierungsneigung bei den undifferenzierten Geschwülsten, ohne daß die Ergebnisse bei der anderen Gruppe aber in einen Bereich abgesunken wären, der eine routinemäßige Anwendung nicht mehr gestatten würde.

Tabelle 24 a. *Häufigkeit der Metastasennachweise, bezogen auf Geschwulsttyp*

	Zahl	Biopsie positiv	Biopsie negativ
Differenzierte Bronchialcarcinome	439	$142 = 32^0/_0$	297
Undifferenzierte Bronchialcarcinome	154	$93 = 60^0/_0$	61
Keine Untersuchung oder Differenzierungsmöglichkeit	82	1	81

Bei der Aufteilung der positiven Mediastinalbiopsien auf die sogenannte *Verschleppungszeit,* also auf den Zeitraum zwischen Beginn der subjektiven Beschwerden bzw. Feststellung des Röntgenbefundes und der mediastinalen Untersuchung, ergaben sich folgende Feststellungen:

Tabelle 24 b. *Häufigkeit der Metastasierungsnachweise, bezogen auf die Verschleppungszeit*

Alle zentralen Tumoren	5,1 Monate
Mit positiver Mediastinalbiopsie	5,5 „
Mit negativer Mediastinalbiopsie	5,0 „
Alle peripheren Tumoren	5,7 Monate
Mit positiver Mediastinalbiopsie	4,8 „
Mit negativer Mediastinalbiopsie	6,4 „
Alle Bronchialcarcinome mit Metastasennachweis . .	5,1 Monate
Alle Bronchialcarcinome ohne Metastasennachweis .	5,7 „

Bei den Tumoren unterschiedlicher Lokalisation bestehen nur unwesentliche Verschiedenheiten in der durchschnittlichen Verschleppungszeit. Die *zentralen* Geschwülste zeigten gleichfalls keine wesentlichen Unterschiede in den Gruppen mit und ohne Nachweis von Absiedlungen. Die sekundären poststenotischen Pneumonien führen wohl in beiden zentralen Gruppen zu klinischen Erscheinungen und geben Anlaß zu gezielten diagnostischen Maßnahmen. Deutlichere Unterschiede bestehen allerdings bei den Neubildungen *peripher* im Lungenmantel, wobei überraschenderweise die *Geschwülste ohne mediastinale Metastasennachweise eine längere Verschleppungszeit aufwiesen als die mit solchen.* Diese Feststellung erlaubt wohl nur den Schluß, daß die morphologische Struktur der Neubildung die Prognose in stärkerem Maße bestimmt als die Verschleppungszeit.

Die Relationen zwischen den positiven und negativen Mediastinalbiopsien nach der *Lokalisation des Primärtumors* zeigt die Tab. 25:

Tabelle 25

| | Gesamtzahl | Mediastinalbiopsie | |
		positiv	negativ
Oberlappencarcinome	465	150 (=32%)	315
rechts	230	81 (=35%)	149
links	235	69 (=29%)	166
Unterlappencarcinome	165	63 (=38%)	102
rechts	101	42 (=42%)	59
links	64	21 (=33%)	43
Mittellappencarcinome	19	11 (=58%)	8
Zwischenbronchuscarcinome	9	4	5
Hauptbronchuscarcinome	17	8	9
rechts	7	4	3
links	10	4	6
	675	236	439
Rechtsseitige Bronchialcarcinome . . .	366	142 (=39%)	224
Linksseitige Bronchialcarcinome . . .	309	94 (=30%)	215

Obwohl die Zahl der Untersuchungen bei Bronchialcarcinom relativ groß ist, sind aus den vergleichbaren Gruppen noch keine sicheren statistischen Schlüsse möglich. Die angegebenen Vomhundertsätze sollen nur die ungefähren Relationen angeben. Daß dessen ungeachtet die Erhebungen die Verhältnisse eines klinischen Krankengutes im wesentlichen wiedergeben, läßt sich einmal aus der Übereinstimmung mit anderen Untersuchungen schließen. Aus der bisher vorliegenden Literatur sind nur die Erfahrungen von REYNDERS an der Amsterdamer Klinik verwertbar. Er fand bei gleichem routinemäßigem Vorgehen sogar in 40% von 111 zur operativen Behandlung eingewiesenen Patienten neoplastische Absiedlungen. Die Differenz zu den eigenen Ermittlungen ergibt sich wohl daraus, daß in unserem Krankengut Frühstadien vorherrschen. Ein Vergleich ist in dieser Hinsicht aber nicht möglich, da REYNDERS keine entsprechenden Angaben gemacht hat. Zum anderen bestätigen die hier vorgelegten Zahlen bisherige klinische und chirurgische Erfahrungen. So zeigt die Tab. 21, daß zwischen Carcinomen des Lungenkerns und des Lungenmantels ein deutlicher Unterschied im Hinblick auf die nachweisbare Metastasierungsquote besteht. Dies ist nicht nur deshalb zu erwarten, weil bei peripherer Lokalisation den zentralen Lymphknoten noch andere Lymphsammelstellen vorgeschaltet sind. Die nachweisbaren

Unterschiede korrespondieren gleichfalls mit den bereits zitierten Feststellungen über bessere Operabilitätsverhältnisse bei mehr peripher als mehr zentral gelegenen Tumoren. Auch LAUSTELA fand an Resektionspräparaten solche Unterschiede in der Lymphknotenbeteiligung.

Die in Tab. 24a erscheinenden Unterschiede zwischen den Befunden bei differenzierten und undifferenzierten Geschwulsttypen stehen gleichfalls in Übereinstimmung mit klinisch, röntgenologisch, chirurgisch und autoptisch gewonnenen Untersuchungsergebnissen von BORRIE, DAUMET, FROBOESE, GOLDMAN, HENNEMANN u. Mitarb., HINSON, KAHLAU, KNORR sowie STOBBE, die ebenfalls bei den letztgenannten häufiger Lymphknotenabsiedlungen fanden. Eine Ausnahme macht lediglich BIGNALL, der an 240 Resektionspräparaten solche Unterschiede nicht feststellen konnte.

Daß unterschiedliche intramediastinale Verschleppungsbefunde zwischen Tumoren der Oberlappen- und Unterlappenbronchien bestehen, ist einmal aus dem vorgeschalteten Lymphknotenfilter am Zwischenbronchus für Unterlappenprozesse in Analogie zu den Verhältnissen bei peripherer und zentraler Lokalisation zu erklären. Die recht hohen Zahlen für Geschwülste des rechten Oberlappens gegenüber links könnten die Feststellungen von BARRETT et al., BIGNALL, LINDNER, McCORT u. ROBBINS bestätigen, nach welchen maligne Tumoren dieses Bereichs besonders schnell ein inoperables Stadium erreichen. Eine sichere Aussage ist aber noch nicht möglich, da rechts der Anteil der zentralen Tumoren im Untersuchungsgut größer ist als links.

Die unterschiedlichen Zahlen (Tab. 25), die sich je nach der Seitenlokalisation überhaupt ergeben, sind deshalb natürlich ebenfalls noch mit Reserve zu betrachten. Eine gewisse Übereinstimmung besteht mit den an einem großen Krankengut von BIGNALL gemachten Erfahrungen. Dieser erkennt generell linksseitig gelegenen Bronchialcarcinomen eine bessere Prognose im Hinblick auf eine definitive Heilung zu. Auch NOHL fand bei seinen sorgfältigen Untersuchungen an Resektionspräparaten bei Neoplasmen der rechten Lunge häufiger metastatische Lymphknotenprozesse als bei linksseitigen.

Aus diesen Gründen scheint es erlaubt, mit der entsprechenden Reserve und innerhalb der möglichen Fehlerbreite die ermittelten Zahlen als repräsentativ im Hinblick auf die Leistungsfähigkeit der Untersuchungsmethodik als auch auf die bei Bronchialcarcinomen anzutreffenden Verhältnisse anzusehen.

5. Die Bedeutung der mediastinalbioptischen Untersuchungsergebnisse

a) Für die operative Behandlung des Bronchialcarcinoms

Die grundsätzliche Bedeutung der mediastinalbioptischen Befunde liegt in der *Sicherheit ihrer morphologischen Grundlage* und der endoskopischen *Lokalisationsmöglichkeit* innerhalb des Mittelfellraumes und damit in ihrer größeren Dignität gegenüber allen indirekten röntgendiagnostischen und endoskopischen Methoden. Gegenüber den doppelseitigen extrathorakalen Lymphknotenbiopsien muß sie bessere Ergebnisse erbringen, da die räumliche Entfernung zwischen der Entnahmemöglichkeit und Geschwulstlokalisation geringer ist. Demgegenüber setzen die transtrachealen mediastinalen Lymphknotenpunktionsbiopsien eine röntgenologisch erkennbare und lokalisierbare Vergrößerung voraus, sie beschränken sich deshalb mehr auf Spätfälle, die Indikationen und Ergebnisse können nicht verglichen werden. Auch ergibt sich ein weiterer grundsätzlicher Einwand gegenüber dieser nur Teile eines Lymphknotens (Stanzbiopsie) erfassenden Methode. KUBIK u. Mitarb. haben an Tierversuchen nachgewiesen, daß den Segmenten der einzelnen Lungenlappen wiederum umschriebene Areale und damit Ausschnitte eines Lymphknotens entsprechen. Diese Befunde stimmen damit überein, daß die Lymphknoten in der Regel mehr als den Abfluß nur eines Lungensegmentes aufnehmen. Wenn man diese Befunde sicher auch nicht vollständig auf das Tumorgeschehen am Menschen übertragen kann (MUNKA), dürfen die Vorteile, die die Mediastinoskopie mit der Excision meist vollständiger Lymphknoten bietet, nicht übersehen werden.

Im Hinblick auf die *operative Behandlung* scheinen mir nachstehende Folgerungen möglich und notwendig zu sein:

1. *Freie zentrale Lymphknoten* gestatten nicht nur die Pneumonektomie; sie erlauben auch, die Standardtechnik anzuwenden ohne zeitraubendere Manipulationen, die der sogenannten radikalen oder erweiterten Pneumonektomie (CAHAN, WATSON u. POOL; später BROCK u. WHYTEHEAD) anhaften. In geeigneten Fällen (bei histologischer Überprüfung der Lymphknoten am Lappenbronchus während der Operation) ermöglicht die präoperative Exploration der mediastinalen Filterstationen weiterhin, *häufiger die Indikation zur lobären Resektion auch bei malignen Tumoren zu stellen,* als dies bisher möglich war. Die Mortalität des lappenbeschränkten Eingriffs ist postoperativ geringer, der funktionelle Gewinn für den Patienten erheblich (GIFFORD u. WADDINGTON). Die grundsätzliche Forderung, die ganzseitige der lobären Resektion vorzuziehen (DENK; FARBER; GUMMEL; OCHSNER), ist sicher nicht mehr berechtigt, und die nach GEISSENDÖRFER (1955) noch offene Frage entschieden. Zahlreiche Untersucher haben für umschriebene Tumoren mindestens gleiche, oft sogar bessere Überlebensverhältnisse bei den nur lobektomierten Patienten gefunden (BEATTIE; GERRITS; MÜLLY; KIRKLIN et al.; BOYD; CHURCHILL et al.; JENNY). Ein Vergleich der Ergebnisse der Ochsnerschen Klinik (möglichst immer Pneumonektomie) mit denen OVERHOLT'S (möglichst Lobektomie) durch SHIMKIN u. Mitarb. hat sogar eine Überlegenheit der bloßen Lappenentfernung erwiesen. Die präoperative mediastinoskopische Exploration macht in solchen Fällen die von EDWARDS, GUMMEL u. MATTHES sowie GIBBON im Hinblick auf die zentralen Lymphknotenverhältnisse geäußerten Bedenken gegenstandslos. SALZER erweitert neuerdings die Indikation zum lappenbegrenzten Eingriff sogar auf kleine zentrale, genügenden Abstand von der Absetzungsstelle aufweisende Segmentbronchuscarcinome. Nicht zuletzt erlaubt ein negativer mediastinalbioptischer Befund, bei Vorliegen stärkerer funktioneller Einschränkungen, die eine Lungenflügelentfernung nicht erlauben würden, im Hinblick auf eine Lobektomie die Thorakotomie doch vorzunehmen.

Gleichzeitig werden Röntgenbefunde, die fälschlich auf eine Tumorausbreitung bezogen werden (Cysten, Trachealhypoplasien, Mittelschattenverbreiterung ohne Lymphknotenbefall) mediastinoskopisch geklärt und so röntgenologisch zunächst inoperabel erscheinende Fälle der Operation noch zugeführt.

In der chirurgischen Literatur ist die Bedeutung, die einer *Parese des N. phrenicus* für die kurative Operabilität beim Bronchialcarcinom zukommt, immer noch umstritten. Zahlreichen Autoren, die die Phrenicusläsion auf die gleiche Ursache wie die Recurrensparese, nämlich mediastinale metastatische Prozesse, zurückführen und ihr den Rang eines Inoperabilitätszeichens zuerkennen (ANACKER; BARRETT et al.; BORRIE; BRÜCKNER; DOTTER; KOLB u. STRAHBERGER; LENK; SELLORS), stehen Befürworter der Thorakotomie gegenüber (ADELBERGER u. WÖRN, GIBBON), wobei PRICE THOMAS und CLELAND betonen, daß nur in seltenen Fällen ein lokales Übergreifen von Carcinomen meist auf den Perikardanteil des Zwerchfellnerven dessen Parese verursache. Mediastinalbioptisch werden die künftigen Erfahrungen von Interesse sein. Die wenigen hier untersuchten Tumorpatienten ergaben, daß stets mediastinale Lymphknotenmetastasen Ursache der Zwerchfellähmung waren. An Kliniken, die die grundsätzliche Bedeutung der Phrenicusparese als Inoperabilitätszeichen ablehnen, besteht für die Mediastinoskopie sicher eine besondere Indikation.

2. Wenn bisher mehr von den für das Schicksal des Kranken positiven Auswirkungen der Mediastinalbiopsie die Rede war, stellt sich gewichtiger die Frage, welche Bedeutung man dem mediastinoskopischen Nachweis von Lymphknotenmetastasen zuerkennen darf und muß. Zweifelsohne ist es möglich, im Zuge der Resektion die Hiluslymphknoten auszuräumen, und es ergibt sich in technischer Hinsicht keine Gegenanzeige zum operativen Vorgehen (ADELBERGER u. WÖRN; BROCK u. WHYTEHEAD; CAHAN u. Mitarb.; CHAMBERLAIN et al.; CHURCHILL; DICK; GIBBON et al.; OCHSNER u. a.). Die postoperativen Absterbekurven zeigen aber, daß häufig *technisch-operative Möglichkeiten und kurative Bedeutung nicht übereinstimmen*. Schon frühere Erfahrungen besagen, daß diese sogenannten erweiterten Resektionen eine äußerst schlechte Prognose aufweisen (GEISSENDÖRFER; GUMMEL; MÜLLY; NOHL; SALZER; SØRENSEN u. THERKELSEN). BECK und BEATTIE fanden im übrigen nach gezielten Untersuchungen, daß bei jeder erweiterten Pneumonektomie etwa 50 Lymphknoten mit entfernt werden müßten, um alle chirurgischen Möglichkeiten zu erschöpfen, was wohl selten der Fall ist. SPERLING berichtete jüngst, daß dieser Methode eine Mortalitätsziffer von 30 % (!) anhafte.

Bei der Würdigung der mediastinoskopischen Befunde bereitet der Nachweis einer direkten Tumorinvasion in den Mittelfellraum bzw. ausgedehnter paratrachealer Lymphknotenmetastasen sicher keine Schwierigkeit; hier ist der Inoperabilitätsnachweis sinnfällig, ebenso bei doppelseitigem oder nur kontralateralem Nachweis.

Anders wiegt die Entscheidung, wenn es sich um den Befall der Lymphknoten in den Tracheobronchialwinkeln und im Bifurkationsbereich bzw. im besonderen bei parabronchialer Lage handelt. Sicher sind wir nicht berechtigt, von isolierten, nicht adhärenten, noch parabronchial gelegenen metastatisch besetzten Lymphknoten eine Inoperabilität anzunehmen, da diese Lymphknoten wenigstens zum Teil noch Filter I. Ordnung bilden und somit den intrapulmonalen Lymphknoten gleichzusetzen sind.

Dies kann man meines Erachtens *nicht für die Lymphknoten der übrigen genannten Gebiete annehmen*. Für diese gilt die Feststellung, daß hier ein Metastasennachweis in der Einteilung des TNM-Systems das *Stadium Nc* und damit das chirurgische Tumorstadium III bedeutet, welches rein röntgenologisch, wie die mediastinalbioptischen Ergebnisse in den Stadien I und II zeigen, nicht immer sicher erkannt werden kann. SALZER ist in dem übersehbaren Schrifttum der einzige Autor, der rechtzeitig genug den histologisch nachgewiesenen Befall der einzelnen Lymphknotenstationen in dem schon 1952 publizierten Einteilungsschema unterschieden hat und der deshalb die Bedeutung dieser Befunde für die Spätergebnisse an dem sehr umfang-

reichen Beobachtungsgut der Wiener Klinik zu klären in der Lage ist. Er hat mit
JENNY kürzlich festgestellt, daß *alle in diesem Lymphknotenstadium vorgenommenen
Resektionen ohne kurativen Wert waren,* ihr Nachweis wird deshalb als Kontraindikation zur chirurgischen Therapie angesehen. Man ist meines Erachtens nicht nur
berechtigt, sondern auch gezwungen, diese Folgerung gleichfalls für den mediastinoskopischen Nachweis eines metastatischen Lymphknotenbefalls in den Tracheobronchialwinkeln bzw. zentral in der Bifurkation zu ziehen.

Diese Stellungnahme gründet sich nicht nur auf diese statistischen Erfahrungen
SALZER's und seiner Mitarbeiter. Grundsätzlich ist zu bedenken, daß die zur Diskussion stehenden Lymphknotengruppen zu den Filterstationen mindestens II. Ordnung gehören. Ihr Befall wiegt ungleich schwerer als derjenige der intrapulmonalen
Lymphknoten. Nach GUMMEL setzt die Ausbreitung einer Geschwulst von ihrem Ent-
stehungsort in die erste Lymphknotengruppe bereits die Heilungsaussichten bei
operativer Eliminierung um die Hälfte gegenüber solchen ohne Lymphausbreitungs-
zeichen herab. Für das Bronchialcarcinom scheinen diese Unterschiede zwar nicht
so groß zu sein, was sicher mit dem Gefäßreichtum und der Durchblutungsgröße des
Lungenorgans und damit der gleichzeitig bestehenden haematogenen Ausbreitungs-
möglichkeit zusammenhängt. Nach NOHL (1962), der diesen Fragen eine eigene
Monographie gewidmet hat, bestehen aber doch deutliche Unterschiede in dem Ausmaß der operativ erzielbaren Dauerergebnisse je nachdem, ob keine oder nur die
intersegmentalen Lymphknoten oder aber diejenigen innerhalb der Lappenfissuren
bzw. im Bereich der Lappen- oder Hauptbronchien befallen waren. Entgegen den an
einem zahlenmäßig geringeren und in der ersten Zeit der Resektionstherapie sicher
noch nicht optimal behandelten Krankengut gewonnenen Erfahrungen BORRIE's
(1952) bestehen also durchaus *vom Lymphknotenbefall abhängige prognostische
Unterschiede,* wie dies auch aus den Wiener Ergebnissen hervorgeht. Ebenso muß in
diesem Zusammenhang auf die besonders von NEUHOF und AUFSES betonte Erfahrung
hingewiesen werden, daß bei Lymphknotenmetastasen im Lappenbronchusbereich
lobäre Resektionen ohne kurativen Effekt seien, auch wenn sie im Hinblick auf die
Größe der Primärgeschwulst und die Entfernung der befallenen Lymphknoten technisch als ausreichend angesehen werden könnten. Die Parallele zu den Verhältnissen
bei zentralem Lymphknotenbefall für die Pneumonektomie drängt sich auf. So sehen
BORRIE, CHURCHILL, GUMMEL und MATTHES, JENNY, NOHL, OCHSNER, PRICE THOMAS,
SELLORS, VOSSSCHULTE sowie WURNIG und OLBERT im Nachweis des mediastinalen
Lymphknotenbefalls ein Zeichen dafür, daß das Ausmaß der Geschwulstausbreitung
über die chirurgischen Möglichkeiten hinausgeht. Selbst GIBBON, der die Bedeutung
der Lymphknotenelimination betont, erblickt in *extrapleuralen zentralen Lymphknotenmetastasen,* und um solche handelt es sich bei den mediastinoskopisch erreich-
baren Gruppen, eine strikte *Kontraindikation* zum lungenverkleinernden Eingriff.
Im deutschen Schrifttum ist, außer in den genannten Wiener Publikationen, dieser
Frage wenig Aufmerksamkeit bisher geschenkt worden. Auf einer der chirurgischen
Behandlung des Bronchuscarcinoms kürzlich gewidmeten Thoraxchirurgischen Arbeitstagung hat sich gegenüber den von SALZER und JENNY vorgetragenen Konsequenzen
kein Widerspruch erhoben. TROMPKE u. Mitarb. haben kürzlich an der Göttinger
Klinik für die Prognose des operierten Magencarcinoms ähnliche Schlüsse gezogen.

Gegner dieser Auffassung berufen sich gern auf Dauerheilungserfolge, die mit der
sogenannten radikalen oder erweiterten Pneumonektomie noch und ausschließlich mit

dieser erreicht werden könnten. Bei kritischer Durchsicht der mit diesen Fragen befaßten Arbeiten vermag ich keine Gründe zu erkennen, die gegen die im vorigen Abschnitt geäußerte Auffassung sprechen könnten. Isolierte Angaben über Dauerheilungen in 40 % der operierten Fälle, wie sie BROCK herausstellt, besagen wenig ohne Angaben über Art und Ausmaß des Tumorgeschehens, zumal THORKELSON (nach ADELBERGER) über 41 % operative Erfolge der Standardtechnik ebenfalls berichtet. Auf Frühstadien bezogen erreicht SALZER solche sogar bei mehr als zwei Drittel seiner Patienten. Sicher werden die Ergebnisse dieser erweiterten Methoden auch häufig deshalb überschätzt, weil *noch parabronchial und schon mediastinal gelegene Lymphknoten nicht ausreichend unterschieden werden.* So berichten BIGNALL und MOON über Dauerheilungen in einem Viertel der resezierten Patienten mit hilären und mediastinalen Lymphknotenmetastasen, ohne die unterschiedliche Wertigkeit zu bedenken und die Ergebnisse dementsprechend aufzugliedern. Summarische Feststellungen sind aber gegenüber genauer aufgegliederten und deshalb beweiskräftigeren Erhebungen in ihrem Wert fraglich. Daß die wirkliche Tumorausbreitung bei der Thorakotomie nicht selten auch überschätzt wird, geht aus einem Bericht OCHSNERs (1953) hervor. Er erzielte in 7,2 % der „palliativen Resektionen" noch Fünfjahresheilungen. Da dieser Begriff des nichtkurativen Eingriffs aber nur anwendbar ist, wenn die Tumorausschneidung im Gesunden unmöglich ist, Fremdgewebe also belassen werden muß und deshalb keine Möglichkeit zu einer Dauerheilung überhaupt besteht, bleibt nur die Schlußfolgerung übrig, hier eine Fehleinschätzung der tatsächlich herrschenden Bedingungen anzunehmen. Ähnliches gilt für die Differenzierungen von ADELBERGER und WÖRN über die angetroffenen Lymphknotenbefunde. Man kann sicher nicht, wie diese Autoren es tun, generell von Hiluslymphknoten als der ersten Station sprechen. Ebenso sind die Bifurkationslymphknoten als sogenannte zweite Station in ihrer prognostischen Bedeutung nicht von mediastinalen zu unterscheiden, soweit die tracheobronchiale Gruppe gemeint ist und wie dies in deren Wertung als einer Station dritter Ordnung in Erscheinung tritt. Daß die getroffenen Unterscheidungen tatsächlich der prognostischen Wertigkeit nicht entsprechen, geht aus den von den Autoren angegebenen Heilungsziffern hervor. Während ohne Lymphknotenbefall nach 5 Jahren noch mehr als 70 % der Resezierten leben, lassen sich innerhalb der genannten Stationen II und III mit je 9,1 % keine Unterschiede feststellen. Gleichfalls fehlt in der Gruppe mit Metastasen in den „Hiluslymphknoten" (sogenannte I. Station) die erforderliche weitere Differenzierung. Dies erweist sich daran, daß die Erfolgsziffer mit 10,6 % nur unwesentlich höher ist als bei den beiden vorher besprochenen Gruppen. JENNY und BUCHBERGER berichten dagegen für Fälle des Stadiums II, wobei im Hinblick auf den Lymphknotenbefund die metastatische Beteiligung sich auf die Knoten an den Lappenbronchien beschränkt, über Dauerheilungen in einem Fünftel der operierten Patienten. JOHNSON weist ebenfalls darauf hin, daß vergleichende Untersuchungen über normale und erweiterte Resektionsverfahren in beiden Gruppen gleiche Ergebnisse gezeigt hätten und der Wert der sogenannten radikalen Methode folglich nicht erwiesen sei. CAHAN und Mitarbeiter, die das erweiterte Vorgehen als erste vorgeschlagen haben, beziehen sich weder auf Ergebnisse überhaupt noch auf vergleichende Untersuchungen. Auch die Angaben von BROCK sind in dieser Hinsicht nicht überzeugend. Aus seiner ersten Veröffentlichung (mit WHYTEHEAD) ist zu ersehen, daß mit einer einzigen Ausnahme ein Überleben von 4 Jahren und mehr nur bei negativen Lymphknotenbefunden zu verzeichnen ist und bei den Verstorbenen die am Tumorgeschehen beteiligten Lymphknoten weitaus in der Mehrzahl waren. Auch ist im einzelnen noch nicht einmal ersichtlich, wieweit der verzeichnete Befall gerade für die Lymphknoten gilt, die nur mit dieser Methodik innerhalb des Mediastinums zugänglich und entfernbar sind. Seine letzte Veröffentlichung (1960) weist auf einen resezierten Patienten mit ausgedehntem Befall der tracheobronchialen Lymphknoten hin mit einer Überlebenszeit von 12 Jahren. In der 1955/56 veröffentlichten Statistik findet sich aber kein Überlebender, dessen Operation bei positiven Lymphknoten überhaupt länger als 4 Jahre zurücklag. Selbst wenn man zeitliche Verzögerungen bis zur Veröffentlichung in Rechnung stellt, besteht hier ein strikter Gegensatz zwischen diesen veröffentlichten Ergebnissen der erweiterten operativen Behandlung.

Meine Stellungnahme über die *indikationsentscheidende Bedeutung der zentralen mediastinalen Lymphknotenmetastasierung* wird noch durch weitere Befunde bestimmt. SALZER ließ zeitweilig alle Patienten vorbestrahlen, bei denen röntgenologisch begründeter Verdacht auf eine zentrale Lymphknotenabsiedlung des Tumors bestand (nach EICHHORN u. BOHNDORF enthalten 53 % der vergrößerten Lymphknoten Metastasen, SALZER fand, daß nur 11 % der vergrößerten Lymphknoten entzündlichreaktiv und frei von Tumorformationen waren). Die Resektionspräparate zeigten bei feingeweblicher Überprüfung zunächst einen Erfolg dieser Maßnahme, da keine Lymphknotenabsiedlungen mehr gefunden werden konnten. Daß die Tumorausbreitung bei zentralem Lymphknotenbefall tatsächlich schon weiter fortgeschritten ist, muß man den weiteren Feststellungen entnehmen, da trotz dieser zunächst günstigen Befunde *kein Überleben am Ende des ersten postoperativen Jahres zu ermitteln war.* Zu gleichen Ergebnissen kam BORRIE schon früher im Hinblick auf den Effekt einer postoperativen Bestrahlung bei operativ nachgewiesenem Lymphknotenbefall.

Auch die Beobachtungen, die ADELBERGER u. WÖRN bei kombinierter chirurgischcytostatischer Behandlung machten, müssen in ähnlichem Sinne aufgefaßt werden. Die zusätzliche Chemotherapie erbrachte bei Resektionen wegen eines kleinzelligen Carcinoms keinen ins Gewicht fallenden Gewinn, wenn Lymphknoten überhaupt befallen waren, wogegen bei freien Filtern doch eine höhere Überlebensquote als bei ausschließlich operativer Elimination zu erkennen war. Während bei Tumoren vom Plattenepitheltyp ebenfalls Unterschiede bestanden, war dies nicht der Fall bei den nur probethorakotomierten Patienten, bei denen meist der zentrale Lymphknotenbefall ja die Inoperabilitätsursache ausmacht.

Andere pathologisch-anatomische sowie experimentelle Untersuchungen ergeben weitere Hinweise, in welchem Maße Zeichen der Lymphausbreitung verstanden werden müssen. ZEIDMAN und BUSS haben tierexperimentell, ähnlich wie an Organstudien vorher GOLDMANN, KETTLER, KUSCHFELDT sowie WILLIS, eine *Zeitabhängigkeit der Ausbreitung* insofern festgestellt, als die Metastasen zunächst entsprechend der Einmündung der afferenten Bahnen die Randsinus eines oder mehrerer Lymphknotenabschnitte befielen. Dort erfolgte das erste Wachstum der Tumorelemente, *nach etwa 21 Tagen* schon die weitere *Verschleppung*, da *nur vor diesem Zeitpunkt vorgenommene chirurgische Interventionen die Entwicklung von Fernmetastasen zu hindern vermochten.* Gegebenenfalls kann man bei ähnlichen Befunden der Mediastinalbiopsie in sonst aussichtsreich erscheinenden Fällen die Tumorelimination doch noch versuchen und hoffen, solche Minimalmetastasierungen durch zusätzliche zytostatische Behandlung günstig beeinflussen zu können.

WILLIS weist nach seinen ausgedehnten Studien zur Tumorpathologie darauf hin, daß jeder *metastatisch befallene Lymphknoten* wieder zu einem selbständigen *Ausbreitungszentrum* wird, was besonders im Hinblick auf *adhärente* Lymphknotenprozesse zu beachten ist. Er zeigt weiter, daß vor dem nachweisbaren Ergriffenwerden des Lymphknotengewebes selbst bereits diskrete Tumorzellemboli von Knoten zu Knoten angenommen werden müssen, und daß die metastatische Obstruktion eines Lymphknotens Veränderungen innerhalb der Lymphwege und -strömung mit sich bringe. Gleiches gilt wohl für *Kurzschlußwege* innerhalb eines Lymphknotens (STRÄULI) bzw. der Lymphbahnen überhaupt (LUDWIG) als auch für *lymphovenöse Verbindungen* (WILLIS, BAÙM, MAGARI, DE ROO, THREEFOOT et al., ZUSCHNEID, BELÁN et al., MÁLEK et al., MARROCU u. COSSU, WEISSLEDER). NEYAZAKI und Mitarb. konnten lymphovenöse Kollateralen bei Abflußbehinderung im Lymphsystem nachweisen, wie eine solche sicher bei metastatischer Lymphknotenverlegung ebenfalls angenommen werden muß.

Befürworter der Resektion auch bei nachgewiesenen Lymphknotenmetastasen beziehen sich gern auf Operationserfolge, die zu verzeichnen waren, obwohl eine Lymphausbreitung schon stattgefunden hatte. So zitieren FREISE und SCHÜLER von ELMENDORF mit 10 % Fünfjahresheilung bei Lymphknotenbefall, die entsprechenden Zahlen würden bei BIGNALL u. MOON 11 %, bei OCHSNER u. Mitarb. 8 % und bei OVERHOLT u. BOSTON sogar 25 % betragen. Auch hier hat man den Eindruck, daß die Lymphknotenstadien Nb und Nc statistisch nicht genügend differenziert werden. Selbstverständlich ist eine intrapulmonale und noch parabronchiale Metastasierung (Nb) nicht als Gegenanzeige zur operativen Therapie anzusehen. Auf die Erfahrungen von SALZER und seiner Schule beim Lymphknotenstadium Nc ist schon hingewiesen. SARRAZIN u. VOOG in Frankreich berichteten interessanterweise kürzlich, daß sie zunächst einen positiven Mediastinoskopiebefund nicht als Gegenanzeige zur Resektion angesehen hätten. Bei sechs Fällen mit mediastinoskopischem Nachweis von zentralen Lymphknotenmetastasen wurde eine Thorakotomie vorgenommen. Dreimal war dabei eine Resektion nicht möglich, die drei übrigen Patienten mit Resektion überlebten nicht länger als acht Monate nach dem Eingriff. Auf Grund dieser zwar zahlenmäßig geringen Erfahrungen haben beide Autoren ihren Standpunkt revidiert und sehen in dem nachweisbaren Befall zentraler Lymphknotenstationen eine Gegenanzeige zur operativen Behandlung des Bronchialcarcinoms. Es wird sicher von Interesse sein, die Überlebensziffern solcher Autoren später statistisch auszuwerten, die trotz positiver Mediastinalbiopsie in den zentralen Lymphknotengruppen thorakotomieren und evtl. auch resezieren.

SCHNITZLER und BACSA haben kürzlich die Spätergebnisse in Abhängigkeit von den Salzerschen Stadien bei 445 operierten Bronchialcarcinomträgern überprüft. Ihre Studien führten sie zu der Auffassung, daß alle im Stadium I und II vorgenommenen Operationen das Leben des Kranken unbedingt verlängern. Alle im Stadium III und IV ausgeführten Resektionen ergaben keine Verlängerung der Überlebenszeit, und nach den Erfahrungen dieser Autoren war die restliche Lebenszeit bei den nur thorakotomierten Patienten sogar verkürzt. Bei der Anwendung von zytostatischen Substanzen waren Erfolge ebenfalls nur im Stadium I und II zu erkennen, wogegen die Lebensdauer bei Carcinomen der Stadien III und IV nicht wesentlich verlängert werden konnte.

In Zusammenhang mit diesen Fragen wurden auch die *Operabilitätsverhältnisse* nach routinemäßig vorgenommener präoperativer Mediastinaluntersuchung überprüft. Bei 280 der untersuchten Bronchialcarcinomträger konnte der mediastinale Befund bei der Thorakotomie kontrolliert werden. Dabei ergaben sich folgende Verhältnisse:

Lungenresektion möglich, Konkordanz der Befunde bei Mediastinoskopie und
Thorakotomie, lokal kurative Resektion . . . . 234mal = 83%
Lungenresektion, Diskordanz der Befunde . . . . 13mal = 5%
Resektion oder Thorakotomie (Absiedlungen außerhalb des mediastinoskopisch
zugänglichen Bereichs, z. B. paraoesophageale Lymphknotenmetastasen oder
Übergreifen des Tumors auf die Brustwand oder andere Nachbarorgane, teil-
weise lokal kurativ) . . . . 33mal = 12%
$$\overline{\qquad\qquad\qquad\qquad}$$
280

Diese angetroffenen Verhältnisse belegen wohl eindrucksvoll, wie sicher mediastinoskopisch die Operabilitätsverhältnisse in den meisten Fällen bereits vor der Thorakotomie geklärt werden können. Dies insbesondere, wenn man die sonst in der Literatur belegten Zahlen damit vergleicht und berücksichtigt, daß alle Untersucher zunächst über keine Erfahrungen mit der Mediastinaluntersuchung verfügten. Der Anteil der Probethorakotomien konnte so auf wenige Prozent gesenkt werden. Wie schon erwähnt, können ähnlich günstige Verhältnisse bei routinemäßiger Biopsie nach DANIELS nicht ermittelt werden (Tab. 21, REYNDERS).

Gleichzeitig war es möglich, bei präoperativer Mediastinalbiopsie die Quote der lobären Resektionen auch bei der Therapie des Bronchialcarcinoms zu erhöhen. Im Resektionsgut der Ruhrlandklinik beträgt dieser Anteil 40 %.

DELARUE und STRASBERG haben jüngst (J. thorac. cardiovasc. Surg., März 1966) interessante Zahlen über die Entwicklung der Resektabilität in Beziehung zu den vorgenommenen Thorakotomien in der Zeitspanne von 1934—1965 vorgelegt. Nachdem die klinisch-operative zunehmende Erfahrung den Anteil der Probethorakotomien von 1945 bis 1956 nur von 43% auf 36% einengen konnte, sank dieser Anteil nach Einführung der Danielsschen Biopsie auf 30%, der Lungenangiographie auf 23% ab. Erst nach präoperativer Mediastinalexploration durch Mediastinoskopie war ein deutlicher Abfall zu verzeichnen, nämlich auf 6% (!), was mit unseren und auch den Erfahrungen anderer Untersucher übereinstimmt. Die von DELARUE und STRASBERG an einem großen Zahlengut über längere Zeiträume gewonnenen Erfahrungen belegen eindrucksvoll, daß *zwischen den zur Inoperabilität führenden Befunden bei der Thorakotomie und den Mediastinoskopieergebnissen eine absolute Konkordanz besteht.* Auf diese Zahlen kann nicht genug hingewiesen werden, an ihnen kann niemand vorübergehen. Dies gilt auch für die Autoren, die den hohen Anteil der Probethorakotomie nicht dadurch erklären, daß mediastinale Absiedlungen vorliegen würden, da diese Prozesse technisch erreichbar wären, was wohl allen Chirurgen bekannt ist. ADELBERGER hat auf der letzten Tagung der Süddeutschen Tuberkulosegesellschaft in Wildbad 1966 diesen Anteil dadurch erklärt, daß lediglich aus funktionellen Gründen eine Pneumonektomie nicht möglich war, vor der Operation aber die Hoffnung bestand, den Prozeß lobär eliminieren zu können. Da eine positive präoperative Mediastinalbiopsie aber ebenfalls bedeutet, daß eine Lappenresektion nicht ausreichend ist, so man überhaupt resezieren will, müßte auch dann der Anteil der unnützen

Probethorakotomien abnehmen, wenn man schon dieser neuen Definition des Begriffs Probethorakotomie folgen will.

Laterale Mediastinoskopie

STEMMER u. Mitarb. haben 1965 einen anderen Zugangsweg zu mediastinalen Lymphknoten zur Abklärung der Operabilität des Bronchialcarcinoms beschrieben. Dabei wird rechts oder links von einer parasternalen Incision aus nach Resektion der Rippenknorpel II und III zwischen V. cava superior und Aorta bzw. links lateral vom aufsteigenden Schenkel der großen Körperschlagader auf die peritrachealen und tracheobronchialen Lymphknoten eingegangen. MIHALJEVIC hat ebenfalls in Erweiterung des 1954 von HARKEN beschriebenen Vorgehens eine Lymphknotenbiopsie von der supraclaviculären Eingangsstelle aus links oder rechts bis zum Ligamentum pulmonale vorgenommen. Zweifellos sind technisch solche Untersuchungen möglich, ein vermehrtes Risiko scheint damit nicht verbunden zu sein. Gegenüber der von der suprasternalen Grube aus betriebenen Mediastinoskopie haften diesen Methoden aber doch *gewichtige Nachteile* an, die ihre allgemeine Verbreitung hindern sollten, denn: Der wesentliche Vorzug, von der Mittellinie aus eine *doppelseitige Exploration* vornehmen zu können, wird aufgegeben, ohne grundsätzlich in anderer Hinsicht dafür Vorteile zu gewinnen. Aus unseren Ergebnissen kann belegt werden, daß in 20 bis 30% der positiven Befunde bi- oder kontralaterale Metastasierungen nachweisbar waren, die bei einseitigem Vorgehen übersehen werden müssen. Dies kann auch nicht dadurch vermieden werden, daß man sich streng an die Regeln für den Lymphabfluß der Lungenlappen bei der Seitenwahl der lateralen Methode hält. Wie noch gezeigt werden kann, stimmen die Ausbreitungswege maligner Bronchustumoren mit diesen Regeln nicht überein, sondern zeigen sogar teilweise ein völlig entgegengesetztes Verhalten. Es ist deshalb auch nicht möglich, stets seitengerecht bei einseitigen Methoden vorzugehen, und es erscheint deshalb nicht berechtigt, die doppelseitige Untersuchungsmöglichkeit der Mediastinoskopie nach CARLENS aufzugeben. Grundsätzlich ist auch nicht geklärt, ob paraoesophageale Lymphknotenabsiedlungen, die bei der Thorakotomie meist gut ausräumbar sind, eine Gegenindikation zum operativen Vorgehen darstellen. Die als besonderer Vorzug herausgestellte Möglichkeit, bei der lateralen Mediastinoskopie diese Lymphknotengruppe zu erreichen, muß deshalb mit Reserve betrachtet werden. Auch ist die Frage aufzuwerfen, ob es berechtigt ist, Geschwulstgewebe aus diesem Bereich bis in den supraclaviculär gelegenen Eingangsbezirk zu verschleppen.

b) Die Bedeutung der mediastinalbioptischen Untersuchungsergebnisse für die Kenntnis der Lymphabflußwege der Lunge und der Metastasierungsbahnen des Bronchialcarcinoms

Standen bisher die ermittelten Ergebnisse mehr im Hinblick auf die prognostische Bedeutung im Vordergrund, so sind sie darüber hinaus geeignet, gleichzeitig unsere Kenntnis über die Lymphabflußwege der Lunge am Modell der Ausbreitungsbahnen des Bronchialcarcinoms zu erweitern. Im wesentlichen beruhen die bisherigen, vorher schon beschriebenen Vorstellungen entweder auf Tierversuchen oder anatomischen Forschungen an Lungen von menschlichen Foeten oder verstorbenen Neugeborenen. Bei klinischen und pathologisch-anatomischen Untersuchungen wurden bisher meist die Abflußwege bei der Tuberkulose untersucht (MOST, GHON, ST. ENGEL), wobei entzündlich bedingte (Pleuraadhäsionen, Interlobärprozesse) Erweiterungen und Veränderungen der Abflußbahnen mit in Rechnung gestellt werden mußten. Bei malignen Lungenerkrankungen beschränken sich autoptische Untersuchungen in der Regel auf Endstadien der Krankheit; die zum Zeitpunkt des Todes meist ausgedehnte Metastasierung erlaubt keine Rückschlüsse mehr auf die ursprünglichen Ausbreitungsbahnen. Klinisch-röntgenologische Studien (HOFFMANN u. MODER) mögen für Metastasierungsvorgänge im Bereich der Haupt- und Lappenbronchien bestimmte Hinweise geben können. Im Bereich der zentralen Lymphknotenstationen bleibt ihre Aussagemöglichkeit sehr beschränkt, da erst von einer bestimmten Größe an der tomographische Nachweis möglich, die alleinige Vergrößerung im übrigen kein genügend sicheres Kriterium ist. Untersuchungen an Resektionspräparaten (BORRIE, NOHL) bleiben im Hinblick auf die mediastinalen Lymphknotenverhältnisse schon gleichseitig, sicher aber kontralateral unvollständig.

Es wurde versucht, Folgerungen aus dem eigenen Beobachtungsgut in dreifacher Hinsicht zu ziehen:

a) Lymphabfluß der beiden Lungenhälften

Die bereits erwähnten Vorstellungen sind zwar im klinischen Gebrauch weitgehend angenommen, aber nicht unbestritten geblieben. Im besonderen gilt dies für die Kreuzung des Lymphstroms von der linken Lunge zur rechten paratrachealen Lymphknotenkette. So haben KUBIK und TÖMBÖL in Hundeversuchen auf bronchoskopischem Wege oder durch transthorakale Injektionen Tusche in die einzelnen Lungensegmente instilliert und die vom Standpunkt der Lokalisation aus bei Hund wie Mensch gleich angelegten Lymphknoten nach einiger Zeit später erfolgter Tötung der Tiere untersucht. Sie kamen zu völlig anderen Ergebnissen wie ROUVIÈRE nicht nur in bezug auf die erwähnte Kreuzung überhaupt, sondern im besonderen im Hinblick auf die Abflußbeziehungen gerade der Bifurkationslymphknoten. Nach diesen Autoren würden die mehr rechts liegenden interbronchialen Lymphknoten bei fast 90 % der untersuchten Tiere in die linksseitige paratracheale Kette drainieren, wogegen die mehr linksseitig gelegenen Bifurkationslymphknoten nur zu einem Fünftel solche Verbindungen nach rechts aufweisen sollen. Sogar von den tracheobronchialen rechten Lymphknoten würden weitaus häufiger Verbindungen zu den linken paratrachealen Knoten bestehen als zu den rechten. Diese Befunde widersprechen nicht nur der klinischen Erfahrung, wie sie sich insbesondere aus den Resultaten der präscalenischen Biopsie ergibt, sondern auch den Feststellungen von WARREN u. DRINKER, die als erste die von ROUVIÈRE festgelegten Lymphabflußwege tierexperimentell ebenfalls an Hunden bestätigt hatten.

ONUIGBO überprüfte pathologisch-anatomisch die von DANIELS noch nicht bedachte, im klinischen Gebrauch aber später beachtete Konsequenz, die sich aus ROUVIÈRE's Feststellung über den nur gleichseitigen Lymphabfluß der rechten und die vorwiegend nach rechts gerichtete Drainage der linken Lunge ergibt. Er konnte zwar an Leichen Drainagebahnen aus dem linken Unterlappen zur rechten paratrachealen Lymphknotenkette bestätigen, fand aber ebenfalls kontralaterale Metastasierungen bei rechtsseitig gelegenen Primärtumoren der Lunge. Nach seinen Erfahrungen sei die homolaterale Ausbreitung links ebenso wie rechts häufiger als die kontralaterale, und zwar unabhängig davon, ob die Neubildung im Unterlappen oder im Oberlappen lokalisiert sei. Die von ROUVIÈRE herausgestellte Bedeutung des Bifurkationslymphknotens und seiner innigen Verbindung zu der rechten tracheobronchialen Gruppe würde durch die letztgenannte Unabhängigkeit von der Lappenlokalisation natürlich in Frage gestellt, da die Oberlappen selbst ja größtenteils keine Verbindung

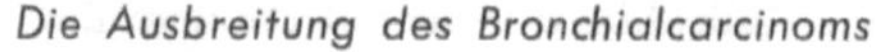

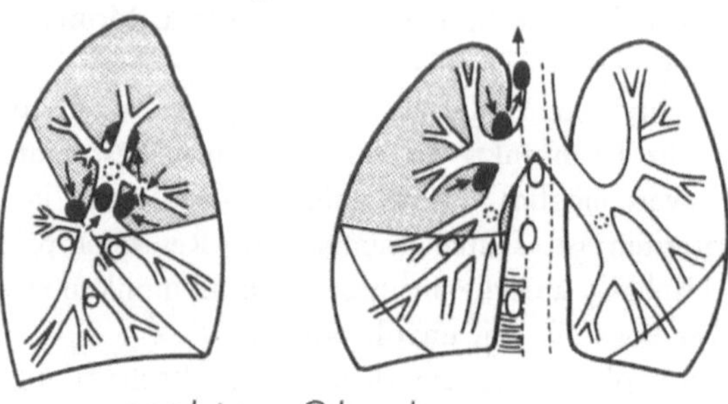

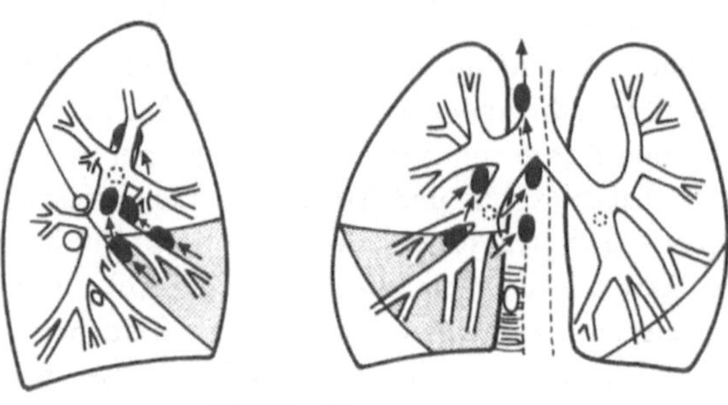

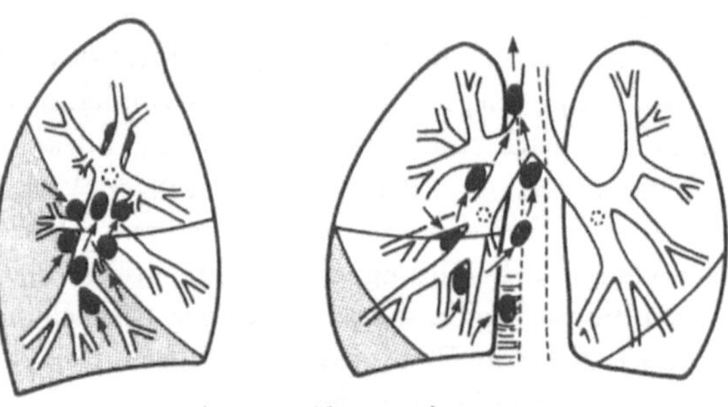

Abb. 2 a u. b (nach Nohl)

zu dieser Lymphknotengruppe aufweisen. Auch Holman fand beim Vorgehen nach Daniels solche Abweichungen.

Bei der Auswertung der eigenen Befunde wurden die Untersuchungen zunächst nur soweit unterschieden, als die Primärtumoren der rechten oder linken Lunge angehörten. Es ergaben sich folgende Metastasierungsnachweise in den einzelnen

Lymphknotenstationen, wobei die negativen Befunde an erster, die positiven an zweiter Stelle vermerkt sind (Untersuchung bis Ende November 1965).

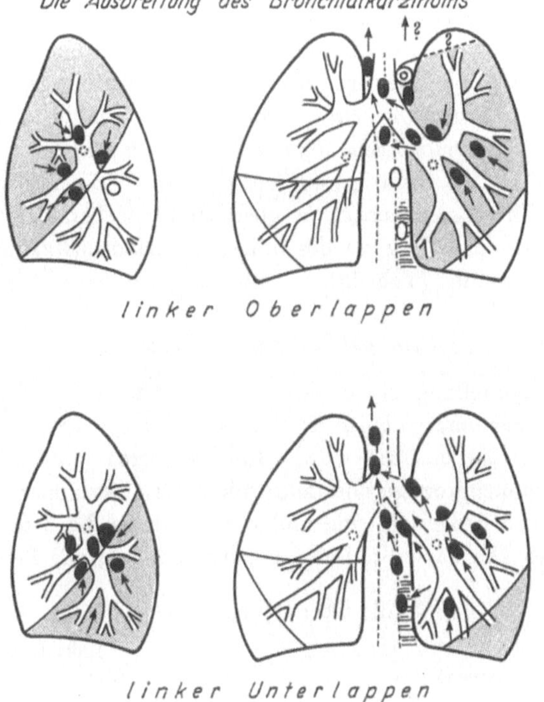

Abb. 2 b

Alle rechtsseitigen Carcinome (296 Fälle, 616 Excisionen)

D 90/11   D 2/1

107/60   5/13

126/41   6/1

117/36

Alle linksseitigen Carcinome (284 Fälle, 602 Excisionen)

D 29/5   D 52/4

41/21   61/27

33/5   122/34

143/25

Der Vergleich ergibt in Übereinstimmung mit ROUVIÈRE sowie WARREN und DRINKER, daß für die mediastinalen Lymphknotengruppen bei den *rechtsseitigen*

Carcinomen der *gleichseitige Ausbreitungsweg vorherrscht,* kontralaterale Befunde nur in wenigen Fällen nachweisbar waren. Teilweise ist dafür sicher auch eine Obstruktion der rechten paratrachealen Kette mit Ausweichen des Lymphabflusses unter Ausnutzung des reichen peritrachealen Lymphnetzes verantwortlich zu machen.

Engere Beziehungen zwischen Bifurkationslymphknoten und der tracheobronchialen Gruppe links (KUBIK u. TÖMBÖL) ließen sich nicht nachweisen.

Für die *linksseitig* lokalisierten Neubildungen war dagegen eine *homo- wie kontralaterale Lymphabsiedlung* zu erkennen, wobei die *gleichseitigen Vorgänge entgegen der sonst vorherrschenden Meinung wesentlich häufiger waren* und womit die Befunde von ONUIGBO bestätigt werden konnten. Für beide Lungen waren die Lymphknoten im Bifurkationsbereich in gleichem Maße befallen, wobei allerdings zu berücksichtigen ist, daß Prozesse des linken Unterlappens zahlenmäßig geringer waren als solche des rechten (Tab. 25).

β) Lymphabfluß der Lungenlappen

Als weitere Fragestellung ergab sich nun, in welcher Beziehung die Lappenlokalisation der Primärtumoren einen Einfluß auf diese für die beiden Lungenhälften festgestellten Verhältnisse ausüben würde. Im besonderen sollte dabei geprüft werden, ob nur Unterlappenprozesse oder auch solche der Oberlappen für die Kreuzung des Lymphstroms von Bedeutung sind und wieweit dabei die Beteiligung der Bifurkationslymphknoten sich darstellt. Dabei ergaben sich folgende Befunde:

Alle Oberlappenprozesse

rechts (175 Fälle, 409 Excisionen)		links (einschl. Lingula) (215 Fälle, 450 Excisionen)	
D 57/8	D —/—	D 15/4	D 47/4
75/48 · 3/8		34/15 · 40/20	
80/43 · 3/—		20/3 · 96/29	
· 70/10 ·		· 108/15 ·	

Alle Unterlappenprozesse

rechts (88 Fälle, 155 Excisionen)		links (62 Fälle, 126 Excisionen)	
D 13/1	D 2/1	D 13/1	D 2/—
20/11 · 2/2		7/6 · 10/6	
36/13 · 2/—		13/4 · 20/3	
· 34/18 ·		· 33/8 ·	

Vergleiche zwischen den angetroffenen Absiedlungen in Abhängigkeit von der *Lappenlokalisation* der Geschwülste ergeben, daß von den Ober- und Unterlappen der rechten Lunge linksseitige Tumornachweise sich nur wenige fanden. Bei *Mittellappencarcinomen* scheint allerdings eine *stärkere Neigung zur doppelseitigen Lymphausbreitung* zu bestehen. Die interbronchiale Lymphknotengruppe war bei rechtsseitigen Oberlappenprozessen geringer befallen als bei linksseitigen, bei rechtsseitigen Unterlappenprozessen dagegen häufiger. Schon jetzt zeigt sich, daß eine ausschließliche Ausbreitung oder doch eine solche vorwiegender Art der im linken Unterlappen gelegenen neoplastischen Prozesse über kontralaterale Lymphbahnen sicher zu Unrecht angenommen wird.

Da bei malignen Veränderungen eines Lappenbronchus die Möglichkeit nicht sicher ausgeschlossen werden kann, daß aus einer endoskopisch nicht erkennbaren Schleimhautunterwanderung oder bei vorwiegend extrabronchialem Wachstum der lobäre Bereich im strengen Sinne schon überschritten ist, wurden alle peripheren malignen Prozesse nach der Lappenlokalisation gesondert überprüft, um etwaige Fehlerquellen in dieser Hinsicht auszuschließen. Dabei ergaben sich folgende Befunde:

Alle peripheren Oberlappentumoren

rechts	links
(87 Fälle, 229 Excisionen)	(160 Fälle, 330 Excisionen)

```
        rechts                                     links
  (87 Fälle, 229 Excisionen)             (160 Fälle, 330 Excisionen)
 D 36/3             D —/—                D 9/3              D 32/3
               ·                                      ·
      42/25   ·   2/4                        22/13   ·   30/14
               ·                                      ·
               ·                                      ·
      53/13   ·   2/—                        17/2    ·   75/17
           ·     ·                               ·      ·
        ·   45/4   ·                           ·   80/13   ·
               ·                                      ·
```

Alle peripheren Unterlappentumoren

```
        rechts                                     links
  (64 Fälle, 118 Excisionen)             (38 Fälle, 78 Excisioinen)
 D 12/—            D 1/—                 D 6/1              D 1/—
               ·                                      ·
      27/14   ·   3/1                         2/4    ·   7/2
               ·                                      ·
               ·                                      ·
      17/5    ·   1/—                         9/4    ·   14/2
           ·     ·                               ·      ·
        ·   25/12   ·                           ·   24/2   ·
               ·                                      ·
```

Diese weitere Differenzierung läßt feststellen, daß die bisher gezogenen Schlußfolgerungen für den rechten Oberlappen weiter zutreffen. Linksseitig zeigt sich, daß eine kontralaterale Lymphknotenbeteiligung nicht mehr so deutlich nachweisbar ist, wie dies für die ganze linke Lunge der Fall war. Wesentliche Unterschiede ergeben sich zu den für alle Oberlappencarcinome genannten Verhältnissen nicht. Die gegenseitige Absiedlung ist rechts wiederum nur gering ausgeprägt, für den linken Oberlappen sind die Zahlen ebenfalls geringer als für die ganze linke Lunge. Schon daraus geht hervor, daß *für die kontralaterale Ausbreitung bei linksseitigen Carcinomen Prozesse der Unterlappen eine wichtigere Rolle spielen als solche der Oberlappen.*

Eigenartigerweise war bei Mittellappentumoren eine besondere Neigung zur kontralateralen Ausbreitung zu erkennen. Es handelt sich hier zwar noch um niedrige Untersuchungszahlen, auf die im Segmentabschnitt noch eingegangen werden soll, doch waren die Befunde nicht zu übersehen.

Über die Zahl der verzeichneten Excisionen hinaus darf allgemein die Bedeutung der mediastino*skopischen* Kontrolle nicht vergessen werden, die Metastasierungsvorgänge in den verschiedenen Lymphknotengruppen ausschloß, auch ohne daß jeweils eine Gewebsentnahme stattfand.

Selbst wenn man in Rechnung stellt, daß die Lymphdrainageverhältnisse bei Erkrankungen an Bronchialcarcinom durch etwa in der Kindheit abgelaufene entzündliche (tuberkulöse) Lungenprozesse verändert oder Bahnen sogar dadurch verlegt sind, wobei die Bedeutung anthrakotisch bedingter obstruktiver Veränderungen in den Lymphknoten selbst nicht vergessen werden darf, ergeben sich bei Betrachtung unserer Befunde ebenfalls starke Unterschiede zu den an Hunden erhobenen Befunden von CORRELL und LANGSTON. Diese Autoren prüften ebenfalls, wieweit die Lymphbahnen von den einzelnen Lungenlappen aus abhängig waren, und fanden dabei ausschließlich gleichseitige Ausbreitungswege, was zumindest für klinische Erkrankungsstadien, wahrscheinlich aber überhaupt für die menschliche Lunge nicht zutrifft.

γ) *Lymphabfluß der Lungensegmente*

Gestatten die Untersuchungen sichere Rückschlüsse über die klinisch bedeutsamen Lymphabflußbahnen der beiden Lungenhälften und der Lungenlappen, so ist dies nicht in gleichem Maße für die einzelnen Lungensegmente zutreffend. Grundsätzlich kann das *Lappensegment in bezug auf die lymphatische Versorgung nicht als organische Einheit angesehen werden,* da zumindest über das subpleurale Lymphnetz benachbarte Abschnitte zusammenhängen (MUNKA, RÉNYI-VÁMOS). Auch entstehen bei Aufgliederung der ermittelten Ergebnisse auf die einzelnen Segmente, wobei die 1949 geschaffene international geltende Einteilung zu Grunde gelegt wurde, wesentlich geringere Zahlen, da nur streng segmentgebundene Prozesse als Modellfälle für die Auswertung in Frage kamen. Es erscheint trotzdem berechtigt, die Zusammenhänge mit den einzelnen Lappenabschnitten zu überprüfen und als möglichen Beitrag zur Klärung mancher hier noch offener Fragen zu verstehen. Beruhen die bisherigen Kenntnisse doch fast vollständig auf den Untersuchungen CORDIER's und seiner Mitarbeiter, die an nur 96 Injektionspräparaten gewonnen wurden. Auf die einzelnen Segmente entfallen dabei gleichfalls sehr geringe Zahlen.

Folgende Beziehungen waren zu erkennen:

Segment I (apikales Oberlappensegment)

<table>
<tr><td align="center">rechts
(23 Fälle, 47 Excisionen)</td><td align="center">links
(12 Fälle, 34 Excisionen)</td></tr>
</table>

rechts	links
D 11/1 D —/—	D —/— D 4/—
6/5 · 1/—	3/1 · 6/1
10/5 · 1/—	1/— · 9/1
· 7/— ·	· 8/— ·

Segment II (posteriores Oberlappensegment)

rechts
(22 Fälle, 49 Excisionen)

D 10/—   D —/—

9/4   ·   1/2

11/3   ·   —/—

·   9/—   ·

links
(22 Fälle, 42 Excisionen)

D 1/—   D 6/1

2/—   ·   7/1

1/—   ·   11/—

·   12/—   ·

Segment I/II (apico-posteriore Oberlappensegmente)

rechts
(57 Fälle, 118 Excisionen)

D 23/1   D —/—

20/13   ·   2/3

26/10   ·   1/—

·   19/—   ·

links
(51 Fälle, 99 Excisionen)

D 1/—   D 4/—

8/2   ·   17/3

5/—   ·   28/4

·   27/—   ·

Segment III (anteriores Oberlappensegment)

rechts
(30 Fälle, 54 Excisionen)

D 7/2   D —/—

7/7   ·   —/1

14/2   ·   1/—

·   11/2   ·

links
(28 Fälle, 80 Excisionen)

D 3/2   D 12/2

8/4   ·   5/2

7/1   ·   14/2

·   15/3   ·

Segmente I bis III links (122 Fälle, 254 Excisionen)

D 8/2   D 31/4

16/9   27/8

14/1   57/12

·   59/6   ·

Mittellappensegmente (S IV/V)   *Lingulasegmente*
(19 Fälle, 45 Excisionen)   (25 Fälle, 62 Excisionen)

D 9/—   D —/—   D 4/1   D 4/—
                     ·   ·
        5/7   ·   —/2   5/1   ·   5/1
                     ·   ·
                     ·   ·
        8/3   ·   —/1   6/2   ·   14/3
            ·   ·   ·   ·
               ·   4/6   ·   ·   13/3   ·
                         ·

Segment VI (apikales Unterlappensegment)

       rechts   links
(23 Fälle, 42 Excisionen)   (15 Fälle, 32 Excisionen)

D 5/—   D —/—   D 4/—   D —/—
                     ·   ·
        4/2   ·   —/1   2/4   ·   1/2
                     ·   ·
                     ·   ·
        15/3   ·   —/—   3/1   ·   4/—
            ·   ·   ·   ·
               ·   9/3   ·   ·   8/3   ·
                         ·   ·

Segment VII (kardiales Segment rechts): keine Beobachtungen

Segmente VIII bis X (basale Segmentgruppe der Unterlappen)

       rechts   links
(30 Fälle, 60 Excisionen)   (16 Fälle, 42 Excisionen)

D 7/—   D 1/—   D 4/—   D 1/—
                     ·   ·
        6/5   ·   2/—   —/—   ·   6/2
                     ·   ·
                     ·   ·
        13/7   ·   2/—   7/2   ·   9/2
            ·   ·   ·   ·
               ·   12/5   ·   ·   9/—   ·
                         ·   ·

Übersieht man nun Häufigkeit und Lokalisation der Metastasierungsnachweise
bei *segmentgebundenen* Prozessen, so ergeben sich, jedenfalls von den klinischen
Befunden aus, *völlig andere Verhältnisse, als diese aus der Anatomie* (ROUVIÈRE,
CORDIER) *und Klinik bisher geläufig waren.* Allerdings darf nicht übersehen werden,
daß selbst bei einem so großen Untersuchungsgut die Zahlen für segmentbeschränkte
Tumoren geringer werden, so daß die bisher ermittelten Beziehungen mit größerer
Reserve gewertet werden müssen. Es empfiehlt sich deshalb, bestimmte Segment-
gruppen zusammenzufassen. Dies entspricht auch klinischen Fragestellungen.

Dabei war von besonderem Interesse, ob die in den Schemata von NOHL u.
KLINGENBERG zum Ausdruck kommende strenge Einseitigkeit bestimmter Abfluß-
gebiete sich bestätigen ließ, ebenfalls die besondere Bedeutung, die man bei der inter-

mediären Zone der linken Lunge (Lingula und apikales Unterlappensegment) für die
doppelseitige und der basalen Unterlappensegmente für die kontralaterale Metastasierung annimmt. Unter den im einzelnen für jedes Segment beider Lungen nachgewiese-

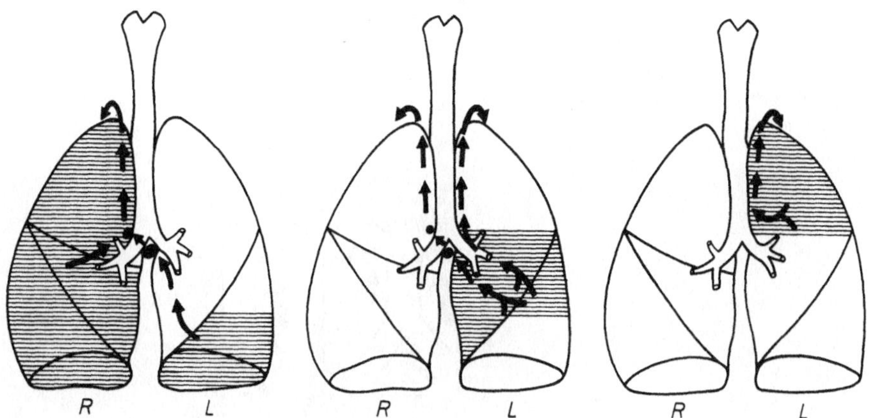

Abb. 3. Schemata über die Lymphabflußwege der Lunge in Abhängigkeit von den einzelnen Lappen und
Segmentgruppen (nach KLINGENBERG)

nen Beziehungen zum Ort der mediastinalen Absiedlung verdienen folgende Feststellungen besonders hervorgehoben zu werden:

Segmente I und II: Die Ausschließlichkeit homolateraler Verbindungsbahnen ließ
sich nicht bestätigen, wohl deren deutliche Bevorzugung. In den Bifurkationslymphknoten waren sowohl für links als auch rechts keine Befunde nachweisbar. Damit
bestätigte sich bisher die für diese Oberlappenabschnitte angenommene Verbindung
zur seitenentsprechenden tracheobronchialen Lymphknotengruppe. An den *zur rechten
paratrachealen Lymphknotenkette gerichteten Absiedlungen der linksseitigen Lungenprozesse sind aber auch diese Segmente bereits beteiligt.*

Anteriores Oberlappensegment: Die angenommenen Beziehungen zu den subcari-
nalen Lymphknoten bestätigten sich. Auch dieses Segment *nimmt bereits an der
kontralateralen Krebsausbreitung teil,* wobei sich dieses Verhalten rechts nur andeu-
tet, links dagegen doch deutlich ist. In der Regel waren solche Beziehungen für diese
Segmente bisher abgelehnt worden.

Segmente I—III des linken Oberlappens: Da diese Einheit dem rechten Oberlappen entspricht, soll sie besonders besprochen werden. Auch hier überwogen zwar
die gleichseitigen Befunde, *in einem Viertel der Untersuchungen fanden sich aber doch
gegenseitige Metastasen,* soweit solche nachweisbar waren.

Lingulasegmente IV/V: Die stärker ausgeprägte Beteiligung der Bifurkationslymphknoten könnte darauf hinweisen, daß von diesen Segmenten ein größerer Einfluß auf eine rechtsseitig ablaufende Lymphausbreitung ausgeübt wird. Paratracheal
waren sonst beiderseits Befunde anzutreffen, wie dies weniger deutlich für die Mittellappensegmente oben schon beschrieben ist.

Apikales Unterlappensegment: Hier trat die *bevorzugte Absiedlung über gegenseitige Lymphbahnen für die linke Unterlappenspitze besonders deutlich hervor.* Nach
den bisher gemachten Erfahrungen scheint dieses linke Spitzensegment sogar weniger
der sog. intermediären Zone mit gleich großer Neigung für die linken und rechten

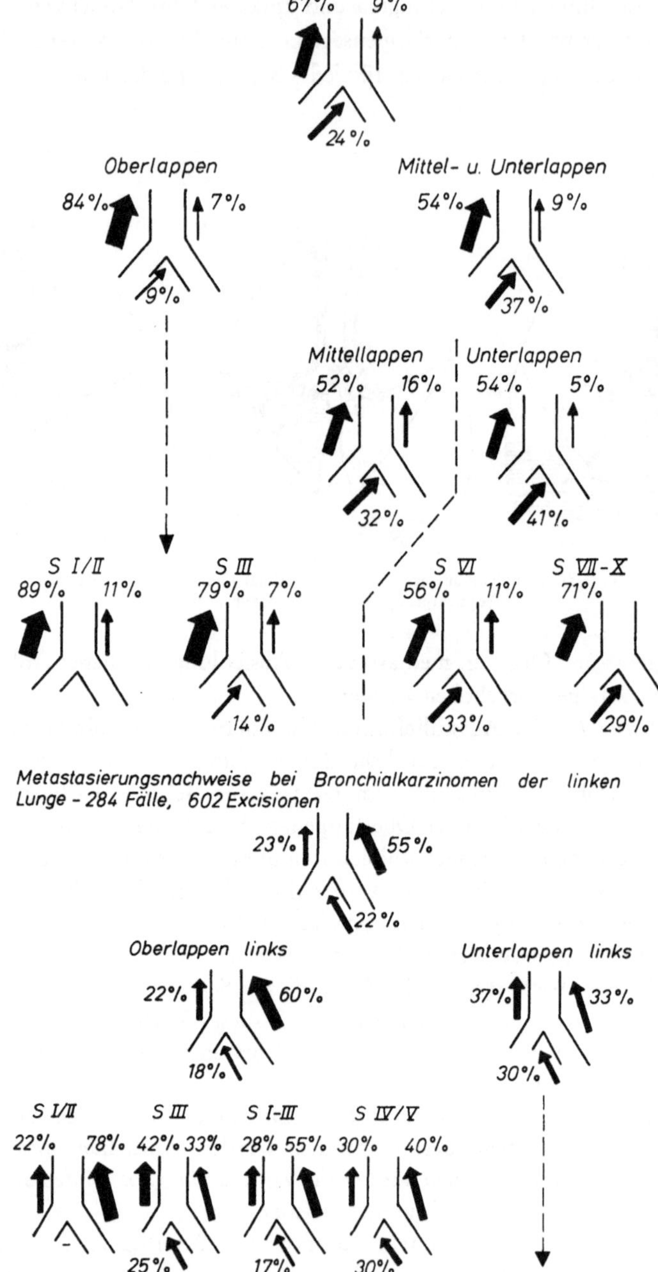

Abb. 4. Metastasierungsnachweise bei Bronchialcarcinom. Rechte Lunge und linke Lunge

Bahnen anzugehören, sondern mehr die rechte paratracheale Lymphknotenkette zu benutzen. Rechts halten sich die gegenseitigen Nachweise in dem für die rechte Lunge üblichen Rahmen.

Basale Unterlappensegmente: Bisher nahm man an, daß gerade diese Segmentgruppe eine besonders enge Verbindung zu den Lymphknoten in der Bifurkation habe und von dort *ausschließlich kontralaterale* Absiedlungen setze. Die in manchen Statistiken erkennbare schlechtere Prognose des resezierten linksseitigen Unterlappentumors führte man gerade auf diese Besonderheiten des Lymphabflusses zurück, von direkten Verbindungen zu abdominell verlaufenden Lymphbahnen abgesehen. *Bei den bisher untersuchten Tumoren dieses Lungenabschnittes war es nicht möglich, die Richtigkeit dieser Vorstellungen zu bestätigen.* Befunde in den Bifurkationslymphknoten waren bisher noch nicht festzustellen. Mag dies noch Zufall sein, da solche für die rechtsseitige Segmentgruppe angetroffen wurden, so bestätigen sich bisher die Annahmen über die ausschließliche Ausbreitung von der linken Unterlappenbasis zur rechten tracheobronchialen und paratrachealen Lymphknotenkette nicht. Im Gegenteil war bisher die *homolaterale Metastasierung vorherrschend.*

Da es sich bei den segmentbeschränkten Prozessen in der Regel um frühe Carcinomstadien handelt, muß man annehmen, daß diese für die einzelnen Segmentgruppen getroffenen Feststellungen den tatsächlichen anatomischen Verhältnissen ziemlich nahe kommen. *Auf jeden Fall müssen die klinischen Vorstellungen über die lymphogenen Ausbreitungswege der bronchialen bösartigen Neubildungen im Bereich des Mediastinums und insbesondere des posterioren Lymphstammes einer Korrektur unterzogen werden.* Die angefertigten Schemata sollen im Vergleich zu den vorher schon besprochenen Darstellungen von NOHL und KLINGENBERG die ermittelten Befunde veranschaulichen. Die angegebenen Vomhundertsätze (besonders bei den einzelnen Segmenten und Segmentgruppen) sollen nur grob die Größenordnung andeuten. Ein Anspruch auf absolut geltende Verhältniszahlen ergibt sich daraus selbstverständlich nicht. Insbesondere sind für die einzelnen Segmente noch keine weitergehenden Schlüsse möglich und erlaubt. Auch ist es mit diesen Untersuchungen nicht möglich, festzustellen, ob von der Bifurkation strikt Verbindungen ausschließlich zur rechten Tracheobronchialgruppe verlaufen, wie dies ROUVIÈRE annimmt.

V. Methodische und klinische Erfahrungen

1. Untersuchungsmethodik

Die Mediastinoskopie ist kein endoskopisches Verfahren in dem Sinne, wie dies mit der Inspektion von bestehenden Körperhöhlen oder -rohren (Rectoskopie, Bronchoskopie) gemeint ist. Es ist notwendig, auf chirurgische Weise nicht nur den Zugang zum Mediastinalraum zu gewinnen, sondern auch innerhalb dieses Gebietes einen Endoskopiespalt erst zu schaffen, wobei die Manipulationen gleichzeitig der Palpation dienen.

Instrumentell erfordert der Eingriff nur geringen Aufwand. Folgende Ausrüstung hat sich als zweckmäßig erwiesen:

1. Das Mediastinoskop in seiner langen und kurzen Ausführung mit Anschlußleitung an den Endoskopietransformator. Bisher wurde eine einfache, distal ange-

brachte Lichtquelle benutzt. Erfahrungen mit proximalen oder vom Instrument selbst unabhängigen Lichtquellen bestehen noch nicht.

2. Ein stumpfer Saugstab mit seitlicher Öffnung und abgewinkeltem Ansatz für die Gummizwischenleitung zum Motorsauger.

3. Eine Tupferzange, die auch zur stumpfen Gewebsspreizung in der Tiefe benutzt werden kann.

4. Eine Probeexcisionszange.

5. Eine Rekordspritze mit dünner langer Nadel zur Probepunktion.

6. Je ein Paar kleine und mittelgroße Wundhaken.

7. Eine Präparierklemme, zwei Präpariertupfer, zwei anatomische und chirurgische Pinzetten, Kocherklemmen, Nadelhalter und Nadeln, Adaptions- und Klammerpinzetten, Hautklammern, ein Skalpell (Abb. 5 und 6).

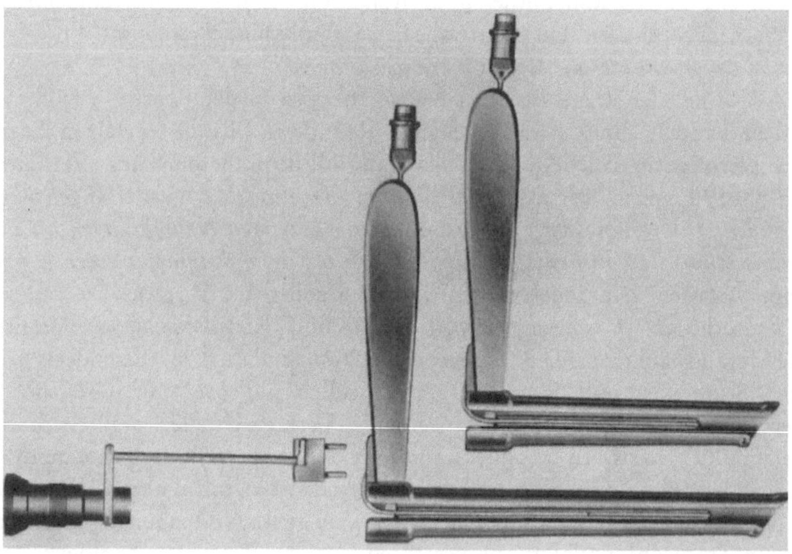

Abb. 5. Mediastinoskop nach CARLENS (Hersteller: K. Storz, Tuttlingen) in kurzer und langer Ausführung, mit abschwenkbarer Lupe

Die Untersuchung erfolgt grundsätzlich in *Endotrachealnarkose* und *Muskelrelaxion.* Dies dient einmal der psychischen Schonung des Patienten, da manchmal ein Druck auf die Luftröhre mit Störung der Ventilationsmöglichkeit nicht zu vermeiden ist. Zum anderen wird das Operationsfeld auf diese Weise ruhiggestellt, und plötzliche Hustenstöße können so vermieden werden. Auch besteht dabei ein gewisser Schutz gegen störende Reflexabläufe etwa im Sinne vago-vagaler Mechanismen oder von seiten der Blutdruckzügler (nach HERING-BREUER) sowie gegen Luftembolien bei Verletzung größerer Venen (Abb. 7 u. 8).

In Rückenlage des Patienten mit rekliniertem Kopf kann man leicht beiderseits der Incisura jugularis sterni die Ansätze der beiden Kopfwendermuskeln abgreifen, ebenso Ring- und Schildknorpel. Etwa ein bis zwei Querfinger oberhalb des Brustbeins erfolgt die transversale Incision von etwa 3 cm bis zur oberflächlichen Halsfascie (Abb. 9). Nach deren Durchtrennung werden die geraden Halsmuskeln sichtbar, wobei vorwiegend stumpf durch Scherenspreizung mit Nachfolgen der Wundhaken zwischen den Mm. sternohyoidei und tiefer der sternothyreoidei in der Mittellinie wie bei einer inferioren Tracheotomie die Luftröhre freigelegt wird. Gelegentlich dort

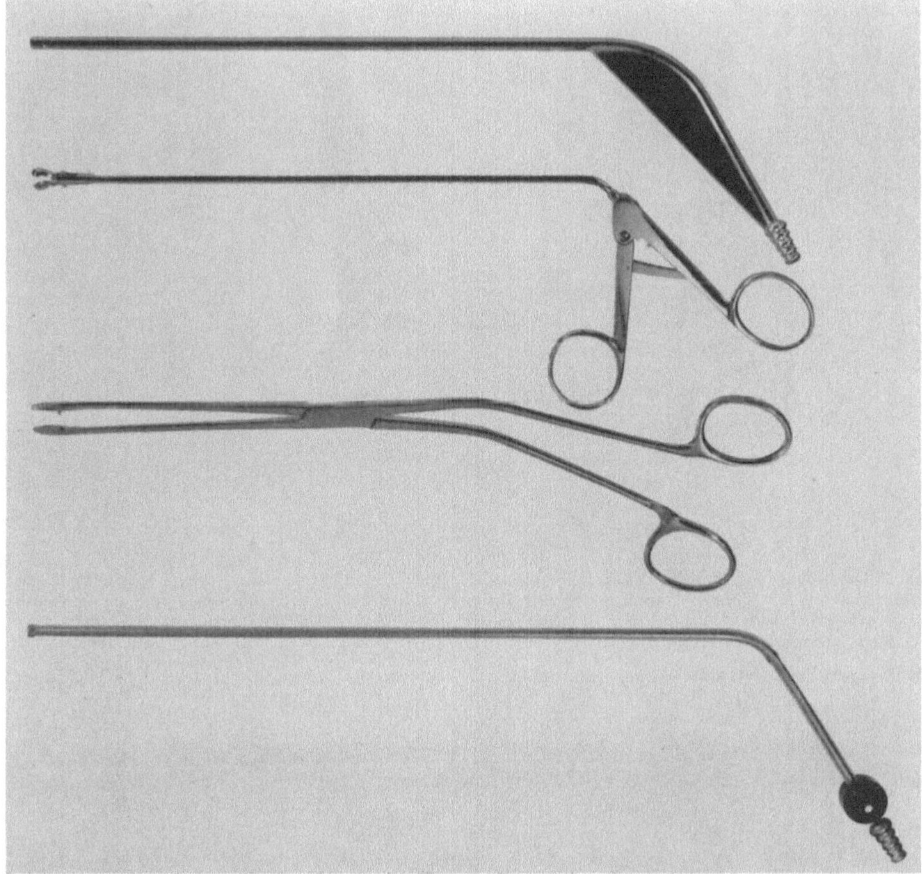

Abb. 6. Stumpfer Saugstab zur Präparation. Excisionszange (auch mit Isolierung zur Coagulation lieferbar). Präparier- und Tupferzange. Saugrohr zur Coagulation

anzutreffende Venen des arcus venosus juguli oder die V. thyreoidea ima sind zu unterbinden, insbesondere wenn die Gefäße bei intrathorakaler Druckerhöhung oder bei Einflußstauung erweitert sind. Manchmal muß auch ein stark entwickelter Isthmus der Schilddrüse nach oben abgeschoben werden. Vorausgegangene Strumektomien ergaben kein besonderes Hindernis, ebenso keine vergrößerten Strumen selbst.

Unmittelbar vor der Trachea liegt die Fascia colli profunda. Deren völlige Eröffnung ist unabdingbare Voraussetzung einer gefahrlosen Untersuchung; liegt doch zwischen dieser Fascie und der Vorderfläche der Trachea jener bindegewebige Spalt, in welchem die Untersuchung stattfindet. Wird die tiefe Halsfascie nicht richtig und vollständig gespalten, würde die weitere Präparation kaudalwärts auf die großen Gefäße hin erfolgen. Unterhalb der Fascie gelingt es dagegen leicht, mit dem Finger

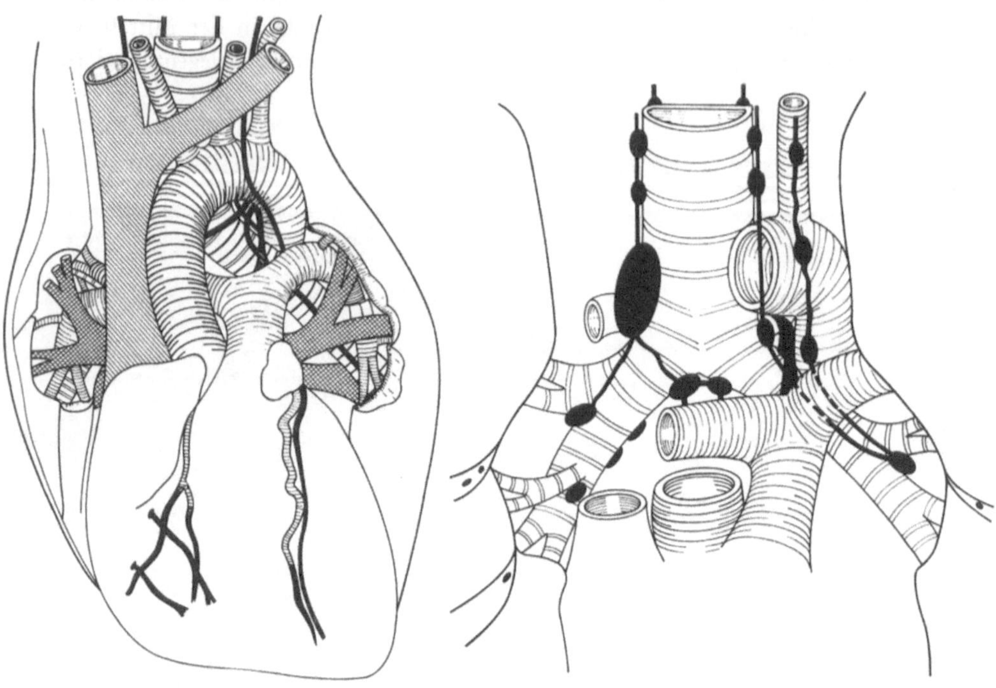

Abb. 7　　　　　　　　　　　　　　　　　Abb. 8

Abb. 7. Darstellung der anatomischen Verhältnisse in der prä- und paratrachealen Region. Man erkennt die Venenstämme sowie rechts den Truncus brachiocephalicus, aus der Aorta entspringend, sowie links die A. carotis und A. subclavia. Nach caudal verläuft der Aortenbogen hinter dem linken Hauptbronchus, nach vorn liegen der Stamm bzw. die beiden Äste der A. pulmonalis im Untersuchungsbereich (nach BARIÉTY u. COURY)

Abb. 8. Darstellung der anatomischen Verhältnisse und der einzelnen Lymphknotengruppen im Bereich der Trachea und ihrer Bifurkation (nach BARIÉTY u. COURY)

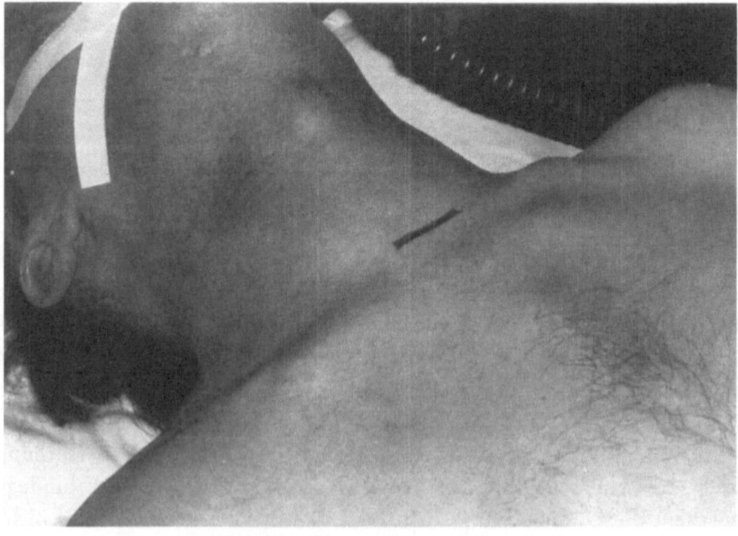

Abb. 9. Der intubierte Patient in Rückenlage mit weit nach hinten rekliniertem Kopf. Markierung der Schnittführung im Jugulum

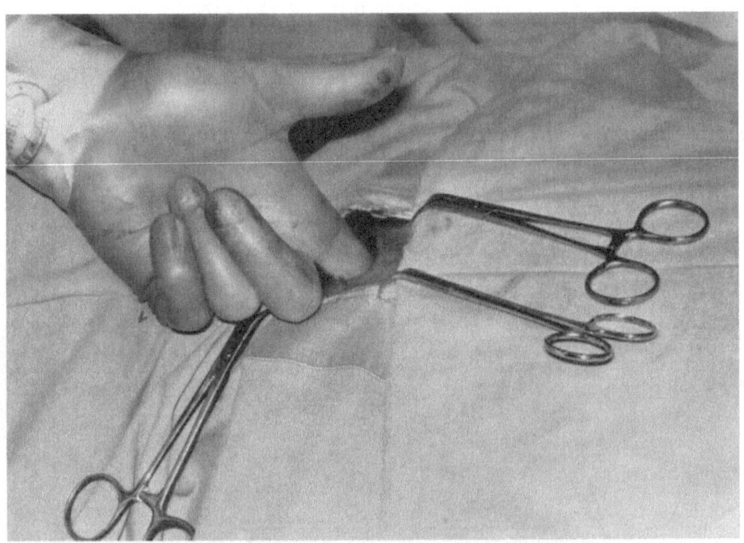

Abb. 10. Nach Incision im Jugulum und nach Freilegung der Trachea Fingerpräparation zwischen Trachea und V. brachiocephalica sinistra bzw. Arcus aortae nach caudal

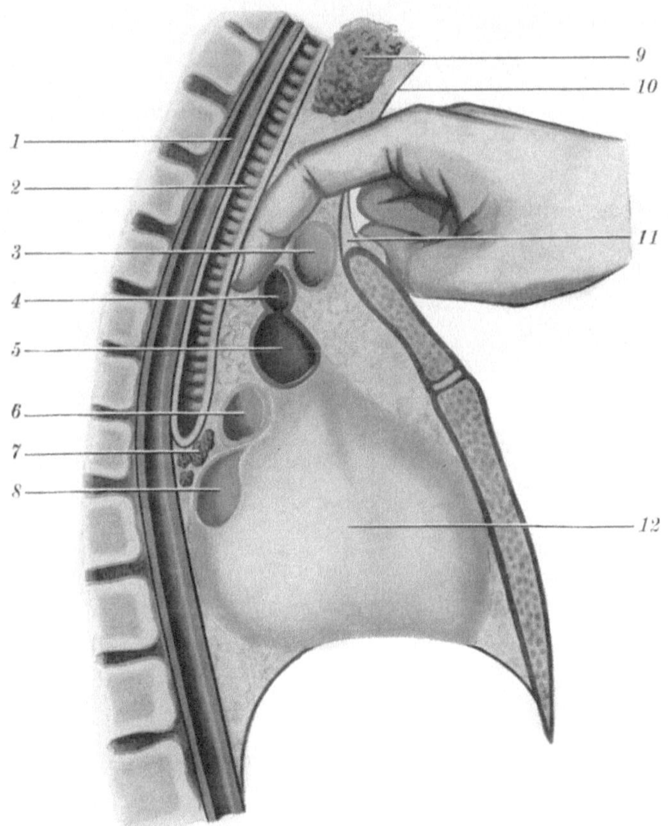

Abb. 11. Schematische Darstellung der Fingerpräparation zwischen Trachea und den großen Gefäßen (nach RINK)

1 = Oesophagus	5 = Arcus aortae	9 = Glandula thyreoidea
2 = Trachea	6 = A. pulmonalis	10 = Fascia colli
3 = V. brachiocephalia sinistra	7 = Lymphknoten in der Bifurkation	11 = Spatium interfasciale suprasternale
4 = Truncus brachiocephalicus	8 = Atrium sinistrum	12 = Cor

vor der Trachea bzw. beiderseits von ihr und retroaortal Raum zu gewinnen, oft gleich
bis zur Bifurkation (Abb. 10 und 11).

Man empfindet dabei deutlich die Abgänge der Aorta sowie deren Kaliber und

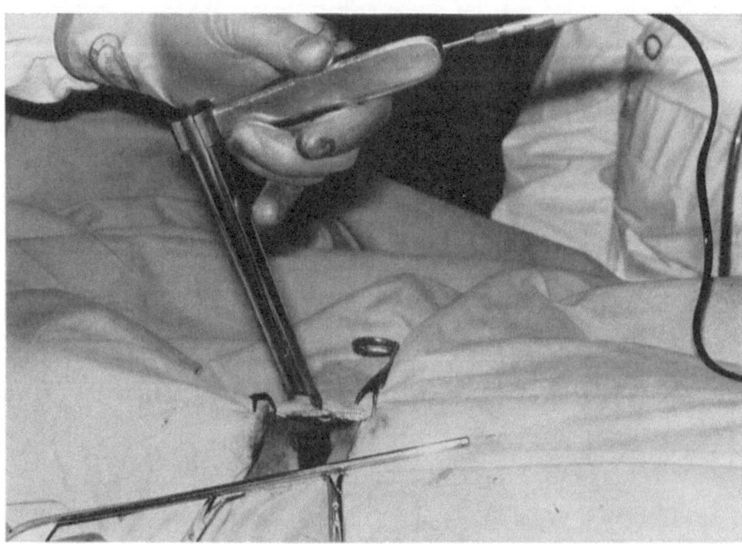

Abb. 12. Das Mediastinoskop vor der Einführung. In der Mitte des Operationsfeldes die jugulare Incision, unten
der Saugstab, mit dem in der Tiefe stumpf präpariert wird

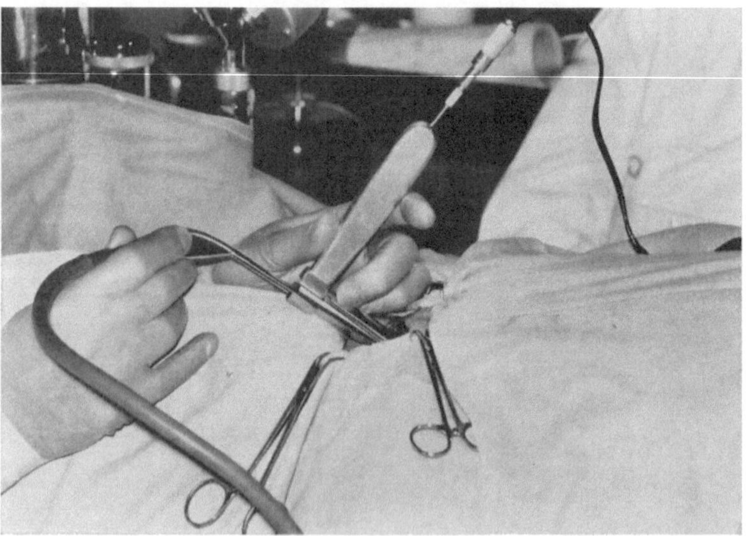

Abb. 13. Das Mediastinoskop ist durch die jugulare Incision eingeführt und bis zur Bifurkation vorgeschoben,
gleichfalls der Präpariersauger

Pulsationen und muß hier bereits auf eventuelle Aneurysmen achten. In diesem
durch die Fingerpräparation geschaffenen Raum wird nun in der Mittellinie das
Mediastinoskop eingesetzt (Abb. 12), wobei die Vorderfläche der Luftröhre als Leit-

schiene benutzt wird. Für die Inspektion des oberen Mediastinums genügt das kürzere Instrument, wogegen zur Freilegung der Hauptbronchien und der Bifurkation die längere Ausführung benötigt wird. Die weitere Präparation erfolgt nun mit dem

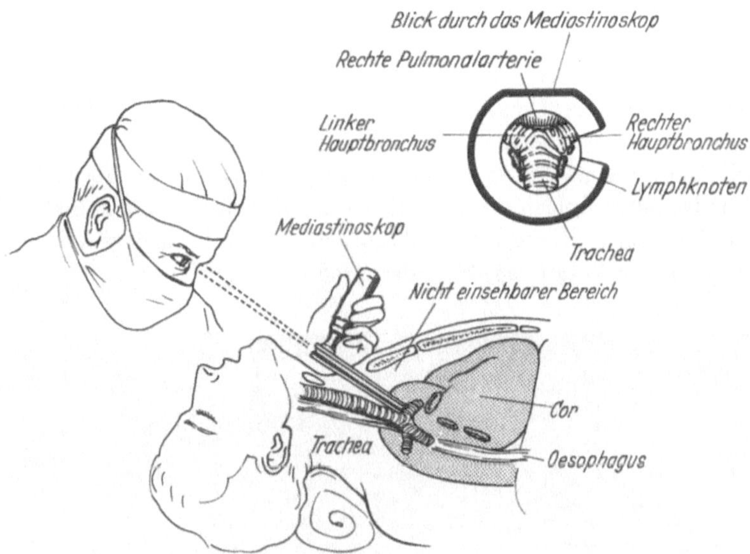

Abb. 14. Schematische Darstellung der Lagerung des Patienten sowie der Stellung des Operateurs. Das Mediastinoskop ist eingeführt bis zur Bifurkation. Vor dem Herzen und den großen Gefäßen ist der normalerweise nicht zugängliche Bereich zu erkennen. In Ausnahmefällen ist auch hier eine Fingerpräparation, aber keine wesentliche Endoskopie möglich. Rechts oben ist der Blick durch das Instrument auf den unteren Teil der Trachea und die beiden Hauptbronchien mit den Lymphknoten in den Tracheobronchialwinkeln eingezeichnet (nach CARLENS)

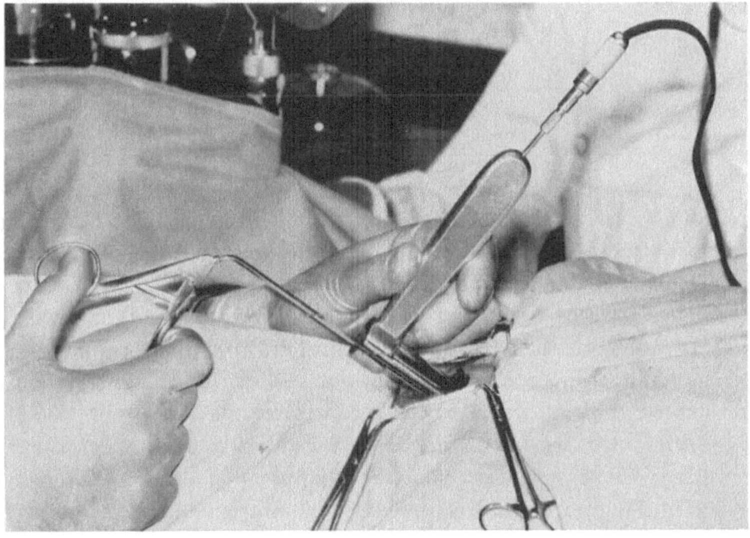

Abb. 15. Zangenbiopsie in der Tiefe

stumpfen Saugstab jeweils in den Gewebsspalten in unmittelbarer Umgebung der unteren Luftröhre und der Luftröhrenabgänge (Abb. 13 und 14).

Man kann so meist ohne große Schwierigkeiten beide Hauptbronchien und auch den Bifurkationsbereich freilegen und gelangt so zur Darstellung der paratrachealen, tracheobronchialen sowie interbronchialen Lymphknoten. Es ist wichtig zu wissen, daß im Bifurkationsbereich regelmäßig eine Membrana bronchopericardiaca zur Darstellung kommt, die mit dem Saugstab dann perforiert und aufpräpariert wird. Die Lymphknoten der tracheobronchialen Gruppe liegen cranial von dieser Membran, diejenigen des Bifurkationsbereichs kaudal. Meist heben sich die Lymphknoten durch die Anthrakose gut von ihrer Umgebung ab. Man muß sie aber vollständig freigelegt haben, bevor man sie excidieren kann (Abb. 15). In Zweifelsfällen soll man grundsätzlich der Excision eine Probepunktion vorausschicken, um eine Verwechslung mit einem nur teilweise freigelegten Blutgefäß auszuschließen (Abb. 16). Im besonderen gilt dies für Excisionen im rechten Tracheobronchialwinkel, da dort die Gefahr der Verwechslung mit der Azygosvene besonders groß ist.

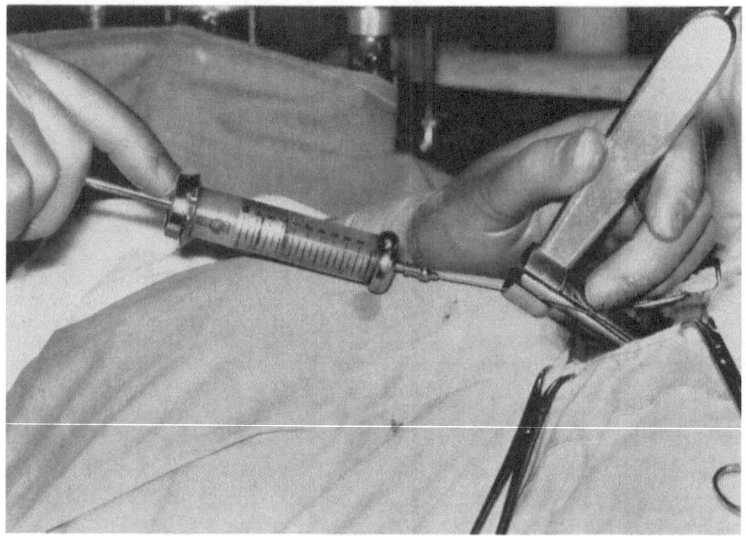

Abb. 16. Probepunktion in der Tiefe vor der Zangenexcision in endoskopisch unklaren Fällen, um Gefäßverletzungen zu vermeiden

Die Freilegung der Lymphknoten bereitet im allgemeinen keine Schwierigkeiten. Bei Tumoreinbrüchen in das Mediastinum bzw. bei ausgedehnten Metastasierungen kann die Gewebsfreilegung manchmal Schwierigkeiten bereiten. Im oberen Mediastinum ist es nach unserer Erfahrung deshalb oft leichter, vorsichtig zwischen den ausgedehnten Lymphknotenpaketen und der Aorta mit dem Finger einzudringen und die tumorösen Veränderungen mit dem Finger auszulösen und dann erst die weitere Präparation unter Sicht und die Gewebsexzision folgen zu lassen.

Wie schon erwähnt, ist es bei ausgedehnten Sarkoidosen möglich, den Eingriff auch im therapeutischen Sinne mit weitgehender Lymphknotenausräumung im gesamten paratrachealen und parabronchialen Bereich auszunutzen. Auch hierbei ist es oft leichter, die Lymphknoten zunächst mit dem Finger aus ihrer Umgebung zu lösen, weshalb hierauf noch einmal besonders hingewiesen sei.

Ist die Untersuchung beendet, so kann sie leicht mit einer präscalenischen Biopsie nach DANIELS verbunden werden. Man kann von dem Mittelschnitt aus beiderseits subcutan vor dem Kopfwendermuskel einen Spalt schaffen. Indem man den Muskel dann mit einem mittelgroßen Wundhaken nach medial zieht, wird nach Spaltung der darüberliegenden Fascie das Fettträubchen frei, welches dann vollständig exstirpiert werden kann unter Freilegung der Vorderfläche des Scalenusmuskels.

Nach abgeschlossener Untersuchung wird die Muskellücke mit zwei Einzelknopfnähten wieder geschlossen, anschließend bevorzugen wir nach subcutaner Naht Hautklammern. Das kosmetische Resultat ist bei solchem Vorgehen in der Regel einwandfrei.

Subjektiv verspüren die Patienten für etwa zwei Tage Schluckbeschwerden, sonst ist die Verträglichkeit der Untersuchung gut. Besondere Aufmerksamkeit wurde den bisher beobachteten *Komplikationen* gewidmet. Grundsätzlich muß man dabei solche Komplikationen unterscheiden, die sich aus der Allgemeinnarkose ergeben, von denen der Untersuchung selbst. Bei allen fünf Untersuchern mußten folgende Zwischenfälle und Komplikationen festgestellt werden:

Zwischenfälle und Komplikationen bei 1625 Mediastinoskopien und 5 Untersuchern

	Insgesamt	Verstorben
Anaesthesiezwischenfälle (davon ein Patient bei Einleitung der Untersuchung nach Hautschnitt ohne weitere Manipulationen) .	4	2
Stärkere Blutung, Tamponade	5	—
Verletzung der V. azygos, durch Thorakotomie beherrscht . .	1	—
Mediastinalinfektionen	2	1
Oesophagusverletzung mit konsekutiver Mediastinitis, konservativ-antibiotische Behandlung	1	—
Temporäre Recurrensparesen	3	—
	16 =1%	3 =0,19%

Von den Anaesthesiezwischenfällen abgesehen, sind Komplikationen in dreifacher Hinsicht möglich:

Infektionen

Blutungen

Nervenverletzungen.

Infektionen: Obwohl manche Untersucher empfehlen, prophylaktisch in den innerhalb des Mediastinums geschaffenen Spalt Antibiotika einzugeben, habe ich, von Ausnahmen abgesehen, darauf verzichtet. Die Mediastinitis nach der Oesophagusverletzung (die Speiseröhrenwand war mit einem Bifurkationslymphknoten verwachsen) ließ sich antibiotisch beherrschen bei entsprechender Nahrungskarenz, eine Pneumonektomie war möglich, wenn auch mit einer zeitlichen Verzögerung von zwei Wochen.

Die tödlich verlaufene Mediastinalinfektion (auswärts) ist auf das Zusammentreffen eines technischen Versagens in der Sterilisationsanlage mit einer völligen Anergie bei der betroffenen Patientin zurückzuführen.

Infektionen mit banalen Erregern wurden nicht gesehen. Wenn sich bei der Untersuchung der Verdacht ergab, daß eine Tuberkulose vorliegen könnte, wurde vorsichtshalber Streptomycinlösung instilliert. Dabei ergaben sich auch bei der Freilegung tuberkulöser Lymphknotenprozesse keine Komplikationen in dieser Hinsicht.

Nur einmal kam es zur Spontanperforation eines tuberkulösen Infektes durch die Incisionswunde nach außen. Es handelte sich hier um eine ausgedehnte Silikotuberkulose, die hochaktiv und auch in das Bronchialsystem perforiert war. Die Untersuchung erfolgte unter Tumorverdacht, nachdem eine Thorakotomie auswärts keine sicheren diagnostischen Aufschlüsse ergeben hatte. Nach Drainage durch die Perforationsstelle und Instillation von Contebensuspensionen heilte die Infektion komplikationslos aus.

Bei den auswärts vorgenommenen und hier mit verwerteten Untersuchungen zeigte sich dreimal ein Fieberanstieg über mehrere Tage und mit einer röntgenologisch erkennbaren Mediastinalverbreiterung bzw. Hilusschwellung eine stärkere Reaktion, die antibiotisch ohne sonstige Behandlung beherrscht werden konnte. Eine sichere Ursache ließ sich nicht eruieren, insbesondere konnte nicht festgestellt werden, ob ein exogener Infekt oder nur eine außergewöhnliche Reaktion von seiten der Grundkrankheit vorlag. Nach den eigenen Erfahrungen sind solche Veränderungen in der Regel nicht zu fürchten. Wir haben auch keinen Anhalt dafür gewinnen können, daß die Sterilität des Operationsfeldes bei einige Tage später vorgenommenen Lobektomien oder Pneumektomien Gefahr leidet, da postoperative Empyeme nach vorausgegangener Mediastinoskopie nicht vermehrt auftraten.

Blutungen: Ebenfalls kam es im eigenen Untersuchungsgut nicht zu Blutungen, die weitere operative Maßnahmen erforderten. In zwei Fällen kam es zu stärkeren Blutungen aus Lymphknotengefäßen, in einem Fall wurde bei der Präparation mit dem Saugstab ein größeres Gefäß perforiert, wobei die Blutungsquelle genau auszumachen war. Alle Blutungen standen nach Tamponade, wobei der Tamponadestreifen etwa 15 min liegen blieb. Es empfiehlt sich, diesen dann gegen resorbierbares Material auszutauschen, wie wir dies ebenfalls getan haben. In der Literatur sind zwei weitere Fälle einer Blutung aus der V. azygos beschrieben; auf die besonderen Vorsichtsmaßnahmen gerade in diesem Bereich habe ich oben schon hingewiesen.

Zur Vermeidung von Gefäßblutungen ist natürlich ein gewisses Gefühl für die Präparation in den Gewebsspalten erforderlich. Auch darf man die Präparation bei malignen Mediastinalveränderungen nicht erzwingen, da diese manchmal invasiv auf die Nachbarorgane und die Gefäße übergegriffen haben. Gegebenenfalls muß man schrittweise immer wieder eine Probepunktion vornehmen, bevor man sich zu weiterer Gewebsfreilegung entschließt.

Da in der Regel das Vordringen bis zur Bifurkation keine Schwierigkeiten bereitet, sind ernsthafte Gefäßverletzungen eigentlich nur bei der Freilegung der Bifurkation und der beiden Hauptbronchien denkbar. Rechts kann man den Hauptbronchus bis zum Oberlappenbronchusabgang skelettieren, ohne, von der V. azygos abgesehen, größere Gefäßverletzungen befürchten zu müssen, da die Pulmonalgefäße den Bronchus erst tiefer kreuzen. Wenn man bei der Präparation der Bifurkation den Saugstab vorwiegend nach hinten richtet und sich streng an die Innenflächen der Hauptbronchien hält, ist auch hier ein komplikationsfreies Vorgehen möglich. Die Präparation des linken Hauptbronchus ist eigentlich besonders leicht, obwohl man hier sich in unmittelbarer Nachbarschaft der A. pulmonalis und ihrer Aufteilung bzw. auch der linken Pulmonalarterie befindet. Bei vorsichtiger Präparation kann der linke Hauptbronchus auf mindestens 3—4 cm Länge freigelegt werden, wenn keine besonderen Verwachsungsprozesse bestehen. Ein Vordringen bis zum Oberlappenbronchus selbst ist aber nicht möglich. Noch weiter caudalwärts kommt man innerhalb der

Bifurkation an die Hinterwand des linken Vorhofs, dessen Pulsation deutlich zu sehen ist.

Nervenverletzungen: Bezüglich der Nervenverletzungen ist vor allen Dingen auf den *N. recurrens* zu achten, besonders bei linksseitigen verdrängenden Prozessen. Er entspringt rechts etwa in Höhe der A. subclavia aus dem Vagus, schlingt sich um diese und tritt schräg nach medial zum Kehlkopf. Der linksseitige Nerv geht erst tiefer ab, verläuft nach vorn um den Aortenbogen und zieht in der Furche zwischen Oesophagus und Trachea cranialwärts. Dem unteren Drittel der Luftröhre legt sich auch der rechtsseitige *N. vagus* an, nachdem er die Vorderseite der A. subclavia passiert hat. Links bleibt der Vagus vor dem Aortenbogen und so außerhalb des Explorationsbereichs. Auch die *Nn. phrenici* kommen nicht zur Darstellung. Einmal trat nach Ausräumung ausgedehnter sarkoidotischer Lymphknoten eine rechtsseitige Phrenicusschädigung auf, die aber auch im Zusammenhang mit der gleichzeitig vorgenommenen präscalenischen Lymphknotenbiopsie stehen kann. Im Schrifttum sind *Recurrensparesen* als Folge der Mediastinoskopie verzeichnet. Besondere Vorsicht ist deshalb links paratracheal und im Tracheobronchialwinkel bei Präparation geboten. Im eigenen Untersuchungsgut traten drei Nervenschädigungen auf. Zweimal handelt es sich wahrscheinlich um eine Druckschädigung, da die Funktion später zurückkehrte, das Schicksal des anderen Patienten ist unbekannt geblieben.

Verletzungen des Milchbrustgangs sind bisher nicht beschrieben und auch im eigenen Beobachtungsgut nicht aufgetreten. SPECHT beschreibt eine solche Verletzung bei sog. erweiterter Mediastinoskopie mit Entfernung eines paravertebralen Neurofibroms.

Nach drei eigenen und sieben fremden Untersuchungen ergab sich die Notwendigkeit, die *Mediastinalbiopsie zu wiederholen.* An der Eingangsstelle ergaben sich dabei präparatorische Schwierigkeiten, insbesondere zwischen Trachea und der V. brachiocephalica. Hier ist besondere Vorsicht geboten. Im Mediastinalraum selbst bestanden keine besonderen Verwachsungen, auch war die Präparation in diesen Fällen nicht schwieriger als sonst.

Dies spricht dafür, daß nur eine geringe Gewebsreaktion nach der Untersuchung sich abspielt. In Übereinstimmung mit diesen Erfahrungen waren bei solchen Patienten, die einige Tage nach der Untersuchung bei Todesfall nach inzwischen vorgenommener Lungenresektion bzw. auch erst Monate später zur Autopsie kamen, bei der feingeweblichen Untersuchung keine besonderen Veränderungen festzustellen, im Gegenteil war der Untersuchungsbereich ausgesprochen reaktionslos (W. MÜLLER). Die im früheren Schrifttum bei konstriktiven Veränderungen im Bereich des Mediastinums befürchteten funktionellen Auswirkungen können also unbeachtet bleiben.

Da die Untersuchung nicht in das funktionelle Thoraxgefüge eingreift, ist ein weiter Anwendungsbereich gestattet. Einschränkungen ergeben sich in dieser Hinsicht nur insofern, als eine endotracheale Narkose mit Aufhebung der Spontanatmung möglich sein muß. Besondere Vorsicht ist bei Vorliegen einer *Einflußstauung* geboten. Es kam in einem solchen Fall einmal nach Abschluß der Untersuchung und bei wahrscheinlich zu früh vorgenommener Extubation zu einem Atem- und Herzstillstand, der aber durch Reintubation und externe Herzmassage ohne weitere Folgen beherrscht werden konnte.

Der Vollständigkeit halber muß noch darauf hingewiesen werden, daß in drei Fällen nach der Untersuchung ein schmaler Mantelpneumothorax im Spitzenoberfeldbereich aufgetreten ist. Bei zwei dieser Patienten waren ausgedehnte sarkoidotische Lymphknotenveränderungen weitgehend ausgeräumt worden, wobei in einem Fall eine längere Röntgenbestrahlung wegen Verdachts auf Mediastinaltumor vorausgegangen war. Bei der dritten Beobachtung handelt es sich um den Nachweis von ausgedehnten subaortalen Lymphknotenmetastasen eines peripheren Unterlappenbronchuscarcinoms. Besondere therapeutische Maßnahmen waren hierbei nicht erforderlich, die Pneumothoraces resorbierten sich spontan und kamen subjektiv nicht zu Bewußtsein.

Grundsätzlich muß man immer daran denken, daß es sich bei der Mediastinoskopie um eine endoskopische Untersuchungsmethode handelt, deren Grenzen gesehen und beachtet werden müssen. Nach der bisherigen Erfahrung bietet die so vorgenommene Mediastinalexploration nur geringe Gefahren, selbstverständlich verlangt sie wie jeder ärztliche Eingriff ihre strenge Indikation.

2. Klinische Beobachtungen und Erfahrungen

Es ist kaum möglich, die durch die mediastinale Exploration erlangte Bereicherung der klinischen Diagnostik an Beispielen zu demonstrieren. Im Folgenden soll aber doch über einzelne Beobachtungen berichtet werden, wobei notwendigerweise nur ein kleiner Teilausschnitt geboten werden kann.

Beobachtungen bei Sarkoidose

Beobachtung 1: D., Manfred, 23 J., Krankenbuch-Nr. 535/63

Anamnese: Vor der Aufnahme bestand seit etwa 6 Monaten eine Gewichtsabnahme von insgesamt 13 kg, außerdem machte sich seit einigen Wochen ein Reizhusten bemerkbar. Röntgenologisch auswärts Feststellung einer tumorigen Hilusvergrößerung beiderseits, Einweisung wegen Verdachts auf Lymphogranulomatose mit Lungenbeteiligung.

Befund: Bei der klinischen Untersuchung keine Besonderheiten, insbesondere keine Lymphknotenschwellungen in tastbaren Körperregionen. Die Blutsenkungsgeschwindigkeit (BSG) mit 50/67 mm deutlich beschleunigt. Die Thoraxübersichtsaufnahme (Abb. 17) zeigt eine doppelseitige, teilweise zur Lungenperipherie unscharf begrenzte Hilusvergrößerung mit fleckigen und streifigen Einlagerungen in beiden Lungen, vorwiegend aber in den Ober- und Mittelfeldern. Keine deutliche Mediastinalbeteiligung.

Bronchoskopie: Deutliche Deformierung und Verbreiterung der Bifurkation mit Einengung der Lumina beider Hauptbronchien und auch des Zwischenbronchus. In diesem Bereich optisch granulomatöse Schleimhautveränderungen so daß schon nach dem bronchoskopischen Eindruck der Verdacht auf eine Sarkoidose bestand.

Mediastinoskopie: Die im Zusammenhang mit der Bronchoskopie vorgenommene Untersuchung ergab bis auf Taubeneigröße vergrößerte Lymphknoten von grauweißlichem Aussehen, sie ließen sich sehr leicht auslösen, ohne daß dabei eine vermehrte Blutung auftrat (Abb. 56). Schon nach dem makroskopischen Eindruck wurde ebenfalls die Diagnose eines M. Boeck gestellt.

Histologischer Befund: Während bei der Bronchusschleimhautbiopsie lediglich eine gewisse Fibrose nachweisbar war, ergab die Untersuchung der mediastinalen Lymphknoten eine Durchsetzung mit epitheloidzelligen Knötchen mit einzelnen Langhansschen Riesenzellen ohne Nekrosen. Gleichzeitig war eine bindegewebige sklerosierende Induration schon recht deutlich. Auch nach dem mikroskopischen Befund wurde eine Sarkoidose für gesichert gehalten. Bakteriologisch blieben die von den mediastinalen Lymphknoten angelegten TB-Kulturen negativ, ebenfalls der Tierversuch.

Epikrise: Bei einem wegen Verdachts auf Lymphogranulomatose eingewiesenen Pat. ergab die Bronchoskopie einen negativen histologischen Befund in der Schleimhautbiopsie, die Mediastinoskopie sicherte makro- und mikroskopisch die Diagnose

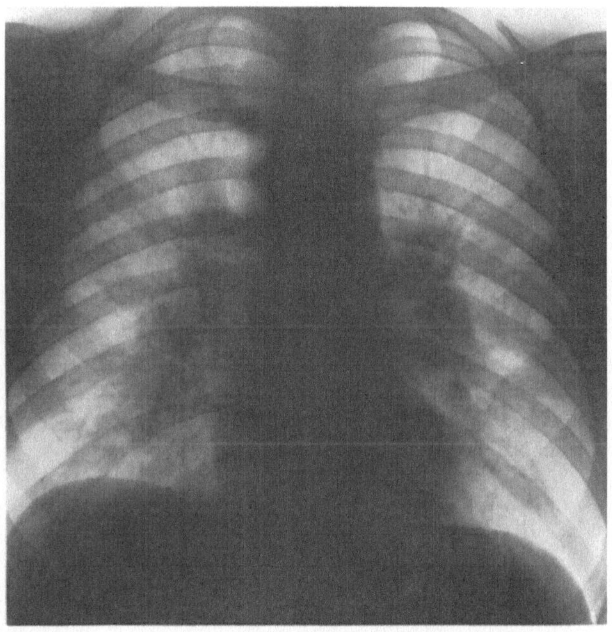

Abb. 17. Sarkoidose I/II (Beobachtung 1)

einer Sarkoidose. Die sofort eingeleitete Behandlung mit Corticoiden unter INH-Schutz ergab im Verlauf der nächsten 3 Monate eine fast vollkommene Rückbildung der Lungenherde und eine sehr weitgehende Regression im Bereich beider Lungenwurzeln. Bei der Entlassung in hausärztliche Weiterbehandlung wurde angesichts des früher ausgedehnten Befundes noch eine niedrig dosierte Corticoidbehandlung für 6 Monate empfohlen.

Beobachtung 2: F., Gertrud, 25 J., Krankenbuch-Nr. 408/62

Anamnese: Mit 17 Jahren Tonsillektomie wegen häufiger Anginen. 15 Monate vor der Aufnahme wurde ein schwerer grippaler Infekt mit starkem Krankheitsgefühl mitgemacht. Eine auswärts angefertigte Röntgenaufnahme der Lunge ergab keine Besonderheiten. Vor 4 Monaten erneute Grippe mit Fieber. Außerdem machte sich eine Schwellung und Rötung am linken Bein bemerkbar. Die Pat. wurde zum Gesundheitsamt überwiesen wegen Hilustuberkulose und ein Heilverfahren für erforderlich gehalten. Nach Überweisung in lungenfachärztliche Behandlung ergab sich eine Tuberkulinsensibilität nach Mendel-Mantoux von 1:1000. Wegen des Erythema nodosum Einweisung zur mediastinoskopischen Klärung wegen des Verdachts auf M. Boeck.

Befund: Klinisch keine Besonderheiten. BSG 16/47, außer einer leichten Anämie im Blutbild keine Besonderheiten. Röntgenologisch (Abb. 18) bestand eine feine Streifenzeichnung, die vom rechten oberen Hiluspol in das Oberfeld ausstrahlte, der linke Hilus war etwas abgehoben, ebenfalls ganz geringe streifige Einlagerungen im linken Ober- und Mittelfeld. Keine röntgenologischen Zeichen einer Mediastinalverbreiterung.

Bronchoskopie: Die Bronchialverhältnisse waren im ganzen regelrecht, beiderseits bestand in der Schleimhaut der Eindruck einiger weißlicher Verdichtungen, ohne daß der Schleimhauteindruck typisch und sicher war.

Mediastinoskopie: Das Mediastinum war paratracheal völlig frei, im rechten Tracheobronchialwinkel fand sich ein derber Lymphknoten, der stärker verwachsen, makroskopisch von fleischiger, grau-rötlicher Beschaffenheit war. Nach dem mediastinoskopischen Aspekt wurde eine Sarkoidose für wahrscheinlich gehalten.

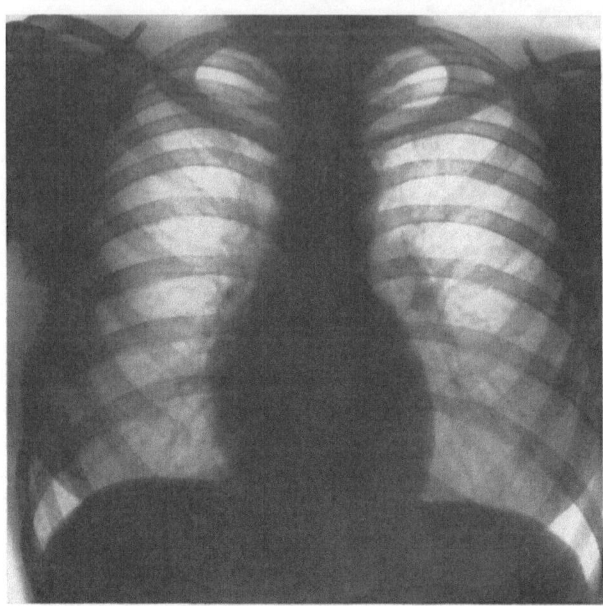

Abb. 18. Sarkoidose I (Beobachtung 2)

Histologischer Befund: In der Schleimhautbiopsie aus dem Zwischenbronchus fanden sich starke entzündliche Veränderungen rundzelliger Natur, stellenweise auch mit stärkerer kollagener Faserbildung. Teilweise lagen die Infiltrationen perivasculär, manchmal bestand der Eindruck epitheloidzelliger Reaktionen mit angedeuteter Granulombildung. Der mediastinale Lymphknoten war weitgehend durch ein Granulationsgewebe ersetzt von polymorphzelliger Natur ohne deutliche Granulombildung. Weiterhin fanden sich in dem Gewebsbild Langhanssche Riesenzellen und auch eine kollagene Faserbildung. In anderen Lymphknotenabschnitten waren aber auch deutliche Granulombildungen erkennbar aus Epitheloidzellen und dicht gelagerten Riesenzellen. Nekrosen fanden sich nicht. Auch bei weiteren Untersuchungen erhärtete sich die Annahme einer Boeckschen Erkrankung, wobei die Abgrenzung gegen eine indurierende Tuberkulose gewisse Schwierigkeiten bereitete.

Epikrise: Bei fast unauffälligem Thoraxröntgenbild ergab die nach vorausgegangenem Erythema nodosum vorgenommene Bronchoskopie und vor allem die Mediastinalbiopsie eine Sarkoidose, weshalb eine Langzeitbehandlung mit Nebennierenrindenhormonen unter INH-Schutz bei zunächst stationärer und dann hausärztlicher Behandlung eingeleitet wurde.

Beobachtung 3: N., Edelgard, 29 J., ambl. Untersuchung

Anamnese: Vor mehr als 2¹/₂ Jahren Aufnahme in eine auswärtige Klinik wegen eines Engigkeitsgefühls im Hals mit deutlichem Kloßgefühl. Außerdem Juckreiz im Bereich beider

Unterschenkel. Diese Beschwerden hatten in den letzten 3 Jahren vorher immer mehr zugenommen und sich in dem letzten halben Jahr vor der dortigen Klinikaufnahme verstärkt. Der Juckreiz wurde auf eine 7 Jahre vorher mitgemachte Erfrierung zurückgeführt. Bei der röntgenologischen Untersuchung ergab sich auch tomographisch eine paratracheale Lymphknotenschwellung, die rechts stärker als links ausgeprägt war. Eine längere stationäre Beobachtung und Untersuchung von 2 Monaten ergab sonst keine krankhaften Befunde, insbesondere keine peripheren Lymphknotenveränderungen, keine Zeichen eines Primärtumors im Bereich des Genitales, des oberen Magen-Darmabschnitts, des Colons und der Nieren oder der ableitenden Harnwege. Auch hämatologisch und im Sternalpunktat keine Besonderheiten, lediglich ergab sich eine mäßige Beschleunigung der Blutsenkungsgeschwindigkeit. Unter der Diagnose einer Lymphogranulomatose wurde in 25 Sitzungen der Mediastinalprozeß einer Röntgenbestrahlung unterzogen mit einer Oberflächenbelastung von 5000 r bei einer Herddosis von 2525 r. Dabei bildete sich die Mediastinalverbreiterung zurück. Auch eine spätere stationäre Begutachtung führte zu keiner anderen Diagnose. Da später angesichts der isolierten mediastinalen Beteiligung Zweifel an der Diagnose aufkamen, wurde die Patientin erneut zu einer stationären Beobachtung einbestellt. Sie klagte immer noch über Abgeschlagenheit und Müdigkeit und über das Kloßgefühl im Hals.

Befund: Klinisch keine Besonderheiten, keine peripheren Lymphknotenschwellungen. Röntgenologisch (Abb. 19) war die doppelseitige, rechts ausgeprägtere Mediastinalverbreiterung deutlich nachweisbar. Überweisung zur ambulanten Mediastinoskopie.

Bronchoskopie: Außer einer beiderseitigen Einengung des Bronchialsystems mit Deformierung und Verbreiterung der Bifurkation keine Besonderheiten, insbesondere keine eindeutigen Schleimhautveränderungen.

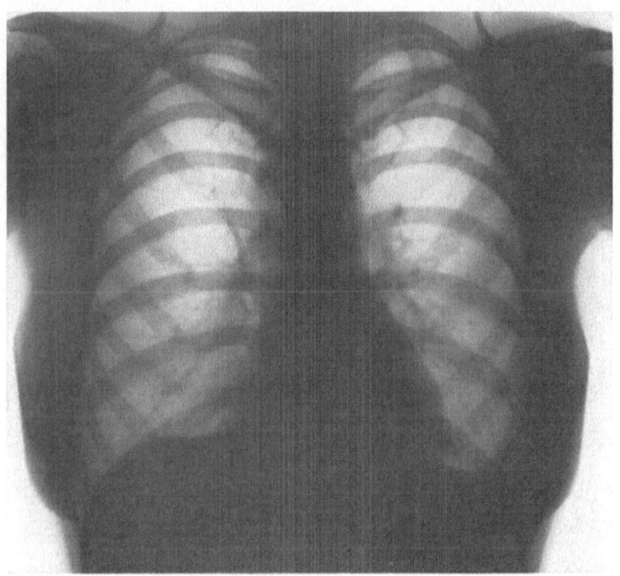

Abb. 19. Sarkoidose I, als Mediastinaltumor bestrahlt (Beobachtung 3)

Mediastinoskopie: Vor allem subaortal fanden sich große Lymphknotenpakete, die sich mit dem Finger leicht auslösen ließen, aber nicht völlig entfernt werden konnten. Nach dem mediastinoskopischen Aspekt bestand kein Anhalt für eine Lymphogranulomatose, sondern eher für einen M. Boeck.

Histologische Untersuchung: Während in der Bronchusschleimhautbiopsie keine für Sarkoidose typischen Gewebsveränderungen nachweisbar waren, zeigte das Mediastinoskopiematerial eine ausgedehnte epitheloidzellige Granulomatose mit einzelnen Langhansschen Riesenzellen ohne Nekrosen. Der Befund ließ sich histologisch gegen eine Tuberkulose abgrenzen.

Epikrise: Nach mehr als 2¹/₂-jährigem Krankheitsverlauf und nach Röntgenvorbestrahlung konnte die Diagnose einer Lymphogranulomatose entkräftet und das Vorliegen einer Sarkoidose histologisch im Mediastinoskopiematerial erwiesen werden, wobei die Bronchusbiopsie negativ verlief. Ein nach der Ausräumung aufgetretener schmaler Hämatopneumothorax erforderte keine weiteren aktiven Maßnahmen und konnte der Spontanresorption überlassen werden, seine Entstehung steht vielleicht mit einer gewissen Fibrose nach der Strahlenbehandlung in Zusammenhang.

Beobachtung 4: J., Elly, 43 J., Krankenbuch-Nr. 530/63

Anamnese: 1950 erkrankte die Pat. mit einer Rippenfellentzündung, anschließend wurde eine Lungentuberkulose festgestellt. Heilverfahren wegen Tuberkulose etwa 2 Monate, der Auswurf war TB negativ. Anschließend Kontrollen durch das Gesundheitsamt. Keine stationäre Behandlung mehr.

1959 wurde bei einer Röntgenreihenuntersuchung erneut eine rechtsseitige Lungentuberkulose festgestellt und ein Antrag auf ein Heilverfahren durch das zuständige Gesundheitsamt gestellt. War dann 6 Monate in Heilstättenbehandlung und erhielt Neoteben sowie intravenöse PAS-Infusionen, Conteben und Streptomycininjektionen. Weitere Kontrollen durch das Gesundheitsamt und fachärztliche Behandlung mit einem tuberkulostatischen Kombinationspräparat. 1961/62 erneute stationäre Behandlung von etwa 3 Monaten, wobei erstmals der Verdacht auf eine Sarkoidose geäußert wurde. Dort erneute Behandlung mit INH und erstmals mit Nebennierenrindensteroiden. Juli 1963 fachärztliche Einweisung zur mediastinoskopischen Klärung der Diagnose Lungentuberkulose/Sarkoidose.

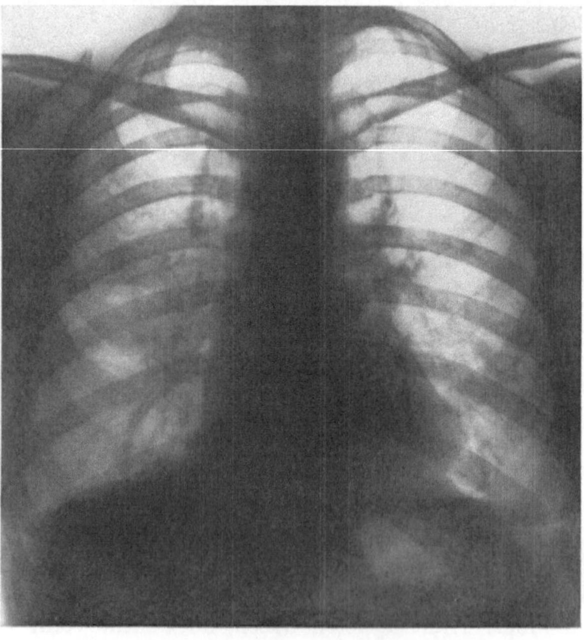

Abb. 20. Sarkoidose III (Beobachtung 4)

Befund: Außer einer Hypertonie von 160/110 mm Hg. keine Auffälligkeiten im Allgemeinbefund. Bei der Tuberkulintestung nach Mendel-Mantoux 1:1000 positiv. BSG mit 16/32 beschleunigt. Auswurf mikroskopisch und kulturell TB negativ. Im Blutbild außer einer leich-

ten Anaemie keine Besonderheiten. Röntgenologisch (Abb. 20) angedeutete symmetrische strei-
figfleckige Veränderungen in beiden Mittel- und Unterfeldern, die rechts stärker ausgeprägt
waren. Außerdem deutliche Streifenschatten in den medialen Oberfeldern beiderseits.

Bronchoskopie: Endoskopisch im linken Unterlappenbronchus und rechts im Zwischenbronchus der Eindruck von Granulombildungen, sonst keine Besonderheiten im gesamten einsehbaren Bronchialbereich.

Mediastinoskopie: Subaortal wurden sofort große Lymphknotenpakete tastbar,
die mit dem Finger leicht auslösbar waren, grau-bläulich verändert und auf Kirsch-
größe vergrößert erschienen.

Histologischer Befund: Während in der Schleimhautbiopsie aus dem Zwischen-
bronchusbereich keine Granulombildungen, sondern nur stärkere kollagene Narbenbildungen erkennbar waren, zeigte das mediastinale Lymphknotenmaterial eine weitgehende Umwandlung der Lymphknoten in ein epitheloidzelliges Granulationsgewebe bei starker Narbenbildung und teilweise fast völliger Hyalinisierung der
ursprünglichen Granulome zu fast zellfreien Narben. In anderen Abschnitten waren
aber doch die Granulome noch deutlich erkennbar ohne Nekrosen. Nach dem feingeweblichen Befund wurde eine stark vernarbte Boecksche Erkrankung angenommen.

Epikrise: Eine seit 13 Jahren bestehende und unklare Erkrankung, wobei angesichts der vorausgegangenen Pleuritis die Diagnose einer Tuberkulose gestellt wurde,
ließ sich zwar nicht bei der Bronchusbiopsie, aber bei der Mediastinalbiopsie sowohl
makroskopisch als auch mikroskopisch eindeutig klären im Sinne einer Boeckschen
Erkrankung, obwohl stärkere narbige Veränderungen bei einem asymmetrischen
röntgenologischen Stadium III vorlagen. Eine sofort eingeleitete intensive Corticoidbehandlung führte zu einer deutlichen Rückbildung, vor allem der rechtsseitigen
Lungenveränderungen.

Die *therapeutische Ausnutzung der Mediastinoskopie* bei einer Sarkoidose zeigt
die nachfolgende

Beobachtung 5: L., Karola, 37 J., ambl. Untersuchung

Anamnese: Vor 3 Monaten Röntgenuntersuchung des Magens, dabei Feststellung einer
polycyklischen Mediastinalverbreiterung und Hilusvergrößerung. Bei einer stationären auswärtigen Beobachtung wegen Verdachts auf Lymphogranulomatose Leberpunktion, dabei kein
feingeweblicher Hinweis für eine besondere Erkrankung. Eine auswärts vorgenommene Biopsie
nach DANIELS ergab eine produktive Lymphknotentuberkulose, wobei die Diagnose durch
einen sehr erfahrenen und bekannten Pathologen gestellt wurde. Die BSG war mit 22/42 mm
erhöht, es wurde deshalb eine tuberkulostatische Behandlung mit INH und Streptomycin eingeleitet. Da die Mediastinalverbreiterung sich nicht zurückbildete, Überweisung zur ambulanten Mediastinalexploration.

Bronchoskopie: Im Bereich der Schleimhaut waren keine eindeutigen Granulombildungen
erkennbar, sie erschien nur fibrotisch verändert.

Mediastinoskopie: Beiderseits paratracheal und auch in den Tracheobronchialwinkeln fanden sich ausgedehnte Lymphknotenprozesse, wobei die Lymphknoten
selbst grau-fleischig aussahen und bis auf Kastaniengröße vergrößert waren. Wegen
der Therapieresistenz des Mediastinalbefundes wurde versucht, die leicht auslösbaren
Lymphknoten soweit wie möglich zu entfernen, wobei 17 Stück extrahierbar waren.

Während die Röntgenaufnahme vor der Untersuchung (Abb. 21) die seit 3 Monaten bestehende Mediastinalverbreiterung und Hilusvergrößerung zeigt, läßt die
Kontrollaufnahme nach der Mediastinoskopie (Abb. 22) eine fast völlige Rückbildung
der Mediastinalverbreiterung und auch eine Ausräumung noch am rechten oberen

Hiluspol erkennen, gleichzeitig bestand ein schmaler Mantelpneumothorax vor allem im rechten Spitzen-Oberfeld, der ebenfalls der Spontanresorption überlassen werden konnte.

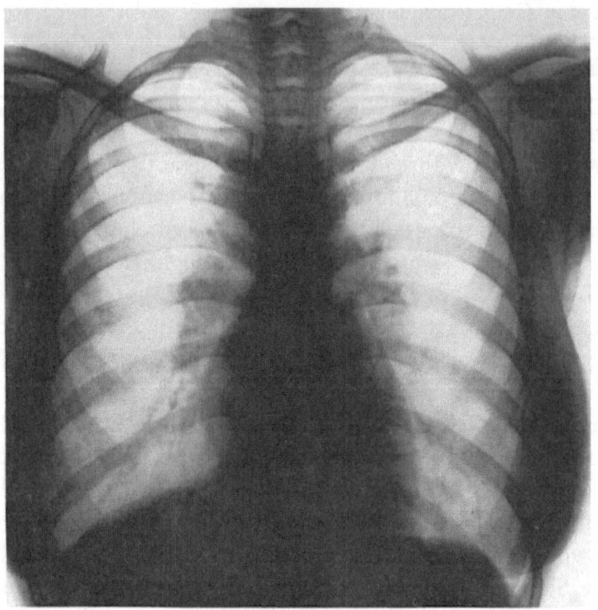

Abb. 21. Sarkoidose I, auswärts nach Daniels' Biopsie Tuberkulose angenommen (Beobachtung 5)

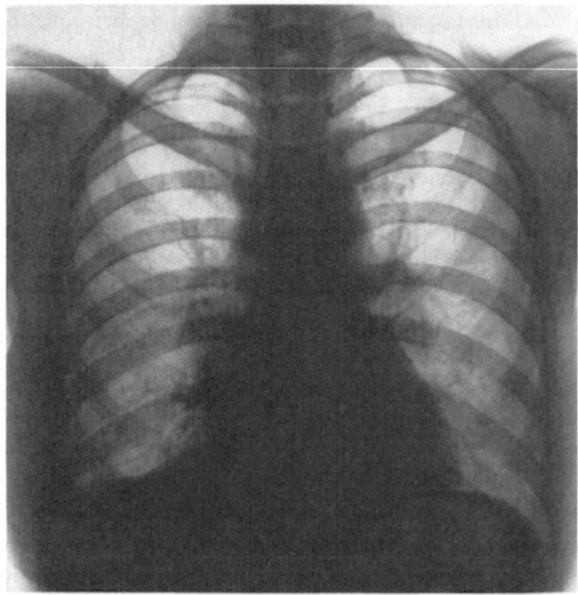

Abb. 22. Nach mediastinoskopischer Exstirpation der paratrachealen und tracheobronchialen Lymphknoten

Histologische Untersuchung: Entgegen dem makroskopischen Eindruck fand sich bei mehrfacher Schleimhautbiopsie im Bereich des Zwischenbronchus und in der

Spornbiopsie von der Carina des Oberlappenbronchus rechts zum Zwischenbronchus bereits der Nachweis von epitheloidzelligen Granulomen mit sehr zahlreichen und dicht gelagerten Riesenzellen ohne Nekrosen. Histologisch bestanden hier gewisse Schwierigkeiten in der Abgrenzung gegen eine Tuberkulose. Die mediastinalen Lymphknoten zeigten eine Umwandlung in ein Granulationsgewebe aus zahlreichen epitheloidzelligen Knötchen, in denen stellenweise Langhanssche Riesenzellen zu erkennen waren ohne Nekrosen. Auch bestand eine stärkere bindegewebige Induration. Nach dem feingeweblichen Befund wurde am ehesten an eine Sarkoidose gedacht. Die von den mediastinalen Lymphknoten angelegten TB-Kulturen und der Tierversuch waren negativ.

Epikrise: Eine nach Danielsscher Biopsie angenommene Lymphknotentuberkulose ließ sich mediastinoskopisch sowohl makroskopisch als auch nach dem feingeweblichen Befund in Verbindung mit der Bronchusbiopsie einwandfrei als eine Sarkoidose klären, gleichzeitig ließ sich das sarkoidotische Lymphknotengewebe im Bereich des Mediastinums weitgehend ausräumen. Ein dadurch entstandener schmaler Mantelpneumothorax resorbierte sich ohne weitere aktive Maßnahmen.

Von besonderem Wert erwies sich die mediastinale Explorationsmöglichkeit nicht nur für die Abgrenzung atypischer Sarkoidosen, sondern insbesondere auch für *akute Verlaufsformen des Morbus Boeck.*

Beobachtung 6: H., Hannelore, 27 J., Krankenbuch-Nr. 484/63

Anamnese: Nach einer Entbindung erkrankte die Pat. etwa 4 Monate vorher mit Schmerzen, Rötung und Schwellungen an den Knöchel-, Knie-, Hand- und Ellenbogengelenken. Kurze Zeit später traten Temperaturen bis 38 °C und Hustenreiz auf. Auswärts wurde röntgenologisch eine beiderseitige Hilusvergrößerung sowie eine Beschleunigung der Blutsenkungsgeschwindigkeit festgestellt. Bei der Aufnahme in die Medizinische Klinik Essen Körpertemperaturen bis 38,2 °C erhöht, die BSG mit 66/100 deutlich beschleunigt. Im Elektrophoresediagramm eine Alpha$_2$-Globulinvermehrung auf 14,0 %. Tuberkulin-Testung nach Mendel-Mantoux bis zu einer Konzentration von 1:100 negativ. Alle Untersuchungen des Magennüchternsaftes sowie des Auswurfs auf TB ebenfalls negativ. Auch sonst bei gründlicher Durchuntersuchung und auch augenklinisch kein krankhafter Befund. Ein in der rechten Achselhöhle entnommener vergrößerter Lymphknoten zeigt histologisch nur ein Narbengewebe ohne Hinweis auf besondere pathologische Lymphknotenprozesse. Überweisung zur ambulanten Untersuchung (Abb. 23).

Bronchoskopie: Beiderseits zeigten sich keine Besonderheiten, insbesondere keine Einengung des Bronchialsystems. Auch die Schleimhaut selbst war unauffällig und ohne Anhalt für Granulome, beiderseits lediglich deutliche atrophische und bronchitische Veränderungen.

Mediastinoskopie: Im rechten Tracheobronchialwinkel waren zahlreiche Lymphknoten freizulegen, die Lösung selbst bereitete keine Schwierigkeiten, trotzdem bestand eine vermehrte kapillare Blutung. Wegen des fleischigen und grau-rötlichen Aussehens der vergrößerten Lymphknoten wurde eine Sarkoidose nach dem mediastinoskopischen Befund angenommen.

Histologische Untersuchung: In der Schleimhautbiopsie aus dem linken Hauptbronchus waren keine Granulome, sondern in Übereinstimmung mit dem bronchoskopischen Befund lediglich chronisch-entzündliche Veränderungen nachweisbar. Die mediastinalen Lymphknoten wiesen einen fast völligen Umbau durch ein dicht gelagertes epitheloidzelliges Granulationsgewebe auf, wobei hin und wieder auch Langhanssche Riesenzellen eingelagert waren ohne Nekrosen. Nach dem feingeweblichen Befund wurde eine Sarkoidose als weitgehend gesichert angenommen, ohne daß aber eine Tuberkulose völlig ausgeschlossen werden konnte.

Epikrise: Eine nach einer Geburt aufgetretene Hilusvergrößerung beiderseits, die mit schwerem Krankheitsgefühl, Fieber und hoher Blutsenkungsgeschwindigkeit sowie Gelenkbeschwerden subjektiv sich bemerkbar machte, wurde bei negativer Bronchusbiopsie durch die Mediastinalexploration als eine akute Verlaufsform des M. Boeck

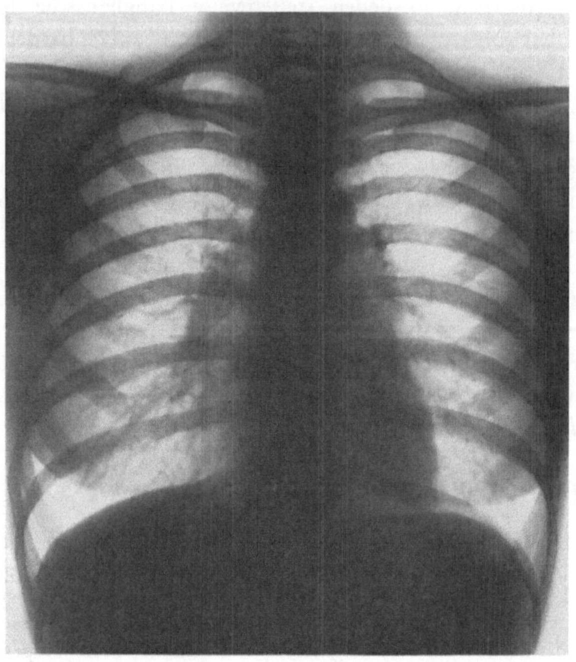

Abb. 23. Fieberhafte Sarkoidose nach Schwangerschaft (Beobachtung 6)

erwiesen. In Übereinstimmung damit waren die von den mediastinalen Lymphknoten angelegten TB-Kulturen und auch der Tierversuch negativ. Eine sofortige Behandlung mit Corticoiden und INH führte zu einer schnellen Entfieberung und sofortigen Normalisierung der Blutsenkungsgeschwindigkeit sowie zu einem Rückgang der beiderseitigen Hilusvergrößerung.

Beobachtungen bei Tuberkulose

Nach der bisherigen Erfahrung erwiesen sich die mediastinal-bioptischen Ergebnisse nicht nur für die Diagnose einer Tuberkulose von Wert, sondern im Hinblick auf die vorgenannte Beobachtung auch in bezug auf die Abgrenzung der akuten Verlaufsformen des M. Boeck zur Tuberkulose. Dies zeigt sich in der nachfolgenden Beobachtung, die anamnestisch fast den gleichen Verlauf wie die Beobachtung 6 zeigt.

Beobachtung 7: H., Gabriele, 30 J., ambl. Untersuchung

Anamnese: 4 Monate nach der Geburt eines Kindes traten Schmerzen im Bereich des Halses und ein Druckgefühl auf, außerdem fieberhafte Temperaturen bis 38,5° C, die unbeeinflußbar blieben. Auch eine dreimonatige stationäre Behandlung, teilweise mit Antibiotica-Medikation, führte zu keiner Änderung des Befundes. Röntgenologisch (Abb. 24) zeigte sich eine tumorige Verbreiterung des rechten oberen Mediastinums und auch beider Lungenwurzeln. Schließlich wurde der Rat zur Thorakotomie gegeben, wobei der zugezogene Chirurg eine präoperative

Klärung der Diagnose durch Mediastinoskopie wünschte und deshalb Überweisung zur ambulanten Untersuchung erfolgte.

Bronchoskopie: Im einsehbaren Bronchialbereich keine Besonderheiten, kein Anhalt für ein Übergreifen tumoröser Prozesse auf Trachea oder Bronchien, keine wesentlichen Einengungen. Keine Zeichen einer Lymphknotenperforation.

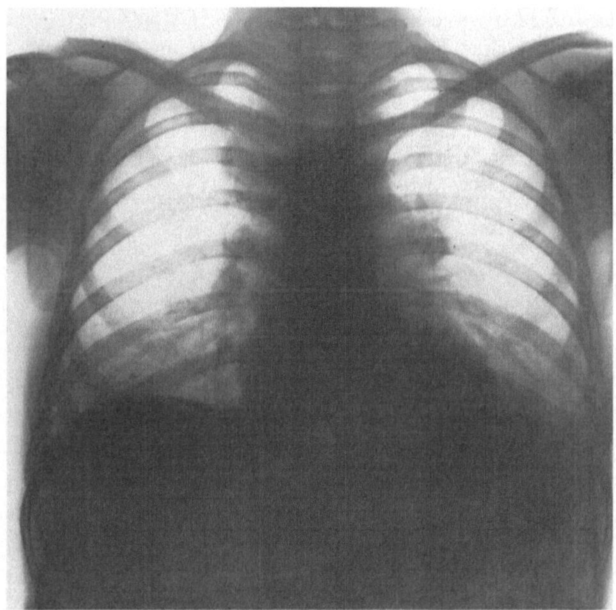

Abb. 24. Fieberhafte Tuberkulose nach Schwangerschaft (Beobachtung 7)

Mediastinoskopie: Links paratracheal wurde sehr hartes, verbackenes Gewebe freigelegt und reichlich Gewebe entnommen. Im Zentrum der Veränderungen wurden dabei weißliche Gewebsanteile sichtbar. Da nach diesem Befund evtl. eine Tuberkulose vorliegen konnte, wurde Streptomycin zur Verhinderung einer Mediastinalinfektion eingegeben.

Histologische Untersuchung: Die Schleimhautexcision aus dem Trachealbereich in Höhe der Mediastinalveränderungen ergab geringere spezifische entzündliche Zeichen. Spezifisches Granulationsgewebe oder maligne Veränderungen waren nicht nachweisbar. Das Excisionsmaterial aus dem Mediastinum ließ ausgedehnte käsige Nekrosen nachweisen mit epitheloidzelligem Granulationsgewebe in den Randgebieten und stellenweise auch einzelne Langhanssche Riesenzellen. Gleichzeitig wurde das spezifische Granulationsgewebe nach außen von einem unspezifischen Granulationsgewebe demarkiert, stellenweise schon mit stärkerer Narbenbildung. Nach dem feingeweblichen Befund wurde eine käsige, aktive Tuberkulose angenommen.

Epikrise: Eine anamnestisch gegenüber der Beobachtung 6 kaum abweichende und röntgenologisch mit der Beobachtung 5 fast identische Erkrankung erwies sich bei negativer Bronchusbiopsie in dem mediastinalen Excisionsmaterial wie auch makroskopisch als ausgedehnte käsige Tuberkulose.

Beobachtung 8: K., Lucia, 61 J., Krankenbuch-Nr. 210/63.

Anamnese: Seit 1¹/₂ Jahren unangenehmer Reizhusten mit schleimigem Auswurf ohne Blutbeimengungen. Gleichzeitig ließ der Appetit nach bei erheblichem Gewichtsverlust. Seit 6 Monaten in stationärer auswärtiger Krankenhausbehandlung. Dort Katarrh über beiden Lungenfeldern und deutlich erhöhte Blutsenkungsgeschwindigkeit mit 46/83 mm. Auswurf negativ auf TB. Röntgenologisch (Abb. 25) bestand eine deutliche Mediastinalverbreiterung rechts in Projektion auf den Vorderansatz der 1. und 2. Rippe, außerdem zeigte die Hartstrahlaufnahme eine zirkuläre Einengung der unteren Luftröhre. Diese ließ sich auswärts durch Bronchoskopie bestätigen, die Schleimhaut war in diesem Gebiet gerötet, ohne sonst Besonderheiten aufzuweisen. In der Probeexcision kein sicher krankhafter Befund. Vor der vorgesehenen Probethorakotomie Überweisung zur Mediastinoskopie.

Befund: Keine Zeichen einer Einflußstauung, über den Lungen kein pathologischer Befund. Keine Lymphknotenschwellungen. Starke Hustenparoxysmen. BSG 74/110, Blutbild unauffällig.

Bronchoskopie: Proximal von der Bifurkation bestand höckriges Gewebe, welches die ganze Trachea durchsetzte und rechts stärker als links entwickelt war. Bei der in Narkose vorgenommenen Untersuchung war ein Restlumen kaum auszumachen. Wegen der Asphyxiegefahr vorsichtige Exzision aus den Trachealveränderungen.

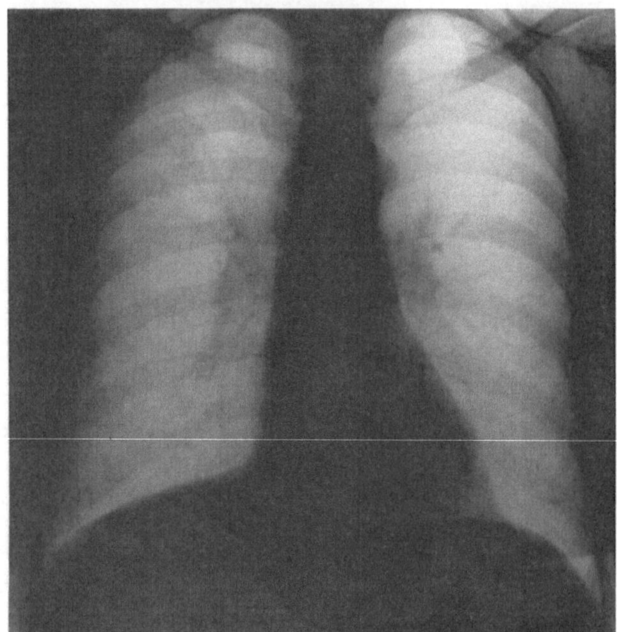

Abb. 25. Lymphknotentuberkulose mit Trachealbeteiligung (Beobachtung 8)

Mediastinoskopie: Rechts und lateral von der unteren Trachea wird ein harter, grau-weißer Tumor freigelegt und eine Probeexcision vorgenommen.

Histologische Untersuchung: In dem Excisionsmaterial aus der Trachea herdförmig eine Metaplasie des Cylinderepithels zum Plattenepithel bei scharfer Begrenzung und ohne Anhalt für bösartiges Wachstum. Unter dem Epithel herdförmig unspezifische entzündliche Veränderungen ohne Granulombildungen. Das mediastinale Material zeigte Lymphknotengewebe mit stärkerer narbiger Umwandlung und an zwei Stellen Granulationsgewebe mit epitheloidzelliger Granulombildung und Langhansschen Riesenzellen ohne Nekrosen. Nach dem feingeweblichen Befund wurde differentialdiagnostisch eine Tuberkulose und eine Sarkoidose erörtert und bei dem Fehlen der Nekrosen und der stellenweise narbigen Umwandlung eher an eine Boecksche Erkrankung gedacht.

Epikrise: Während die Trachealbiopsie ohne auswertbares Ergebnis blieb und die feingewebliche Untersuchung des mediastinalen Excisionsmaterials mehr an eine Boecksche Erkrankung denken ließ, mußte auf Grund des breiten Einbruchs in die Trachea mit zirkulärer Stenose und des tumorös sich anmutenden, hart verbackenen Mediastinalprozesses die Diagnose einer Tuberkulose gestellt und eine entsprechende Behandlung eingeleitet werden. Der gesamtklinische Eindruck und vor allem der lokale Mediastinalbefund ließen die Diagnose anders stellen, als nach dem feingeweblichen Befund dies allein erfolgt wäre. Die Diagnose wurde bestätigt durch den später eingegangenen kulturellen Nachweis von Tuberkelbakterien.

Beobachtung 9: M., Alfred, 47 J., Krankenbuch-Nr. 316/63

Anamnese: 5 Monate vorher erkrankt mit Husten und Fieber, Auswurf dabei blutig. BSG 21/46. Röntgenologisch 3 Monate vorher dreieckige Verschattung im Bereich der linken Spitze, hiluswärts gerichtet, mit Verdacht auf Segmentatelektase und tumorösen Prozeß. Eine Kontrolluntersuchung 2 Wochen später ergab zusätzlich einen Hochstand des linken Zwerchfells mit paradoxer Beweglichkeit bei der Thoraxdurchleuchtung. Differentialdiagnostisch wurde an ein Bronchialcarcinom mit mediastinaler Absiedlung oder an eine Tuberkulose gedacht, da im Auswurf einmal säurefeste Stäbchen nachweisbar waren. Die vom gleichen Auswurf angelegte TB-Kultur verlief aber negativ, so daß die Annahme eines malignen Geschehens mit Nachweis unspezifischer säurefester Saprophyten nahe lag.

Befund: Klinisch insbesondere über der Lunge kein krankhafter Befund. BSG 10/20. Im Auswurf erneut säurefeste Stäbchen, TB-Kultur später negativ. Röntgenologisch (Abb. 26) inhomogene Verschattung im Bereich des linken Spitzen-Oberfeldes mit strahligen Zügen in der

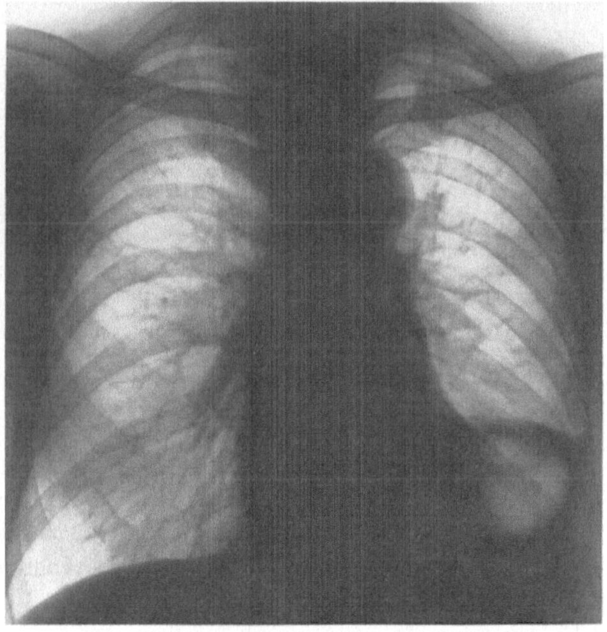

Abb. 26. Rundherd im linken Oberlappen mit Phrenicusparese, mediastinalbioptisch frische Tuberkulose bei 47jähr. Mann, kein Tumor (Beobachtung 9)

Umgebung. Tomographisch keine sichere Einschmelzung, keine Differentialdiagnose zwischen einem Tumor und einer Tuberkulose möglich. Bronchographisch kein für ein Malignom charakteristischer Befund.

Bronchoskopie: Im einsehbaren Bronchialbereich kein Fremdgewebe, auch sonst keine Besonderheiten, insbesondere keine Blut- oder Eiterstraße.

Eine Katheterbiopsie war nicht möglich, da sowohl bei der Sondierung über den posterioren als auch über den apikalen Oberlappensegmentbronchus die Sonde das Herdgebiet immer wieder verfehlte.

Mediastinoskopie: Bei typischem Vorgehen Freilegung der Trachea und Präparation beider Hauptbronchien, ohne daß besondere Lymphknotenveränderungen zur Darstellung kamen. Schließlich gelang es, nach vorn und caudal von der Aorta links einen vergrößerten Lymphknoten freizulegen und zu extrahieren.

Histologische Untersuchung: In dem Lymphknotenmaterial zeigte sich eine unregelmäßige Durchsetzung durch Granulombildungen epitheloidzelliger Natur, stellenweise mit deutlichen Riesenzellen. Die Granulome zeigten zum Teil eine Konfluenz zu größeren Herdbildungen mit hin und wieder erkennbaren geringfügigen Nekrosen und mit deutlicher Tendenz zur bindegewebigen Vernarbung. Nach dem mikroskopischen Bild wurde eine tuberkulöse Lymphknotenerkrankung angenommen.

Epikrise: Eine unter Tumorverdacht vorgenommene Mediastinoskopie ergab als Ursache einer Phrenicusparese eine mediastinale tuberkulöse Lymphknotenerkrankung bei einem 47jähr. Pat., wodurch eine entsprechende stationäre Heilbehandlung eingeleitet werden konnte. Die Diagnose bestätigte sich durch den über drei Jahre weiter beobachteten Verlauf und kulturelle Nachweise von Tuberkelbakterien.

Beobachtung 10: W., Günther, 28 J., Krankenbuch-Nr. 764/62

Anamnese: 4 Jahre vorher Pleuritis exsudativa. 5 Monate vorher Feststellung einer offenen, doppelseitigen, kavernösen Lungentuberkulose. 3 Monate Heilverfahren wegen Tuberkulose mit intravenösen PAS-Infusionen und einem tuberkulostatischen Kombinationspräparat. Während der vor 1 Monat dort abgeschlossenen stationären Behandlung mehrere Nierenkoliken mit Steinabgang. Außerdem starke Schmerzen im Rücken ohne typische Schmerzausstrahlung in die Blase. Aufnahme zur weiteren diagnostischen Klärung in einem auswärtigen Krankenhaus. Dort wegen eines pathologischen Mediastinalbefundes Überweisung zur Mediastinalbiopsie.

Befund: Keine Lymphknotenschwellungen, feuchter Katarrh über dem linken Spitzenfeld, sonst kein pathologischer Befund. Auswurf TB positiv. BSG 98/125 mm. Leichte Anaemie, deutliche Linksverschiebung bei einer Leukocytose von 15 200 Leucocyten. Sonst keine Besonderheiten im Differentialblutbild, insbesondere keine Eosinophilie. Röntgenologisch (Abb. 27) beiderseitiger kavernöser Lungenbefund, außerdem erscheint eine dichtere, kugelige Verschattung zwischen beiden Hauptbronchien, die diese einschließlich des Mittellappenbronchus nach lateral verdrängt. Gleichzeitig Lymphknotenvergrößerung im Bereich beider Lungenwurzeln.

Bronchoskopie: Deutliche Deformierung und Verbreiterung der Bifurkation und Verlagerung beider Hauptbronchien nach lateral, wobei diese von außen her komprimiert erscheinen bei noch schlitzförmigem Restlumen zum Zwischenbronchus hin. In der medialen Hauptbronchuswand rechts nach dem makroskopischen Eindruck weißliche Gewebsveränderungen.

Mediastinoskopie: Im paratrachealen Bereich und in den Tracheobronchialwinkeln kein auffälliger Befund. Unterhalb der Bifurkation zwischen beiden Hauptbronchien ließ sich hartes, blau-rötliches Gewebe freilegen. Nach Probepunktion reichliche Gewebsentnahme.

Histologische Untersuchung: In der Schleimhautbiopsie aus dem rechten Hauptbronchus keine pathologischen Veränderungen. In dem Excisionsmaterial aus der Trachealbifurkation zeigten sich nur Reste von Lymphknotengewebe mit Umwandlung in ein zellfreies Narbengewebe. An anderen Stellen fand sich ein relativ polymorphzelliges retikuläres Gewebe mit einem feinen Netzwerk und relativ starker

Kernpolymorphie und auch mit dem Nachweis von Riesenzellen vom Sternbergschen Typus. Nach dem feingeweblichen Befund wurde am ehesten an eine Lymphogranulomatose gedacht.

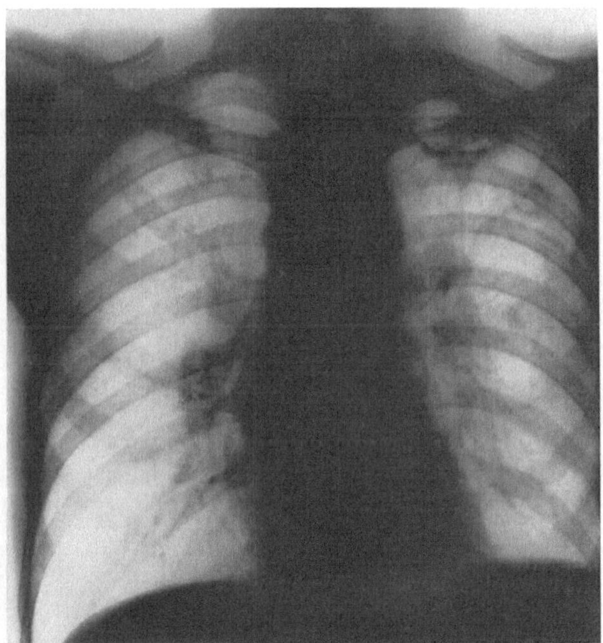

Abb. 27. M. Hodgkin retrokardial, bei kavernöser Lungentuberkulose (Beobachtung 10)

Epikrise: Bei einem jungen Mann mit einer doppelseitigen kavernösen Lungentuberkulose ließ sich bei negativer Bronchusbiopsie und bei dem Fehlen von peripheren Lymphknotenvergrößerungen durch die Mediastinalbiopsie innerhalb der Bifurkation ein verdrängender raumfordernder Prozeß nachweisen, wobei die histologische Untersuchung aller Wahrscheinlichkeit nach einen M. Hodgkin ergab.

Bösartige Mediastinalveränderungen

Beobachtung 11: B., Elfriede, 37 J., ambl. Untersuchung

Anamnese: Vor einem Jahr fieberhafte Bronchitis, seitdem langsam sich verschlechterndes Allgemeinbefinden. Schon vor einem Jahr Druckgefühl hinter dem Brustbein und deutliche Luftnot bei geringer Anstrengung sowie Seitenstiche und ziehende Schmerzen im Brustkorb. Seit 2 Monaten beginnende Einflußstauung, die vom Hausarzt zunächst auf eine Schilddrüsenüberfunktion zurückgeführt wurde. Eine ambulante auswärtige Röntgenuntersuchung ergab Mediastinalveränderungen mit Verdacht auf eine Lymphogranulomatose.

Befund: Beim Fehlen tastbarer Lymphknotenvergrößerungen zeigte die Thoraxübersichtsaufnahme (Abb. 28) eine starke Verbreiterung des Mediastinums und auch eine Vergrößerung im Bereich beider Lungenwurzeln, außerdem bestanden herdförmige Einlagerungen in allen Lungenabschnitten. Nachdem die gründliche stationäre Untersuchung und auch die Excision veränderter Hautpartien zu keiner schlüssigen Diagnose geführt hatten, Überweisung zur ambulanten Mediastinaluntersuchung.

Mediastinoskopie: Beim Eingang ins Mediastinum zeigte sich eine hochgradige Einflußstauung mit geschlängelten und erweiterten, strotzend gefüllten Gefäßen.

Wegen starker Verwachsungen gelang die Freilegung des tumorösen Prozesses nur mit großen Schwierigkeiten, palpatorisch füllte dieser das ganze Mediastinum vor und beiderseits der Luftröhre aus. Bei der reichlichen Gewebsexcision stellte sich weißliches, tumoröses, hartes Gewebe dar.

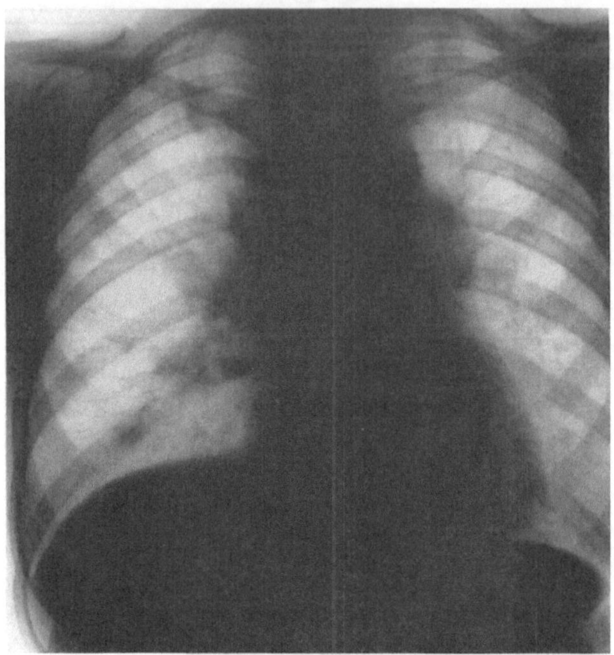

Abb. 28. Reticulosarkom (Beobachtung 11)

Histologische Untersuchung: Die Deutung bereitete Schwierigkeiten, nach dem Gesamtbild wurde aber doch echtes geschwulstartiges Wachstum mit starker sekundärer entzündlicher Beteiligung angenommen, wobei am ehesten an einen blastomatösen Prozeß aus dem Formenkreis des Reticulo-Sarkoms gedacht wurde.

Epikrise: Die Mediastinalbiopsie ergab als Ursache einer ausgedehnten röntgenologischen Mediastinalverbreiterung aller Wahrscheinlichkeit nach ein Reticulo-Sarkom, wobei trotz eingeleiteter Strahlenbehandlung die Patientin 4 Monate später unter den Zeichen einer allgemeinen Metastasierung verstarb. Eine Autopsie wurde von den Angehörigen verweigert.

Beobachtung 12: L., Hermann, 79 J., Krankenbuch-Nr. 348/63

Anamnese: Früher nie ernstlich krank gewesen. Seit einem Jahr Müdigkeit und deutliche Gewichtsabnahme von 7 kg; Appetitlosigkeit. Die Hausärztin überwies zu einem Lungenfacharzt, der 3 Monate vor der Aufnahme einen fraglichen spezifischen Lungenprozeß feststellte. Nach einer Kontrolluntersuchung Einweisung zur Klärung der Diagnose.

Befund: Keine tastbaren Lymphknotenschwellungen. Reduzierter Ernährungszustand. Sonst klinisch außer trockenem Katarrh über der Lunge kein pathologischer Befund. Keine Zeichen einer Einflußstauung. BSG 33/55, leichte Anaemie. Röntgenologisch (Abb. 29) deutliche nach rechts, aber auch nach links vorspringende Mediastinalverbreiterung bei doppelseitiger Hilusvergrößerung. Da im Hinblick auf eine gegebenenfalls vorzunehmende Strahlenbehandlung eine histologische Sicherung trotz des hohen Alters anzustreben und die Veränderungen gegen einen (unwahrscheinlichen) Gefäßprozeß abzugrenzen waren, wurden zunächst die Luftwege inspiziert.

Bronchoskopie: Es bestand eine deutliche Dyskinesie der Bronchialwege mit Vorwölbung der Hinterwand, außerdem eine deutliche Verdrängung beider Hauptbronchien, ohne daß im einsehbaren Bronchialbereich Fremdgewebe nachzuweisen war.

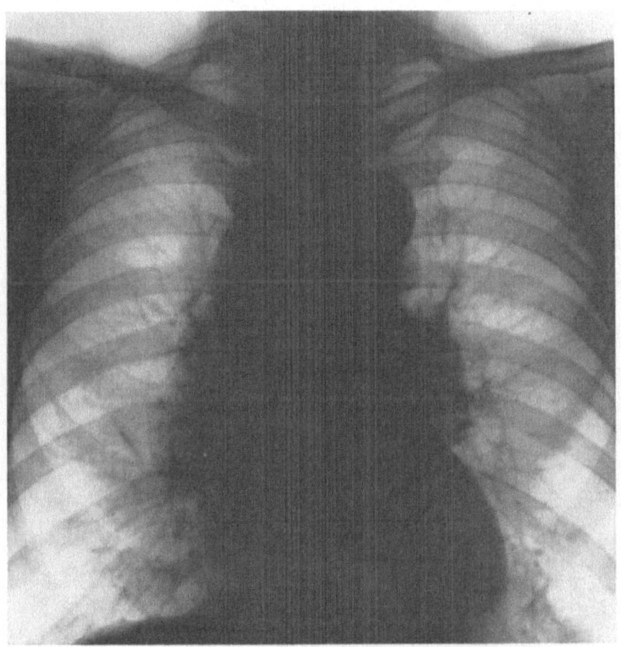

Abb. 29. Metastasierendes Adenocarcinom bei 79jähr. Mann, kein Aneurysma (Beobachtung 12)

Mediastinoskopie: Der Zugang zum Mediastinum war ohne Zeichen einer Einflußstauung gut zu gewinnen, die Aorta palpatorisch ohne Anhalt für eine Aneurysmabildung. Zwischen beiden Hauptbronchien wurde teils weißliches, teils grau-rötliches Gewebe freigelegt und exzidiert.

Histologische Untersuchung: Es ergab sich das metastatische Wachstum eines Adenocarcinoms.

Epikrise: Mediastinoskopisch fand sich als Ursache einer ausgedehnten Mediastinalverbreiterung und beiderseitigen Hilusvergrößerung das metastatische Wachstum eines Adenocarcinoms bei klinisch okkultem Primärtumor, weshalb eine sofortige Strahlenbehandlung eingeleitet wurde.

Beobachtungen bei Silikose

Beobachtung 13: R., Franz, 56 J., Krankenbuch-Nr. 201/64

Anamnese: Ehegatte 1955 an offener Lungentuberkulose erkrankt, deswegen noch 1963 in stationärer Behandlung. Steht selbst seit Erkrankung der Ehefrau in Überwachung des Gesundheitsamtes. Dabei wurde 1955 eine inaktive rechtsseitige Spitzentuberkulose festgestellt, die 1958 eine leichte Progression zeigte. Heilverfahren von 3 Monaten mit Chemotherapie. 1962 wurde eine erneute Verschlechterung des Lungenbefundes beobachtet. Eine Kontrolluntersuchung 5 Monate vor der hiesigen Klinikaufnahme ergab einen geschwulstverdächtigen Befund, weshalb zur stationären und gegebenenfalls operativen Behandlung eingewiesen wurde. Zur Berufsgeschichte gab er noch an, daß er von 1937 bis 1958 in einer Tempergießerei tätig gewesen sei und erst in den letzten Jahren mit Schamottsteinen zu tun gehabt habe.

Befund: Außer einem diffusen Katarrh über der Lunge und einem erbsgroßen supraclaviculären Lymphknoten links keine Besonderheiten. BSG 3/10, Blutbild unauffällig. Röntgenologisch (Abb. 30) zeigte sich eine ovale homogene Verschattung im rechten Spitzenfeld bei leichter retikulärer Zeichnung beider Lungen, ohne daß typische silikotische Veränderungen in der Lunge nachweisbar waren, insbesondere auch nicht auf den Schichtaufnahmen.

Bronchoskopie: Im einsehbaren Bronchialbereich eine unauffällige Schleimhaut, kein Fremdgewebe, keine Blutstraße, keine Sekretentleerung. Katheterbiopsie zunächst über den apikalen Oberlappensegmentbronchus, wobei das Herdgebiet nicht erreicht wurde. Bei der anschließend vorgenommenen Sondierung über den posterioren Oberlappensegmentbronchus konnte der Kunststoffkatheter gut die Herdbildung erreichen.

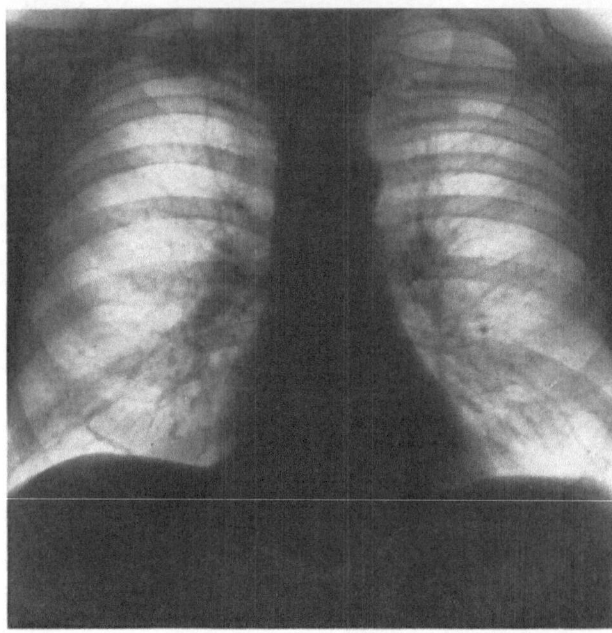

Abb. 30. Isolierte silikotische Schwiele im re. Oberlappen, keine Tumorbildung (Beobachtung 13)

Histologische Untersuchung: Im Katheterbiopsiematerial fand sich neben Schleim und einzelnen Blutbestandteilen und einigen Leukocyten sowie abgeschilferten Epithelien ein kleiner Zellkomplex aus Plattenepithel. Dieses Plattenepithel war weitgehend geordnet, mußte aber doch als ortsfremd bezeichnet werden. Die Zellgröße wechselte etwas, die Kerne waren einheitlich gebaut. Der Befund wurde nur als tumorverdächtig bezeichnet, wobei die Einschränkung gemacht wurde, daß es sich auch um eine Plattenepithelmetaplasie handeln könnte.

Wegen des bestehenden Tumorverdachtes wurde dann der Mediastinalbefund geklärt.

Mediastinoskopie: Rechts paratracheal ließen sich kleinkirschgroße Lymphknoten freilegen, die eine starke Anthrakose aufwiesen. Gleichfalls fand sich ein größerer Lymphknotenprozeß mit starker Verwachsung rechts vorn subaortal, der teilexcidiert wurde. Weiterhin Excision aus den Lymphknoten des rechten Tracheobronchialwinkels, wobei ebenfalls stärkere Verwachsungen bestanden. Der Bifurkationslymphknoten zeigte keine Abweichung von den erwähnten Befunden, eine Excision wurde nicht vorgenommen.

Anschließend noch Biopsie nach DANIELS rechts mit zahlreichen grauen Lymphknoten, die ebenfalls vergrößert und anthrakotisch sind.

Histologische Untersuchung: Während in den paratracheal entnommenen Lymphknoten keine besonderen Hinweise außer Ablagerungen von feinkörnigem schwarzen Staub sich ergaben, zeigten die subaortal und im rechten Tracheobronchialwinkel entnommenen Lymphknoten größere, fast zellfreie Narbenherde mit Hyalinisierung, wobei die Herde zu größeren Bezirken konfluierten. In den Schwielenherden waren feinkörnige Ablagerungen von farblosem Staub nachweisbar. Nach diesem feingeweblichen Befund handelte es sich um deutliche silikotische Veränderungen ohne Hinweise für geschwulstartiges Wachstum. In den nach DANIELS entnommenen Lymphknoten waren die Strukturen dagegen gut erhalten, außer einem stärkeren Sinuskatarrh mit reticulärer Zellproliferation waren keine wesentlichen Veränderungen feststellbar, insbesondere keine Hinweise für eine Silikose.

Epikrise: Bei einem wegen Geschwulstverdachts zur diagnostischen Klärung eingewiesenen Patienten ergab die Katheterbiopsie zunächst einen gewissen Verdacht für das Vorliegen einer Neubildung. Die mediastinal entnommenen Lymphknoten wiesen deutliche silikotische Veränderungen auf. Obwohl in den übrigen Lungenanteilen keine sichere Pneumokoniose feststellbar war, wurde die Herdbildung in der rechten Lungenspitze als eine isolierte silikotische Schwiele auf Grund des Mediastinalbefundes angesehen, wobei die Schwiele sich in einem vorher durch eine Tuberkulose geschädigten Gebiet entwickelte. Spätere Nachuntersuchungen bestätigten den Befund und rechtfertigten, daß von einer Thorakotomie abgesehen wurde.

Beobachtung 14: L., Walter, 57 J., Krankenbuch-Nr. 378/64

Anamnese: Von 1925—1927 als Schlepper unter Tage tätig. Sonst außer einer Kriegsverwundung nie ernsthaft erkrankt. Ging 8 Monate vor der hiesigen Klinikaufnahme zum Hausarzt wegen Schmerzen im Bereich des Rückens und der Brust sowie Husten und Auswurf. Neben nächtlichem Schwitzen fiel eine starke Kurzatmigkeit auf. Eine Röntgenuntersuchung auswärts ergab einen verdächtigen Hilusbefund. Die daraufhin angefertigten Schichtaufnahmen ließen keine sichere Diagnose stellen, ebenfalls nicht eine auswärts vorgenommene Bronchographie und Bronchoskopie. Einweisung zur diagnostischen Klärung, nachdem ein Heilverfahren für eine Bronchitisbehandlung in Bad Lippspringe gestellt worden war.

Befund: Klinisch fiel eine Kurzatmigkeit auf bei rauhem Atemgeräusch über beiden Lungen mit vereinzelten feuchten Rasselgeräuschen. Außerdem bestand ein gewisser Verdacht auf eine beginnende Einflußstauung. Die BSG war mit 39/73 deutlich beschleunigt, im Blutbild nichts Auffälliges. Bei der unauffälligen Berufsanamnese und der stark erhöhten Blutsenkungsgeschwindigkeit bestand Verdacht auf eine maligne Neubildung.

Röntgenologisch (Abb. 31) unscharf begrenzte Vergrößerung beider Lungenwurzeln mit Kalkeinlagerung links, außerdem Mediastinalverbreiterung und deutlich vermehrte fleckige und streifige Zeichnung in beiden Lungen.

Bronchoskopie: Vor allem das rechte Bronchialsystem zeigte Zeichen einer Einengung, die als extramural bedingt aufgefaßt wurde, ohne daß Fremdgewebe sichtbar war. Im Unterlappenbronchus bestand eine konzentrische Stenose. Auch der Oberlappenbronchus war rechts deutlich eingeengt, links waren die Veränderungen nicht so ausgeprägt. Die Bifurkation selbst war scharf. Von seiten der Bronchoskopie war keine diagnostische Klärung möglich.

Mediastinoskopie: Nach dem mediastinoskopischen Aspekt bestand kein Hinweis für ein Tumorwachstum. Es fanden sich nur anthrakotische vergrößerte Lymphknoten, die sowohl rechts subaortal wie auch im Bereich der Bifurkation zu großen Teilen excidiert wurden.

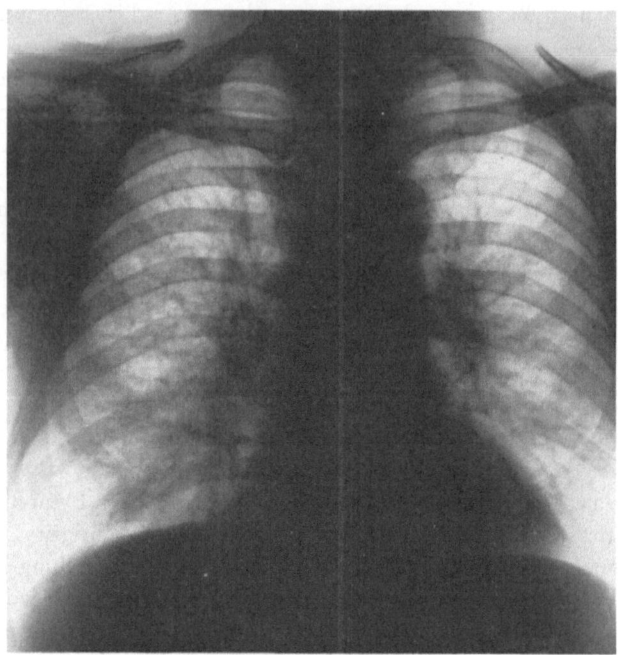

Abb. 31. Silikose bei kurzfristiger Staubexposition 30 und 40 Jahre vorher (Beobachtung 14)

Histologische Untersuchung: In dem Excisionsmaterial war die Lymphknotenstruktur im wesentlichen erhalten. An einzelnen Stellen fanden sich in Gruppen zusammenliegende, kleine, aus kollagenem Bindegewebe bestehende, meist scharf begrenzte Granulome mit geringgradiger Ablagerung von Steinstaub. In der unmittelbaren Umgebung der Granulome erkannte man stellenweise eine deutliche Proliferation der Reticulumzellen. In anderen Schnitten waren die Lymphknoten völlig frei von den beschriebenen Veränderungen, teilweise zeigten sie aber auch mehrere dichter gelagerte und zum Teil konfluierende silikotische Granulome. Ein Hinweis für tuberkulöse Veränderungen oder Tumorabsiedlungen fand sich nicht.

Epikrise: Bei zunächst gegebenem Tumorverdacht und unauffälliger Arbeitsanamnese ergab die Mediastinalbiopsie bei negativem Bronchoskopiebefund deutliche Hinweise für das Vorliegen einer bis dahin unbekannten Silikose. Die erneute gezielte Befragung ergab dann doch, daß L. nicht nur als Schlepper unter Tage tätig gewesen war, sondern auch vor 40 Jahren etwa 2 Jahre lang in einer Ziegelei gearbeitet und vor etwa 30 Jahren 2 Jahre im Tunnelbau gearbeitet hatte. Eine Silikose 2. Grades wurde dann als Berufserkrankung gemeldet.

Beobachtung 15: Sch., Heinrich, 55 J., Krankenbuch-Nr. 637/63

Anamnese: Bis 1945 Landwirt, von 1946—1963 als Fabrikarbeiter in einer Gießerei tätig gewesen und zwar von 1946 bis 1947 als Former, von 1947 bis etwa 1952 am Sandstrahlgebläse und seit 1952 als Kranführer. Beide Elternteile an einer Lungenneubildung verstorben. Selbst nie ernstlich krank gewesen. Verspürte seit einigen Jahren häufig Husten und in der letzten Zeit

auch eine Atemnot. Wenig Auswurf. Mehrere Kontrollen beim Gesundheitsamt ergaben keinen
krankhaften Befund. Eine Woche vor der Klinikaufnahme wurden dann rechtsseitige Lungenveränderungen festgestellt, der Auswurf war einmal mikroskopisch TB positiv.

Befund: Über der rechten Lunge fand sich ein rauhes Atmen ohne sichere Nebengeräusche,
links reines Vesiculäratmen, sonst kein krankhafter Befund. Auswurf bei allen Untersuchungen
TB-negativ, auch in der Kultur. BSG 8/22. Blutbild unauffällig. Röntgenologisch (Abb. 32)
fand sich eine ausgedehnte exsudative Lungentuberkulose mit mehreren kleinen Kavernenbil-
dungen. In den von der Tuberkulose nicht befallenen Lungenanteilen und vor allem in der linken Lunge fanden sich keine Abweichungen von der Norm, im medialen Spitzenfeld war nur
ein fast kalkharter großer Rundschatten zu erkennen.

Wir leiteten sofort eine intensive Behandlung ein mit Bettruhe, INH, i. v. PAS-Infusionen
und Corticoiden. Der spezifische Lungenbefund konnte dadurch nur wenig beeinflußt werden,
auch eine unspezifische antibiotische Behandlung sowie später eine Cycloserinmedikation führten zu keiner Änderung. Da bei dem völlig unvorbehandelten Patienten dieser Verlauf nicht
erklärt werden konnte, wurde eine mediastinoskopische Klärung für erforderlich gehalten, obwohl in den übrigen Lungen keine Hinweise für eine Silikose sich ergaben.

Bronchoskopie: Im einsehbaren Bronchialbereich fand sich lediglich eitriges Sekret im apikalen Unterlappensegmentbronchus, sonst waren rechts und links keine Besonderheiten außer
einigen bronchitischen Schleimhautveränderungen festzustellen.

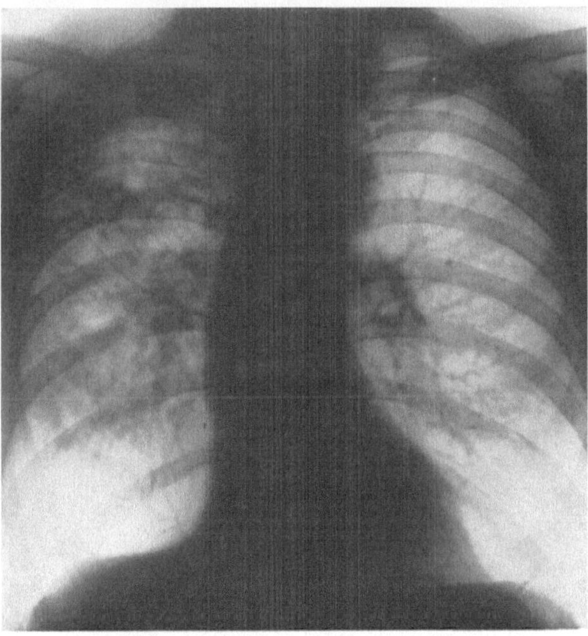

Abb. 32. Silikotuberkulose (Beobachtung 15)

Mediastinoskopie: Palpatorisch waren keine typischen silikotischen Prozesse feststellbar. Im linken Tracheobronchialwinkel ließ sich ein vergrößerter stark anthrakotischer Lymphknoten freilegen und excidieren. Ebenfalls wurden Teile der Bifurkationslymphknoten entnommen.

Eine gleichzeitige vorgenommene Danielssche Biopsie rechts ließ 3 große, anthrakotische, harte Lymphknoten gewinnen.

Histologische Untersuchung: In dem im linken Tracheobronchialwinkel excidierten
Lymphknoten fanden sich gut ausgebildete Follikel. An manchen Stellen ließen sich

*7**

Narbenbildungen erkennen, die Narben waren aber nur gelegentlich rund und füllten die Sinus meist aus. Eine konzentrische Schichtung der Narben fand sich nicht, auch keine Kohlepigmentablagerung in ihrer Umgebung von stärkerem Ausmaß. Die Bifurkationslymphknoten zeigten ähnliche Verhältnisse, doch war die Narbenbildung hier ausgedehnter, wobei diese eine deutliche konzentrische Schichtung und auch eine Hyalinisierung zeigten. In ihren Randgebieten war Kohlepigment zu erkennen, so daß die Narben auf solche silikotischer Natur zurückgeführt wurden, ohne daß eine silikotische Umwandlung des Lymphknotens selbst vorlag. In dem nach der Daniels-schen Methode gewonnenen Gewebsmaterial zeigten sich gleiche Veränderungen, wobei die Narbenbildungen zwar geringer ausgeprägt, dafür aber für eine Silikose voll charakteristisch waren.

Epikrise: Bei einer nicht vorbehandelten und frischen, sich auf intensive Behandlung nur zögernd zurückbildenden Lungentuberkulose ergab die Mediastinalbiopsie im Zusammenhang mit der Scalenuslymphknotenbiopsie das Vorliegen einer Silikose, ohne daß die von der Tuberkulose nicht betroffenen Lungenanteile irgendwelche Hinweise für das Vorliegen einer solchen Erkrankung gaben. Die Meldung als Berufskrankheit wurde erstattet.

Beobachtungen beim Vorliegen eines Bronchialcarcinoms

Beobachtung 16: Sch., Wilhelm, 54 J., Krankenbuch-Nr. 11/62

Anamnese: Vor 6 Monaten wurde bei einer Röntgenuntersuchung, die anläßlich eines Kurantrages für einen Erholungsaufenthalt stattfand, ein Rundherd im Bereich der linken Lunge

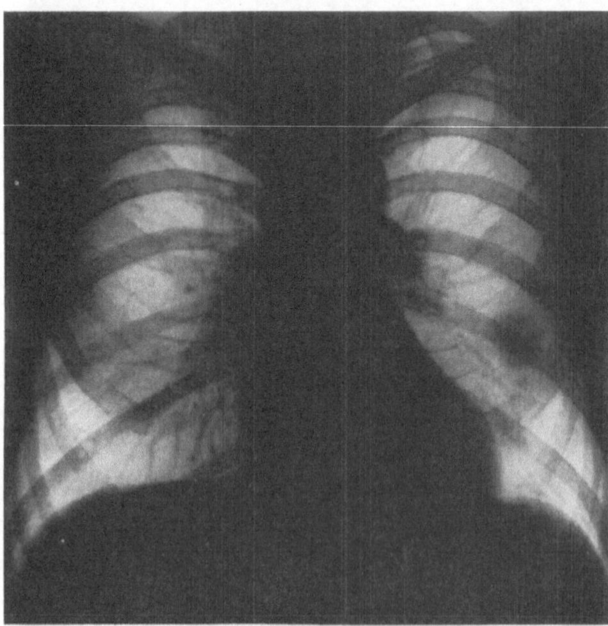

Abb. 33. Metastasierendes peripheres Bronchuscarcinom (Beobachtung 16)

festgestellt. Ein zugezogener Lungenfacharzt schlug eine Probethorakotomie vor, die vom Pat. abgelehnt wurde. Von Seiten des Gesundheitsamtes wurde an der Diagnose Tuberkulom festgehalten und ein Heilverfahrensantrag gestellt.

Befund: Außer einem etwas verlängerten Exspirium kein krankhafter Befund. Die rektale Untersuchung ergab regelrechte Verhältnisse. BSG 10/20, Auswurf, auch kulturell, TB negativ. Blutbild unauffällig. Röntgenologisch (Abb. 33) Rundherd im linken Unterlappen, der inzwischen an Größe zugenommen hatte, bei kalkig veränderten Lymphknoten im Bereich der linken Lungenwurzel.

Bronchoskopie: Im einsehbaren Bronchialbereich kein krankhafter Befund. Eine Katheterbiopsie wurde zur damaligen Zeit noch nicht geübt.

Mediastinoskopie: Excision von mehreren paratrachealen Lymphknoten rechts. Nach Präparation des linken Hauptbronchus dort ebenfalls zunächst anthrakotische und leicht vergrößerte Lymphknoten. Unter diesen wurde im linken Tracheobronchialwinkel weißliches Gewebe frei, welches makroskopisch den Eindruck carcinomatösen Wachstums machte. Nach gründlicher Excision noch linksseitige Danielssche Biopsie.

Histologische Untersuchung: Die beiderseits paratracheal entnommenen Lymphknoten zeigten keine Geschwulstabsiedlungen, ergaben nur gewisse Hinweise für das Vorliegen silikotischer Schwielen. Das isoliert entnommene geschwulstverdächtige Material zeigte in der feingeweblichen Untersuchung das schrankenlose Wachstum eines wenig differenzierten kleinzelligen Carcinoms, wobei nach dem Gewebsbild Absiedlungen eines primären Bronchialcarcinoms für wahrscheinlich gehalten wurden. In dem nach DANIELS entnommenen Material fanden sich keine Besonderheiten.

Epikrise: Bei einem 6 Monate vorher durch Reihenuntersuchung entdeckten Rundherd klärte die Mediastinalbiopsie die Natur des Prozesses und gleichzeitig die Inoperabilität.

Beobachtung 17: P., Johann, 60 J., Krankenbuch-Nr. 832/62

Anamnese: 8 Monate vorher Feststellung einer Verschattung im rechten Mittelfeld der Lunge. Bei einer Röntgenkontrolle 6 Monate später fand sich eine Vergrößerung der Herdbildungen und eine Einschmelzungshöhle. Auswurfuntersuchungen TB negativ. Einweisung zur differentialdiagnostischen Klärung.

Befund: Über der Lunge regelrechtes Atmen ohne Nebengeräusche, auch sonst kein krankhafter Befund. Ernährungszustand reduziert. BSG 25/45, Auswurf TB negativ. Leichte Anämie, Blutbild sonst unauffällig. Röntgenologisch eingeschmolzener Rundherd im apikalen Unterlappensegment rechts.

Bronchoskopie: Die Bronchialverhältnisse erschienen unauffällig. Die Carina war scharf und nicht verbreitert. Die Einführung des Kunststoffkatheters in das apikale Unterlappensegment gestaltete sich etwas schwierig, das Herdgebiet ließ sich aber gut sondieren, wobei der Katheter bis ins Zentrum vorgeführt wurde (Abb. 34).

Mediastinoskopie: Im rechten Tracheobronchialwinkel fanden sich keine wesentlichen Lymphknotenprozesse. Der Bifurkationslymphknoten erschien deutlich vergrößert und hart, außerdem war die weißliche Farbe verdächtig auf metastatisches Wachstum in diesem Bereich. Gründliche Excision. Der Bifurkationsbereich war durch diese Gewebsmassen vollkommen ausgefüllt.

Histologische Untersuchung: Im Katheterbiopsiematerial fanden sich sichere Zeichen für das Vorliegen eines Plattenepithelcarcinoms. Die Mediastinalbiopsie aus der Bifurkation sicherte gleichzeitig dort bereits vorliegendes ausgedehntes metastatisches Wachstum eines Plattenepithelcarcinoms.

Epikrise: Bei einem zur differentialdiagnostischen Klärung eingewiesenen Pat. mit eingeschmolzenem Rundherd im apikalen Unterlappensegment rechts ließ die Katheterbiopsie bereits das Vorliegen eines Plattenepithelcarcinoms nachweisen. Von einer Probethorakotomie konnte abgesehen werden, da die Mediastinoskopie das ausgedehnte metastatische Wachstum mit völliger Ausfüllung des Bifurkationsbereichs ergab.

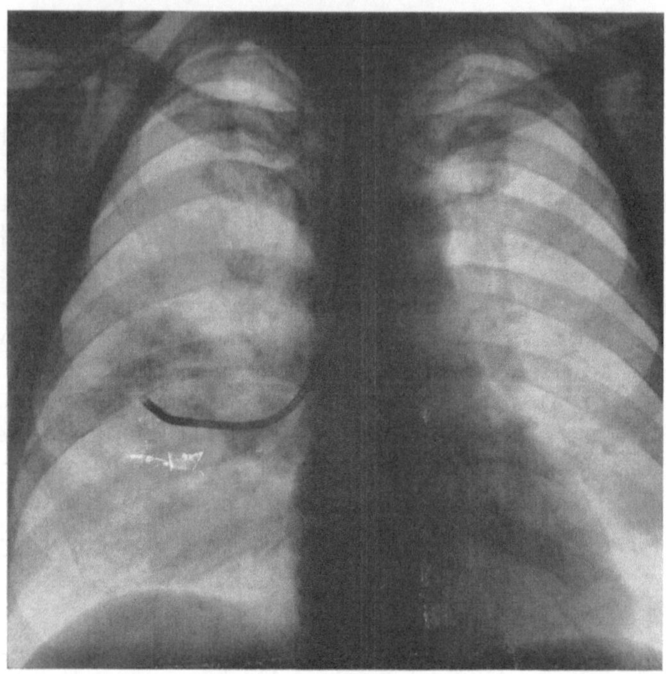

Abb. 34. Metastasierendes zerfallendes Bronchuscarcinom in S VI rechts (Beobachtung 17)

Beobachtung 18: B., Karl, 57 J., Krankenbuch-Nr. 236/63

Anamnese: Seit etwa 2 Jahren etwas Husten mit schmutzig-grauem Auswurf. Keine Blutbeimengung. In den letzten Wochen 5 kg Gewichtsabnahme, außerdem schlechteres Allgemeinbefinden. Nach kurzfristiger Beobachtung in der Medizinischen Klinik Essen Verlegung zur weiteren differentialdiagnostischen Klärung, da die Röntgenaufnahme einen kleinapfelgroßen isolierten Rundherd im Bereich der linken Lunge ergeben hatte. Sonst waren keine besonderen pathologischen Befunde außer einer deutlichen Beschleunigung der Blutsenkungsgeschwindigkeit mit 63/87 mm festzustellen. Nach der Aufnahme in die hiesige Klinik wurde zur genauen Segmentlokalisation zunächst eine linksseitige Bronchographie vorgenommen, die einen Füllungsabbruch peripher im Bereich des antero-basalen Unterlappensegmentes ergab (Abb. 35).

Bronchoskopie: Im einsehbaren Bronchialbereich keine Besonderheiten, keine Blutstraße, keine Sekretentleerung. Katheterbiopsie, wobei das Herdgebiet gut erreicht wurde.

Mediastinoskopie: Es wurden Lymphknoten exzidiert aus dem rechten Tracheobronchialwinkel, vor dem linken Hauptbronchus und aus dem linken Tracheobronchialwinkel. Der Bifurkationslymphknoten war nicht freizulegen. Nach dem endoskopischen Aspekt bestand kein Anhalt für eine Metastasierung.

Histologische Untersuchung: Im Katheterbiopsiematerial kleinere und größere Verbände eines völlig ungeordneten epithelialen Wachstums, so daß ein Plattenepithelcarcinom angenommen wurde. Überraschenderweise zeigte die Mediastinalbiopsie in den Lymphknoten vor dem linken Hauptbronchus keine besonderen Veränderungen, dagegen waren in den Lymphknoten aus beiden Tracheobronchialwinkeln Metastasen eines Plattenepithelcarcinoms bereits nachzuweisen.

Epikrise: Bei einem zur diagnostischen Klärung eingewiesenen Patienten mit einem Rundherd im antero-basalen Unterlappensegment links klärte die Katheterbiopsie bereits die Natur des Lungenprozesses, die Mediastinoskopie machte mit dem Nach-

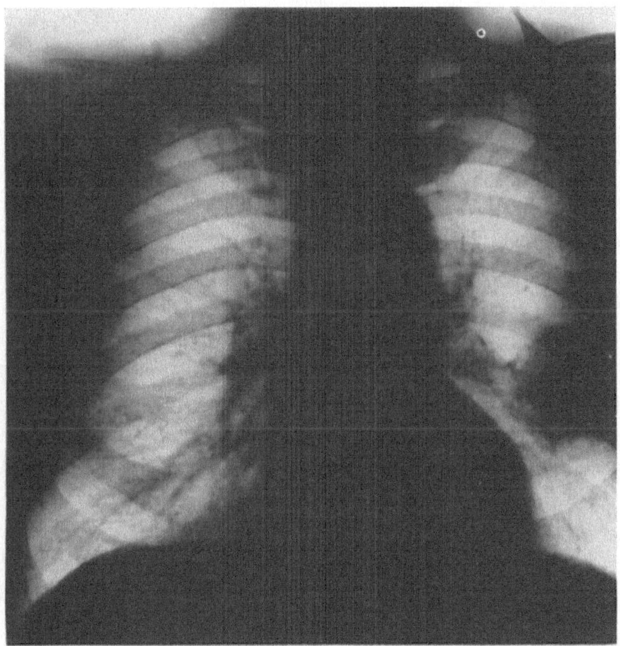

Abb. 35. Doppelseitige Metastasen bei Bronchuscarcinom in S VII links (Beobachtung 18)

weis einer doppelseitigen Metastasierung in den Tracheobronchialwinkeln eine Probe-thorakotomie unnötig.

Beobachtung 19: Sch., Bernhard, 53 J., Krankenbuch-Nr. 121/64

Anamnese: Ein Bruder an Tuberkulose erkrankt. Selbst seit 6 Jahren in Überwachung durch das Gesundheitsamt wegen einer inaktiven doppelseitigen Spitzentuberkulose. 3 Monate vorher Feststellung eines frischen Rundherdes im linken Mittelfeld bei älterer indurierter Spitzentuber-kulose und bei großbullösem Emphysem im Bereich der linken Lungenspitze, weshalb ein Heil-verfahren beantragt wurde.

Befund: Klinisch über der linken Lungenspitze feuchte Rasselgeräusche, sonst kein krank-hafter Befund, keine tastbaren Lymphknotenschwellungen. BSG 4/8. Blutbild unauffällig. Rönt-genologisch (Abb. 36) kleiner Rundherd im apikalen Unterlappensegment links.

Bronchographie: Kontrastmittelabbruch ganz peripher im oberen Subsegmentbereich des 6. Segmentes.

Bronchoskopie: Im einsehbaren Bronchialbereich kein Fremdgewebe. Eine Katheterbiopsie ist nicht möglich, da bei der Thoraxdurchleuchtung der Rundherd nicht ausgemacht werden kann.

Mediastinoskopie: Im linken Tracheobronchialwinkel keine Lymphknoten. Der Bifurkationslymphknoten ist tiefschwarz und unauffällig auf eine Metastasierung. Bei weiterer Inspektion des rechten Paratrachealgebietes wird ziemlich hoch unterhalb der Aorta ein kleiner, grau-fleischiger Lymphknoten sichtbar, der excidiert wird. Bei der Palpation dieses Gebietes kommt rechts subaortal ein ausgedehnter harter Prozeß zur Darstellung, der mit dem Finger stumpf ausgelöst wird. Er reicht von der Vorderfläche der Trachea bis rechts hinüber unter die Aorta. Gründliche Excision. Anschließend Danielssche Biopsie rechts mit Excision harter Lymphknoten.

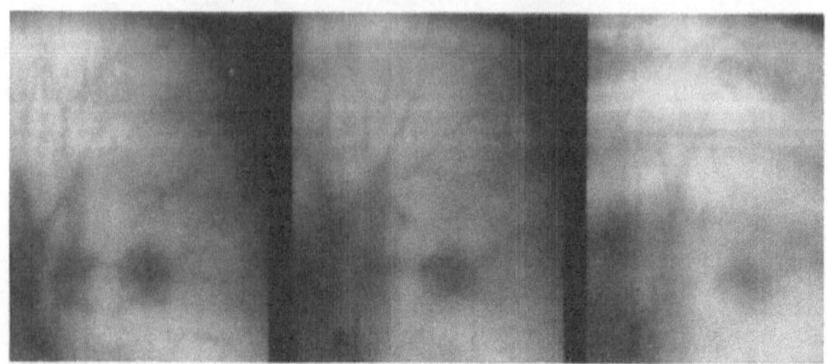

Abb. 36. Ausgedehnte rechtsseitige Metastasen bei kleinem Primärtumor in S VI links (Beobachtung 19)

Histologische Untersuchung: Während im Bifurkationslymphknoten keine Besonderheiten zu erkennen waren, zeigte sowohl der rechts paratracheal entnommene Lymphknoten als auch das unterhalb der Aorta rechts freigelegte und excidierte Gewebe das ausgedehnte Wachstum eines Plattenepithelcarcinoms. Die präscalenischen Lymphknoten nach DANIELS waren frei von Geschwulstabsiedlungen.

Epikrise: Bei einem etwa 1,5 cm großen Rundherd im apikalen Unterlappensegment links bei doppelseitiger inaktiver Spitzentuberkulose ergab die Mediastinoskopie eine ausgedehnte kontralaterale Metastasierung eines Plattenepithelcarcinoms, wobei die Biopsie nach DANIELS negativ blieb, und wodurch sowohl die Natur als auch die Inoperabilität des kleinen, rundherdartigen Prozesses erwiesen wurden.

Beobachtung 20: B., Fritz, 48 J., Krankenbuch-Nr. 491/63 und 667/63

Anamnese: Keine besonderen Vorerkrankungen. 4 Monate vorher trockene Rippenfellentzündung rechts. Bei der Röntgenkontrolle wurde eine rechtsseitige Hilusvergrößerung festgestellt und deshalb zur stationären Beobachtung eingewiesen.

Befund: Klinisch über der Lunge kein besonderer Befund, auch sonst unauffällig. Tuberkulintestung nach Mendel-Mantoux 1:100000 positiv. BSG 3/10, Blutbild unauffällig. Auswurf TB-negativ. Röntgenologisch (Abb. 37) deutliche Hilusvergrößerung rechts, keine sicheren Lungenveränderungen.

Bronchoskopie: Geringe Verbreiterung der Bifurkation, in der Schleimhaut keine Veränderungen, im gesamten einsehbaren Bronchialbereich kein Anhalt für Fremdgewebe. Schleimhautbiopsie wegen der Möglichkeit, daß eine Sarkoidose vorliegt.

Mediastinoskopie: Im rechten Tracheobronchialwinkel sehr zahlreiche Lymphknoten, die grau-fleischig verändert erscheinen und die auch links paratracheal nachweisbar sind. Nach dem endoskopischen Aspekt könnte eine Sarkoidose vorliegen.

Histologische Untersuchung: In der Bronchusschleimhautbiopsie regelrechtes Bronchialepithel, unter dem Epithel eine geringe unspezifische Reaktion. Kein Anhalt für Fremdgewebe oder für eine epitheloidzellige Granulombildung.

Auch im Lymphknotenmaterial aus dem Mediastinum keine sicheren krankhaften Veränderungen außer unspezifischen entzündlichen Reaktionen.

Da die ebenfalls noch vorgenommene rechtsseitige *Bronchographie* keinen Hinweis für einen stenosierenden Prozeß ergab, wurde zunächst weitere Beobachtung empfohlen bei gleichzeitiger medikamentöser Behandlung im Hinblick auf eine eventuell vorliegende Tuberkulose. Erneute Einweisung des Patienten 2 Monate später da die Hilusveränderung sich nicht zurückbildete.

Bronchoskopie: Im einsehbaren Bronchialbereich keine Veränderung gegenüber der Voruntersuchung, kein Fremdgewebe, keine Sekretentleerung, keine Blutstraße.

Erneute Mediastinoskopie: Lediglich an der Eingangsstelle vor der Trachea waren die Verwachsungen etwas stärker, sonst ließ sich die Vorderfläche der Trachea gut

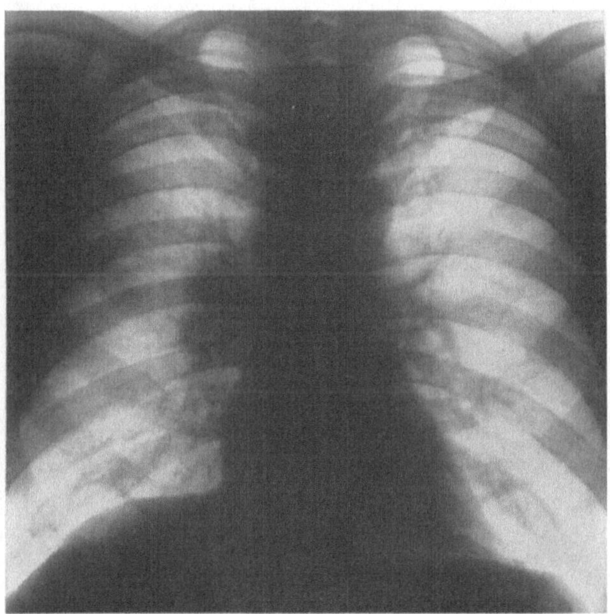

Abb. 37. Metastasierendes Bronchuscarcinom, Re-Mediastinoskopie (Beobachtung 20)

freilegen. Jetzt kommen im rechten Tracheobronchialwinkel und auch paratracheal harte Lymphknotenpakete zur Darstellung, die gründlich excidiert werden und die verdächtig auf eine Tumorabsiedlung sind.

Histologische Untersuchung: Im feingeweblichen Präparat fand sich jetzt das ausgedehnte Wachstum einer sehr undifferenzierten, zellreichen, vorwiegend rundkernigen Geschwulst, bei der in erster Linie an ein kleinzelliges Bronchialcarcinom gedacht wurde.

Epikrise: Bei einer tumorverdächtigen Hilusvergrößerung rechts ließ sich weder bronchographisch noch bronchoskopisch ein Tumorhinweis gewinnen. Die Lungenfelder selbst waren röntgenologisch frei von krankhaften Veränderungen. Die erste Mediastinoskopie führte nicht zur richtigen Diagnose, da ausgedehnte unspezifische entzündlich-reaktive Lymphknotenveränderungen den wirklichen Krankheitsprozeß überdeckten. Eine erneut vorgenommene Mediastinalbiopsie ließ dann das metastatische Wachstum eines undifferenzierten Bronchialcarcinoms bei okkultem Primärtumor sichern.

Die *Monotonie der röntgenologischen Ausdrucksform* und die *Vielgestaltigkeit der zugrundeliegenden und mediastinalbioptisch geklärten Krankheitsbilder* mögen die nachfolgenden, stichwortartig angeführten Beispiele zeigen:

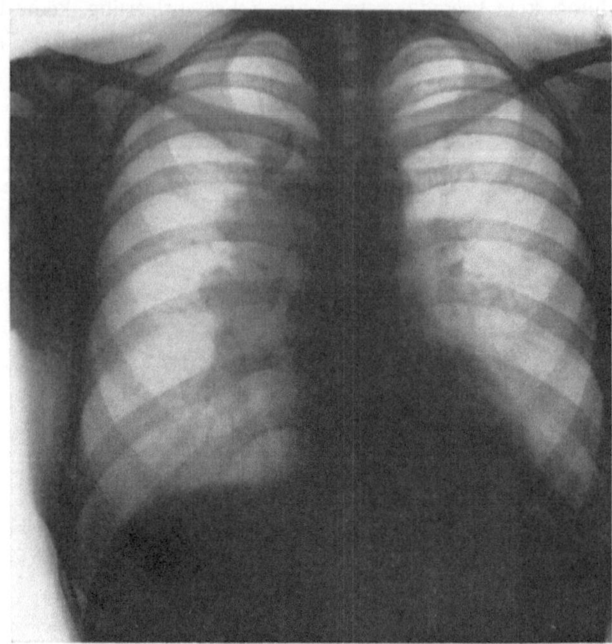

Abb. 38. M. Hodgkin bei einem 24jähr. Mädchen

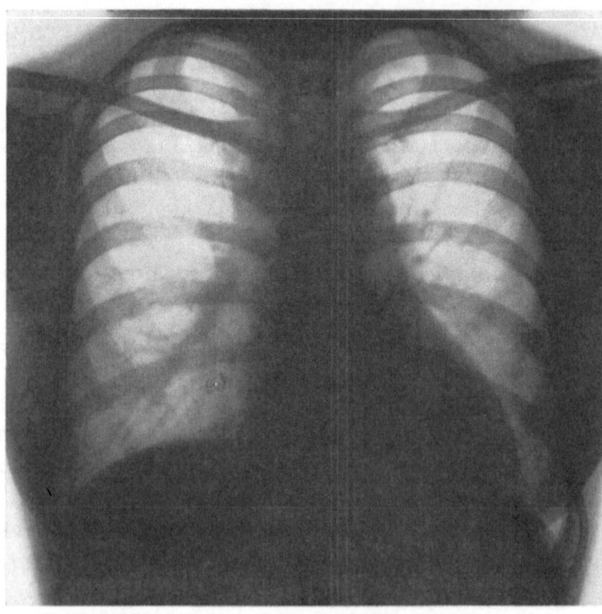

Abb. 39. Frische konfluierende Lymphknotentuberkulose bei vorher bestehendem Verdacht auf
Lymphgranulomatose bei einer 28jähr. Pat.

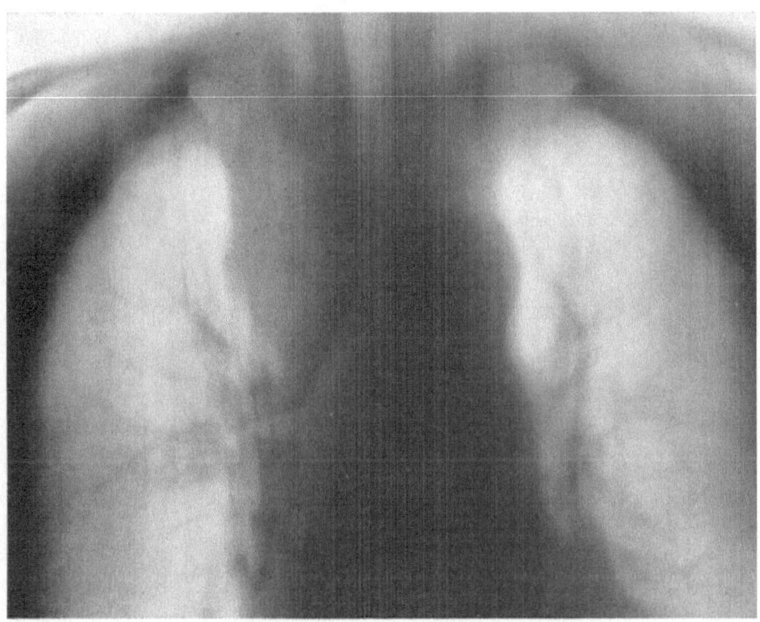

Abb. 40. Ausgedehnte Mediastinaltuberkulose bei einem 56jähr. Pat. bei Einweisung wegen Tumorverdachts. Kulturell bestätigt, mit Haut-„Metastasen"

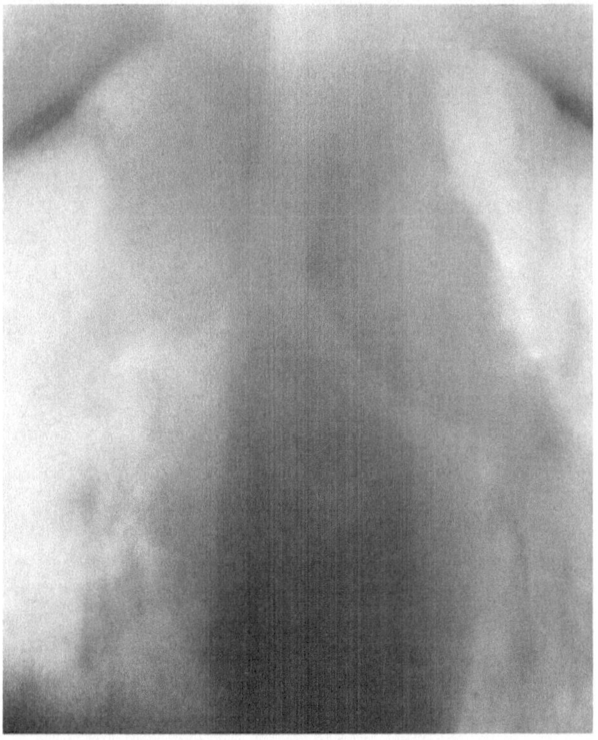

Abb. 41. Ausgedehnte, vorwiegend mediastinale Sarkoidose bei einer 55jähr., unter Tumorverdacht stehenden Pat.

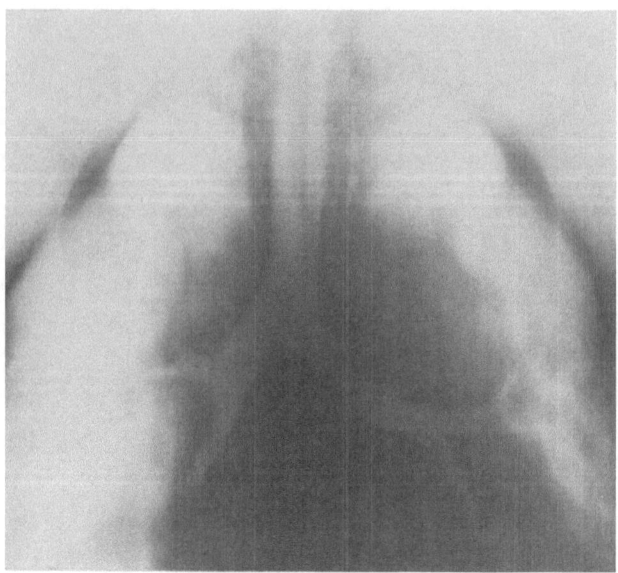

Abb. 42. Sarkoidose I/II bei einem 34jähr. Pat.

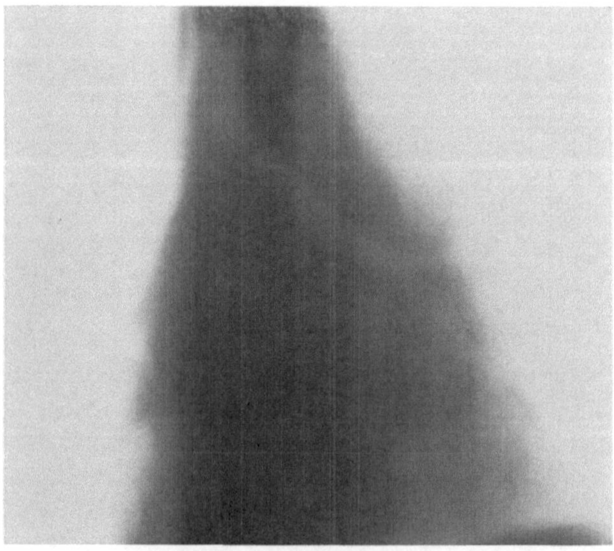

Abb. 43. Metastasierendes kleinzelliges Bronchialcarcinom, vom linken Unterlappenbronchus ausgehend,
bei einem 38jähr. Pat.

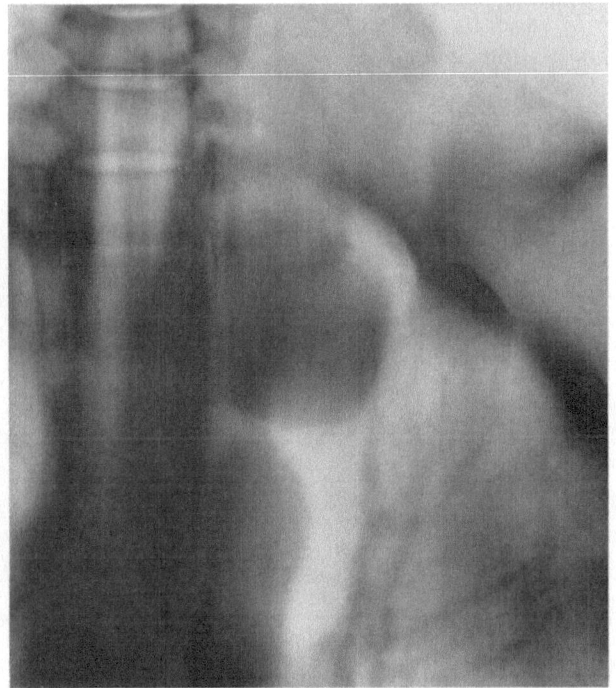

Abb. 44. Paravertebrales Neurofibrom

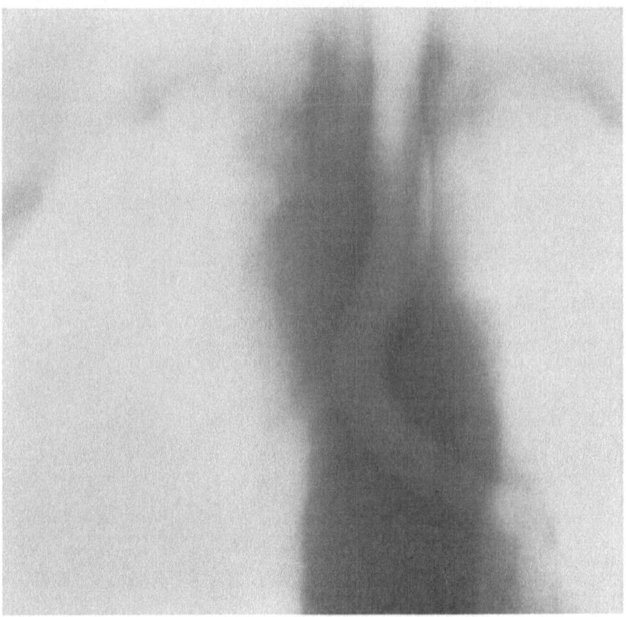

Abb. 45. In das Mediastinum eingebrochenes, vom apikalen Oberlappensegmentbronchus rechts ausgehendes Bronchialcarcinom

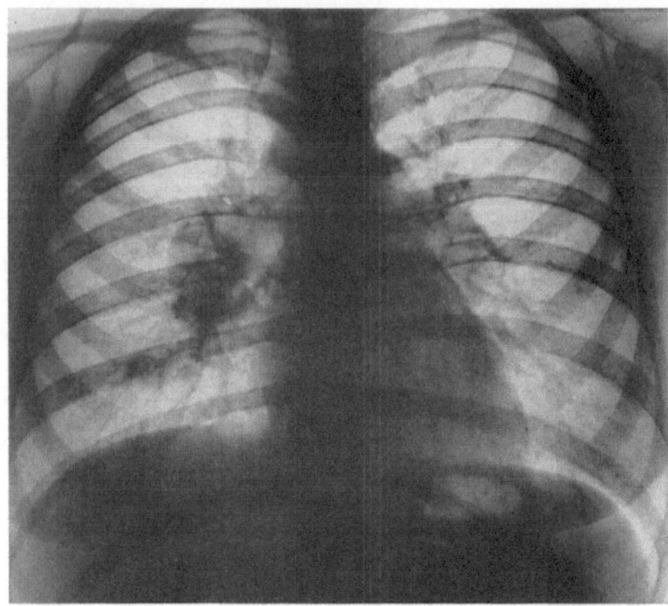

Abb. 46. Einweisungsdiagnose Verdacht auf Lymphosarkom, endoskopisch und bioptisch Sarkoidose bei einer
30jähr. Frau

Auch bei *unklaren pulmonalen und pleuralen Erkrankungen* seien einige Beispiele noch
angeführt, wobei die mediastinale Lymphknotenbiopsie die diagnostische oder prognostische
Klärung erbrachte.

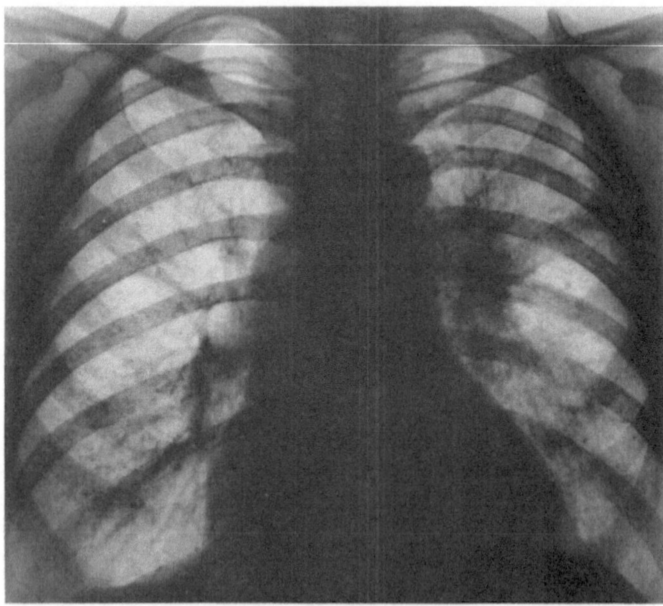

Abb. 47. Röntgenologisch Hilusverdichtung links und Einlagerung von zahlreichen kleinen Herdschatten in beiden
Lungen. Bronchialsystem frei, bei Katheterbiopsie im Bereich der drei oberen Segmente des linken Oberlappens
Tumorzellen. In den mediastinalen Lymphknoten Metastasen eines Alveolarzellcarcinoms

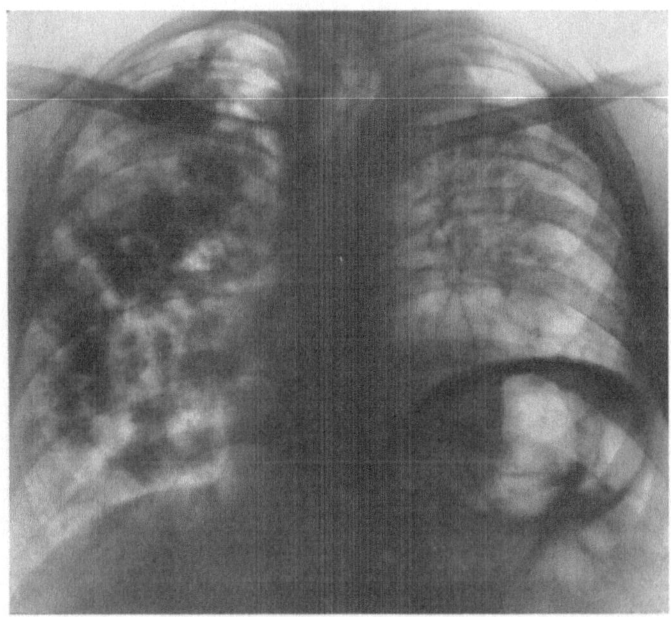

Abb. 48. Seit Jahren unklare fortschreitende Lungenerkrankung, Bronchoskopie und supraklavikuläre Lymphknotenbiopsie auswärts ohne diagnostische Hinweise. Bronchoskopisch hier Einengung des linken Hauptbronchus,
kein Fremdgewebe. Mediastinoskopisch Metastasen eines entarteten Bronchusadenoms bei einem 28jähr. Pat.

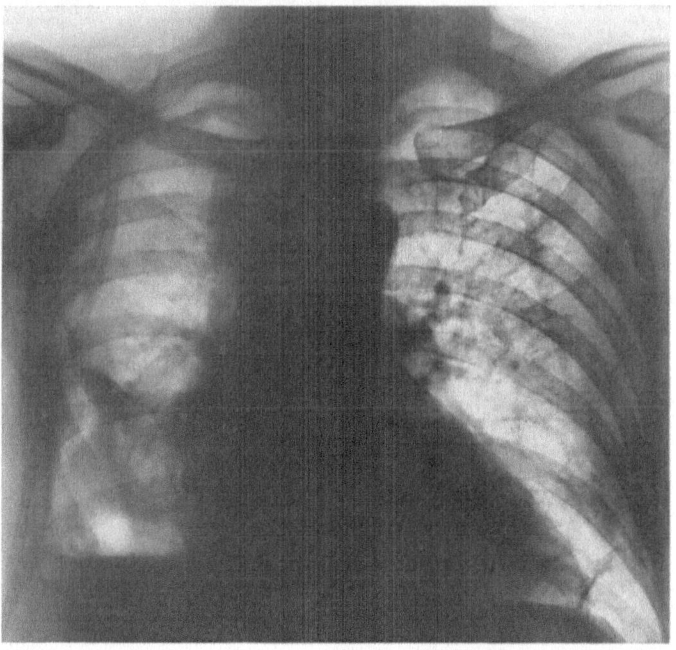

Abb. 49. Einweisung mit Seropneumothorax rechts (nach Punktion) wegen Verdachts auf malignen Bronchusprozeß.
Bronchoskopisch und bronchographisch keine Tumorhinweise. Mediastinalbiopsie: M. Hodgkin

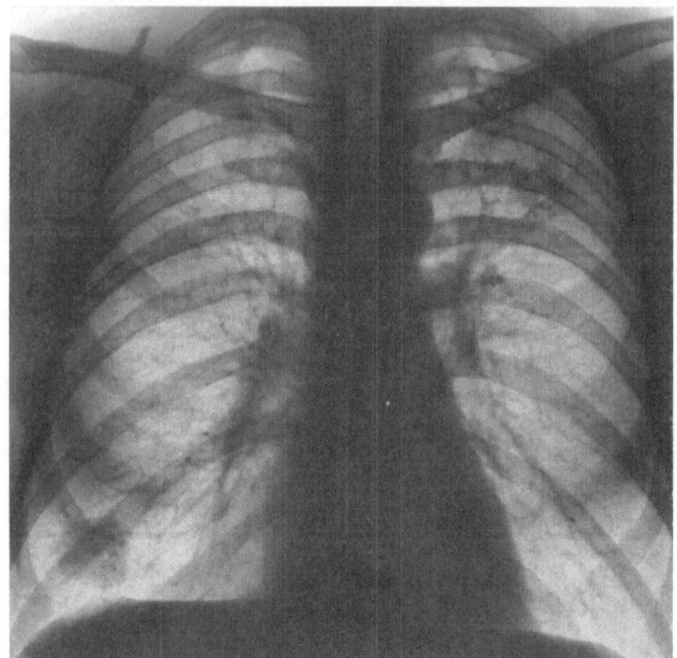

Abb. 50. Wie sehr die routinemäßige Anwendung der Mediastinoskopie bei dem Vorliegen eines malignen Bronchialprozesses gerechtfertigt und nötig ist, zeigt dieses Beispiel. Rundherdbildung im anterobasalen Unterlappensegment rechts bei überwachter linksseitiger Lungentuberkulose bei einem 40jähr. Mann. Bei der Katheterbiopsie Nachweis eines Plattenepithelcarcinoms. Mediastinoskopisch ausgedehnte Metastasen in der Bifurkation und paratracheal rechts

Es seien noch zwei Beispiele für *therapeutische Mediastinoskopien* angeführt.

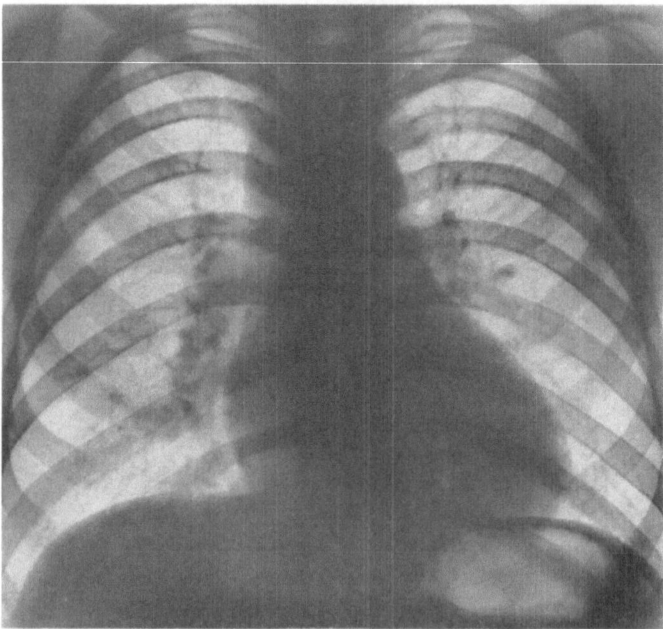

Abb. 51. Mediastinalverbreiterung rechts, bisher Annahme eines Gefäßprozesses. Mediastinoskopisch war die Auslösung des gesamten rechtsseitigen Prozesses möglich unter Durchtrennung eines Verwachsungsstiels zum rechten Hauptbronchus

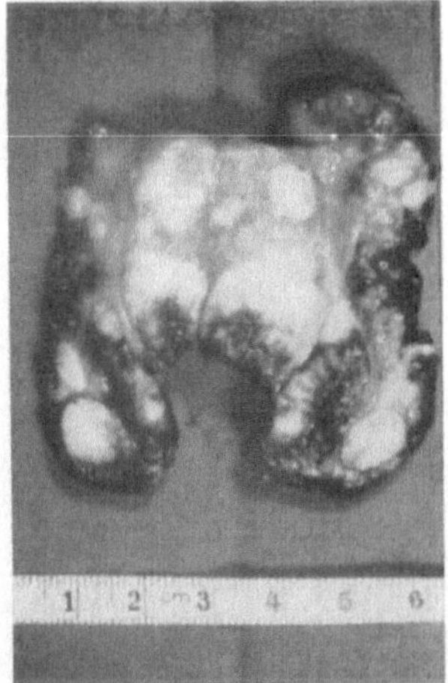

Abb. 52. Das aufgeschnittene Präparat sowie die histologische Untersuchung ergaben das Vorliegen großer mediastinaler Tuberkulome

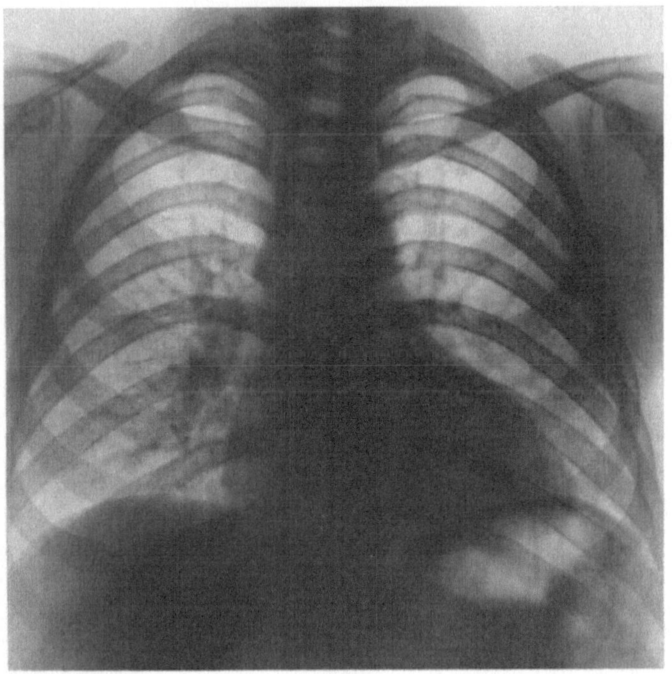

Abb. 53. Zustand nach der Exstirpation des Prozesses und Resorption eines Mantelpneumothorax

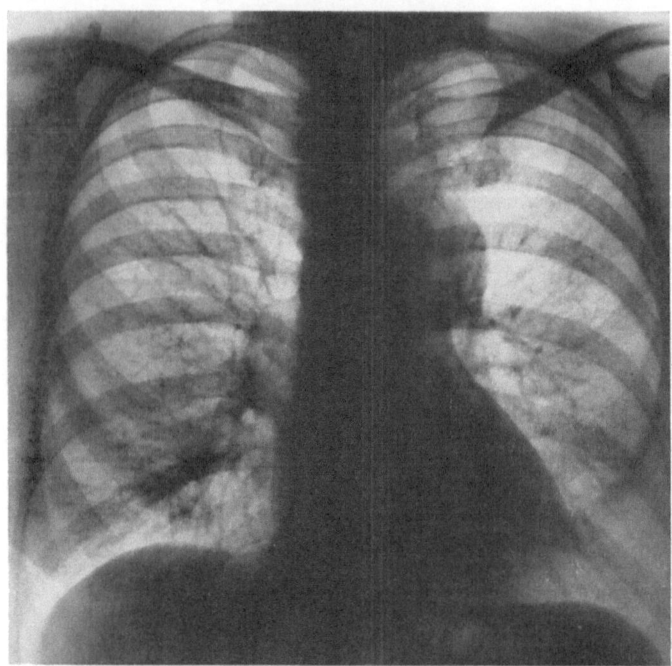

Abb. 54. Paramediastinale Verschattung links, tomographisch vorn gelegen. Mediastinoskopisch zunächst kein pathologischer Befund. Bei retrosternalem Vorgehen Freilegung einer prall elastischen Geschwulst, die Probepunktion ergab klare Flüssigkeit. Nach Eröffnung Abtragung einer Cyste bis zum Stiel mit einer Länge von 12 cm. Histologisch Cystenbildung mit Resten von Thymusgewebe

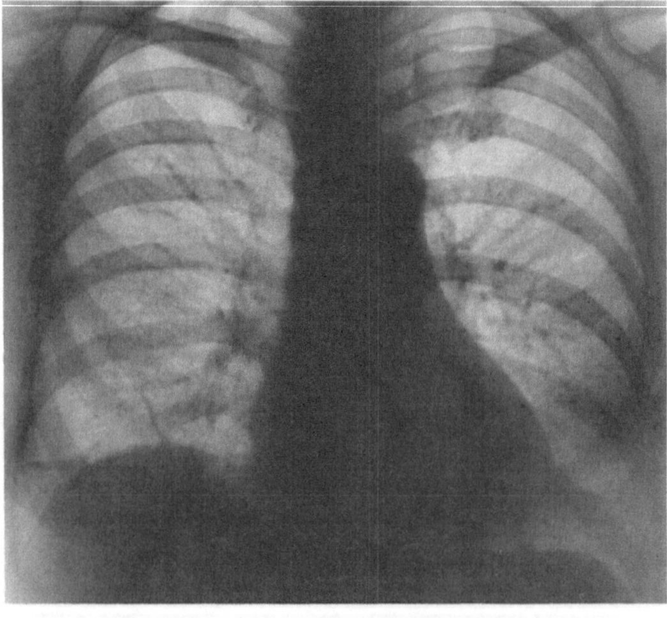

Abb. 55. Zustand drei Tage nach der Mediastinoskopie mit Cystenentfernung

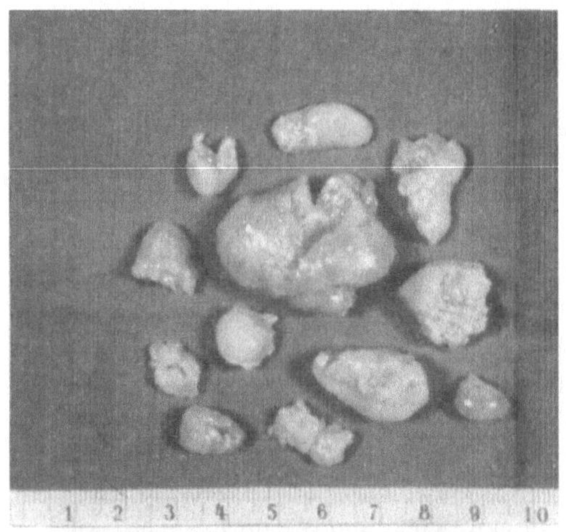

Abb. 56

Abb. 56. Durch Mediastinoskopie entnommene Lymphknoten bei Sarkoidose (Beobachtung 1)

Abb. 57. Typischer endoskopischer Befund bei Sarkoidose. Lymphknoten grau-weiß mit glatter Oberfläche,
leicht auslösbar und vollkommen freizulegen, gut ge-
geneinander abgegrenzt und bei vermehrter capillarer
Blutung der Umgebung gut zu exstirpieren

Abb. 58. Tuberkulöser Mediastinalbefund. Lymphknoten verwachsen, nicht vollständig freizulegen, meist
nur Teilexcision, keine volle Exstirpation möglich

Abb. 59. Lymphknotensilikose. Neben der Anthrakose
sind weißliche Gewebsveränderungen sichtbar. Rechts
die laterale Trachealwand, sonst im Bild die metal-
lene Wand des Mediastinoskops

Abb. 60. Im Zentrum ausgedehnte weißliche Metastasen
eines Bronchialcarcinoms paratracheal, von der Umgebungsadhärenz freipräpariert, daneben im Blickfeld
ein noch unbeteiligter anthrakotischer Lymphknoten

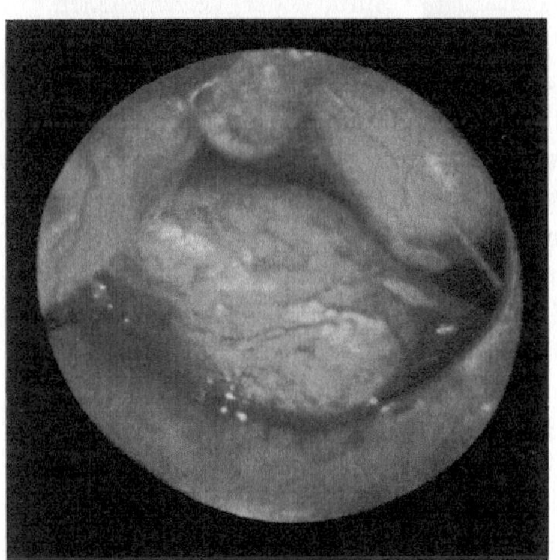

Abb. 57

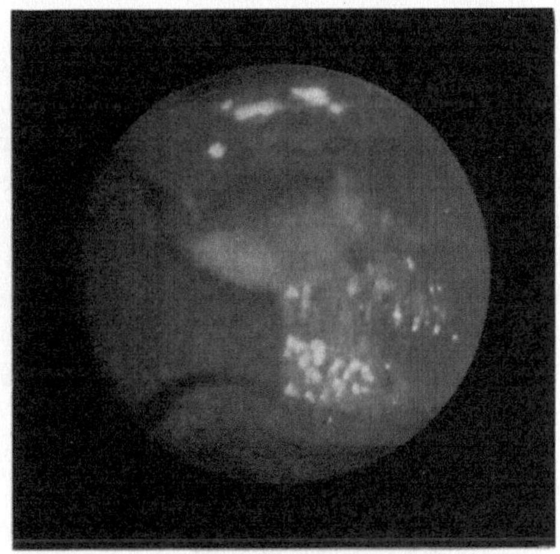

Abb. 58

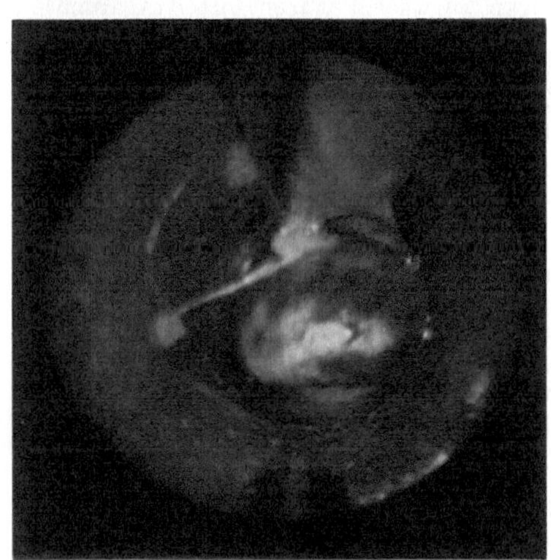

Abb. 59

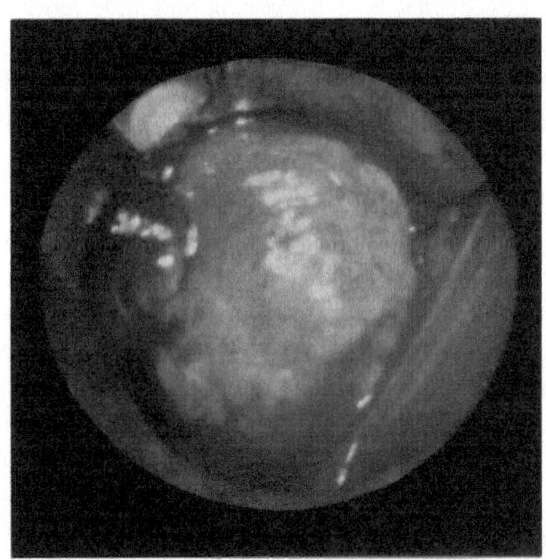

Abb. 60

VI. Zusammenfassung

I. Dieser Arbeit wurde einmal die Aufgabe gestellt, die diagnostische Leistungsfähigkeit mediastinoskopischer Untersuchungen und ihre sich daraus ergebende Stellung innerhalb der übrigen bioptischen Methoden der Thoraxdiagnostik zu klären. Weiterhin sollten die bei bösartigen bronchopulmonalen Neubildungen ermittelten Befunde auf ihre Bedeutung für die operative Behandlung untersucht, darüber hinaus die aufgedeckten lokalisatorischen Beziehungen als intravitale Modelle für die Vorstellungen und Kenntnisse von den Lymphabflußwegen der Lunge verstanden werden.

II. Bei der Darstellung der bronchoskopischen Methoden werden die diagnostischen Schwierigkeiten der endoskopisch nicht zugänglichen Geschwülste besonders besprochen und die Ergebnisse eigener Untersuchungen mittels sog. Kathetersaugbiopsie den cytodiagnostischen Erfahrungsberichten gegenübergestellt. Es folgen Übersichten über die Aussagefähigkeit der Lungen- und Pleurabiopsie mittels Thorakoskopie, Punktion und kleiner Thorakotomie mit Sammelstatistiken über ätiologische Aufschlüsse bei Pleuritis bzw. über die diagnostischen Resultate der verschiedenen Verfahren selbst.

Besonders eingehend als unmittelbar konkurrierende Methode der Mediastinaluntersuchungen wird die präskalenische Lymphknotenbiopsie besprochen. Zur besseren Abgrenzung der Leistungsfähigkeiten wurden Sammelstatistiken von 2434 postmortalen Untersuchungen, 6848 der Differentialdiagnose dienenden sowie 1230 routinemäßig bei Bronchialkrebs vorgenommenen Biopsien angefertigt. Innerhalb der in etwa einem Drittel diagnostisch verwertbaren Aufschlüsse überhaupt liegen die positiven Ergebnisse bei der Sarkoidose und Lymphogranulomatose besonders hoch, auffallend niedrig bei der Silikose. Nur bei jedem zehnten an Bronchialcarcinom erkrankten Patienten läßt sich auf diese Weise die Inoperabilität erkennen. Eigene vergleichende Untersuchungen zeigen eine deutliche Überlegenheit der Mediastinalbiopsie gegenüber der Methode nach DANIELS insbesondere bei Carcinomkranken, aber gleichfalls, wenn auch geringer, bei M. Boeck und M. Hodgkin sowie Silikose.

III. Aus 425 hier vorgelegten Mediastinoskopieergebnissen bei unklaren Veränderungen des Mittelfellraums oder der Lungenwurzeln läßt sich feststellen, daß endoskopisch und bioptisch fast alle Erkrankungen zu klären waren mit Ausnahme weniger Mediastinaltumoren. Die im Mediastinalraum anzutreffenden Veränderungen werden aufgezählt und die von der Lokalisation abhängige Biopsiemöglichkeit besprochen, der wichtigste differentialdiagnostische Beitrag der neuen Methode in der Abklärung der primären und sekundären Adenopathien und ihrer Abgrenzung gegen andere Erkrankungen des Mittelfellraumes gesehen.

550 Untersuchungen bei umschriebenen oder diffusen Lungenerkrankungen unklarer Ätiologie führten in einem hohen Maße bei allen Erkrankungen zu einem diagnostischen Ergebnis, bei welchen eine Lymphknotenbeteiligung erwartet werden kann. Besonders war dies für die Sarkoidose aller Stadien zu erkennen (mit neuen endoskopischen Abgrenzungsmöglichkeiten gegenüber der Tuberkulose), die Silikose sowie primäre und sekundäre bösartige Erkrankungen mit Ausnahme des Bronchialcarcinoms. Die Befunde in diesen Gruppen werden deshalb gesondert besprochen und mit den Resultaten anderer bioptischer Methoden verglichen, wobei die Mediastinoskopie sich als die überlegenere Methode erwies. Insbesondere ließ sich bei der Sarkoidose diese Überlegenheit der mediastinalen Untersuchungsergebnisse bei eigenen

simultanen Biopsien im Bereich der präscalenischen Lymphknoten, der Bronchusschleimhaut und der Muskulatur nachweisen.

IV. Die gegenwärtige therapeutische Situation bei Erkrankungen an Bronchialcarcinom wird an einer Sammelstatistik über mehr als 37 700 Beobachtungen dargestellt. Nach einer Übersicht über die Anatomie des thorakalen Lymphsystems und
seine Bedeutung für die chirurgische Krebsbehandlung werden die bisherigen röntgenologischen und endoskopischen Methoden zur Feststellung mediastinaler Absiedlungen und ihre Wertigkeit behandelt. Es folgt eine Besprechung der bei routinemäßiger Anwendung in einem Drittel der 675 untersuchten Patienten mediastinalbioptisch gefundenen Metastasierung im Hinblick auf Entwicklungsstadium, Lokalisation und feingeweblichen Typ der Primärgeschwulst. Eingehend wird begründet,
warum, von Ausnahmen abgesehen, der mediastinoskopische Nachweis von Geschwulstgewebe als Kontraindikation zur chirurgischen Behandlung angesehen wird.

Bei der Untersuchung der mediastinalen Ausbreitungswege bei Bronchialcarcinomen ließen sich die seit ROUVIÈRE herrschenden Vorstellungen über den nur gleichseitigen Abfluß aus der rechten Lunge nicht bestätigen, wohl die linksseitig häufigere
doppelseitige Lymphdrainage, soweit man die Metastasierungsnachweise als Modell-
fall für die Lymphabflußbahnen gelten lassen will. Entgegen der vorherrschenden
Meinung wurden aber bei Geschwülsten der linken Lunge die homolateralen Ausbreitungswege bevorzugt befallen gefunden. Bei der Aufschlüsselung der Befunde nach
der Lappenlokalisation des Primärtumors konnte festgestellt werden, daß die für
linksseitige Unterlappenprozesse herrschende Auffassung über deren fast ausschließlich kontralaterale Ausbreitung zu Unrecht besteht, ebenfalls die Vorstellung von der
lediglich gleichseitigen Verschleppung bei Veränderungen der Segmente I—III links.

Endlich wurden die Befunde noch ausgewertet bei den segmentgebundenen Prozessen und verglichen mit den anatomischen Untersuchungen von CORDIER, wobei
dessen Befunde über die Vorzugsstellung der interbronchialen Lymphknotengruppe
nicht bestätigt werden konnten. Auch die Ergebnisse anderer anatomischer und klinischer Untersucher werden im Hinblick auf die eigenen Befunde besprochen. Von
besonderem Interesse sind dabei die entgegen der herrschenden Auffassung gefundenen
kontralateralen Absiedlungen bei Geschwülsten der Segmente I und II links und die
vorwiegend homolateralen Metastasierungswege der basalen Segmentgruppe des
linken Unterlappens.

V. Zuletzt wird auf die Untersuchungsmethodik und ihre Komplikationsmöglich-
keiten eingegangen und ihre diagnostische Leistungsfähigkeit an klinischen Beispielen
aufgezeigt.

Literatur

ABAZA, A.: La biopsie pleurale. Acta phtisiol. 8, 2—23 (1959).
—, et J. REIX: La biopsie pleurale à l'aiguille. Presse méd. 67, 993—996 (1959).
ABBES, M., et E. MARTIN: Essais d'intreprétation des images lymphographiques dans le
    diagnostic des adénopathies métastatiques. Presse méd. 71, 2727—2730 (1963).
ABBOTT, O. A., W. A. HOPKINS, and T. F. LEIGH: The role of angiocardiography and veno-
    graphy in mediastinal und paramediastinal lesions. J. Thorac. Surg. 18, 869—891 (1949).
ADAMSON, C.-A., and E. CARLENS: Bronchial involvement in intrathoracic sarcoidosis. Acta
    chir. Scand. Suppl. 245, 43—46 (1959).

ADELBERGER, L.: Erfahrungen über Diagnose und Behandlung maligner Bronchialtumoren. Aktuelle Themen der Inneren Medizin und ihrer Grenzgebiete 1959, 111—123.

—, u. H. WÖRN: Erfahrungen und Aussichten der kombinierten chirurgisch-zytostatischen Behandlung des Bronchialkarzinoms. Mitteilungsdienst d. GBK. Nordrhein-Westf. 1962, 521—550.

— — 5 Jahre zytostatische Therapie bei Malignomen des Brustraumes. Krebsarzt 17, 51—67 (1962).

ADLER, E.: Zur Chirurgie der Thymusphyperplasie im Kindesalter. Zbl. Chir. 88, 1855—1860 (1963).

— Ein klinischer Beitrag zur Dystopie und Lageanomalie des Thymus. Bruns' Beitr. klin. Chir. 208, 233—246 (1964).

AKOVBIANTZ, A., u. P. AEBERHARD: Mediastinoskopie in der Diagnostik und Operabilitäts-beurteilung bei Lungenerkrankungen. Thoraxchir. 12, 193—196 (1964).

— —, u. E. LINDER: Die Mediastinoskopie in der Operabilitätsbeurteilung bei Oesophagus-karzinom. Schweiz. med. Wschr. 95, 168—170 (1965).

ALTHER, E.: Das System des Ductus thoracicus und die Erkrankungen der regionalen Gefäße. Basel/Stuttgart: Schwabe 1960.

AMER, N. S., S. MINKOWITZ, and C. DENNIS: Mediastinoscopy, a useful technique for undiagnosed parahilar lesions. Surgery 57, 665—671 (1965).

AMGWERD, R.: Die Mediastinoskopie, ein zielsicheres Verfahren in der Diagnostik von Erkrankungen der Lungen und des Mediastinums. Med. thorac. 19, Suppl., 24—32 (1962).

—, u. F. LARGIADÈR: Zur Technik und Indikation der Mediastinoskopie bei Erkrankungen der Lungen und des Mediastinums. Helvet. chir. acta 30, 30—33 (1963).

AMUNDSEN, P., and E. SÖRENSEN: Angiocardiography in intrathoracic tumours with parti-cular reference to the question of operability. Acta radiol. 45, 185—198 (1956).

ANACKER, H.: Lungenkrebs und Bronchographie. Stuttgart: Thieme 1955.

— Das Frühstadium des Lungenkrebses. Strahlentherapie 104, 259—267 (1957).

— Die Frühdiagnose des Lungenkrebses. Röntgenbl. 10, 374—379 (1957).

— Die Entwicklungsstadien des Bronchialcarcinoms. Radiologe 1, 52—58 (1961).

— Die Costovenographie als Methode zur Untersuchung der Brustwand. Fortschr. Röntgen-str. 97, 577—587 (1962).

—, u. G. LINDEN: Differentialdiagnose zwischen Karzinom und Entzündung im Lungenmantel mit Hilfe des Bronchogramms. Fortschr. Röntgenstr. 93, 665—673 (1960).

ANDERSON, J., and C. R. BOUGHTON: The concept of mediastinal pain. Brit. med. J. 1957, 1490—1494.

ANDERSON, R., G. Z. BRETT, D. G. JAMES, and L. E. SILTZBACH: The prevalence of intra-thoracic sarcoidosis. Med. thorac. 20, 152—162 (1963).

—, D. G. JAMES, P. M. PETERS, and A. D. THOMSON: Local sarcoid-tissue reactions. Lancet 9, 1211—1213 (1962).

ANDREWS, G. S., and T. ROSSER: Clinical value of exfoliative cytology in neoplasia of the lung. Thorax 19, 279—286 (1964).

ANDREWS, H. C., and K. P. KLASSEN: Eight years' experience with pulmonary biopsy. J. Amer. med. Ass. 164, 1061—1069 (1957).

ARENDT, J.: Zur Pathologie des Mediastinums (Mediastinale Randleisten, Mediastinitis und Mediastinalemphysem). Fortschr. Röntgenstr. 48, 1—13 (1933).

ARESU, M.: La silico-tubercolosi. Lotta c. Tuberc. 29, 19—23 (1959).

ARNOLD, J.: Über rückläufigen Transport. Virchows Arch. path. Anat. 124, 385—408 (1891).

ARNSTEIN, A.: Tubercle 22, 281—295 (1941). Zit. nach STURM.

AROLD, C., et H. STILLER: Etude analytique des néoplasmes malins primaires épithéliaux des bronches du point de vue du pronostic et du tableau clinique et radiologique. Bronches 12, 1—12 (1962).

ARONOVITCH, M., J. CHARTIER, L. M. KAHANA, J. F. MEAKINS, and M. GROSZMAN: Needle biopsy as an aid to the precise diagnosis of intrathoracic disease. Canad. med. Ass. J. 88, 120—127 (1963).

ARZT, G., U. HÖRING, u. G. SPECHT: Der Wert der Danielsschen Biopsie für die Differential-diagnose und die Beurteilung der Operabilität intrathorakaler Krankheiten. Münch. med. Wschr. 104, 2457—2461 (1962).

D'Aste, G., G. C. Franceschi, e R. Scotti-Douglas: Particolare tecnica di biopsia endoscopica per la diagnosi dei tumori della pleura. Rass. ital. Chir. Med. 9, 521—528 (1960). Ref.: Zbl. Tuberk.-Forsch. 90, 157 (1962).

Auerbach, O., A. P. Stout, E. C. Hammond, and L. Garfinkel: Changes in bronchial epithelium in relation to cigarette smoking and in relation to lung cancer. N. Engl. J. Med. 265, 253—267 (1961).

— Changes in bronchial epithelium in relation to sex, age, residence, smoking and pneumonia. N. Engl. J. Med. 267, 111—125 (1962).

Auersbach, K., H. Grunze, u. F. Trautmann: Zytologische Diagnostik unklarer isolierter Hilusveränderungen durch gezielte Punktion. Tuberk.-Arzt 7, 123—129 (1953).

—, u. J. Villnow: Die bioptische Diagnose der Silicose. Ärztl. Wschr. 1957, 489—491.

Aurig, G., u. H.-J. Süsse: Das Aneurysma der Aorta thoracica und seine Darstellungsmöglichkeiten. Fortschr. Röntgenstr. 79, 650—653 (1953).

— Die Kontrastdarstellung der Aorta und ihrer Äste. Röntgen- u. Lab.-Prax. 8, 169—175 und 193—197 (1955).

— Die thorakale Aortographie einschließlich Technik und Indikationsstellung. Zbl. Chir. 83, 383 f. (1958).

Bacharach, T.: Sarcoidosis. A clinical review of 111 cases. Amer. Rev. resp. Dis. 84, 12—16 (1961).

Bachman, A. L.: The radiographic diagnosis of mediastinal involvement in carcinoma of the lung. J. Mt. Sinai Hosp. 24, 4—113 (1957).

Bacsa, S., u. J. Schnitzler: Beitrag zur zytostatischen Behandlung des Bronchuskarzinoms. Orv. Hetil. 1965, 248—252.

Baer, M.: Zur Kenntnis der Thymuskrebse. Schweiz. med. Wschr. 60, 732 (1930).

Baird, M. M., A. Bogoch, and J. B. Fenwick: Liver biopsy in sarcoidosis. Canad. med. Ass. J. 62, 562—565 (1950). Zit. nach Löffler und Behrens.

Balás, A.: Über die Klinik und Chirurgie der Bronchialcysten des Mediastinums. Chirurg. 34, 65—71 (1963).

Ballarin, E.: Die intrathorakale Struma. Zbl. Chir. 88, 165—174 (1963).

Balmes, A., et A. Thévenet: Le pneumomédiastin dans le cancer bronchique. J. franç. Méd. Chir. thor. 8, 692—702 (1954).

Banet, V., J. Llambés, e R. Pereiras: Tumor embrionario del mediastino. Bol. Liga Cáncer 25, 37—49 (1950). Ref.: Zbl. Tuberk.-Forsch. 58, 314 (1951).

Bánhidi, E.: Bronchialveränderungen bei thorakalen Sarcoidosen. Tuberkulózis 14, 338—342 (1961). Ref.: Zbl. Tuberk.-Forsch. 90, 355 (1962).

Bansmer, G., G. H. Lawrence, and L. D. Hill: The scalene lymph node biopsy. J. thorac. Surg. 37, 305—313 (1959).

Barety, A.: Zit. nach Nohl (1962).

Bariéty, M., et C. Coury: Le médiastin et sa pathologie. Paris: Masson 1958.

— — Importance de la médiastinographie gazeuse (pneumomédiastin) dans le diagnostic radiologique des tumeurs du thymus. Canad. med. Ass. J. 90, 517—522 (1964).

— —, et J.-L. Gimbert: Confrontation entre les renseignements radiologiques fournis par la médiastinographie gazeuse et les constatations chirurgicales ou anatomiques dans les tumeurs médiastinales et le cancer bronchopulmonaire. Sem. hôp. 1956, 3435—3444.

— — — Principe et technique de la médiastinographie gazeuse. Acta chir. Belg. Suppl. 2, 5—15 (1960). Ref.: Zbl. Tuberk.-Forsch. 93, 327 (1963).

— — — Le rôle de la médiastinographie gazeuse dans le diagnostic différentiel entre les anomalies cardiovasculaires et les tumeurs dites „chirurgicales" du médiastin. Acta chir. Belg. Suppl. 2, 17—45 (1960). Ref.: Zbl. Tuberk.-Forsch. 93, 137 (1963).

— — —, et O. Monod: La place du pneumomédiastin artificiel dans le bilan préopératoire des cancers bronchiques. Acta chir. Belg. Suppl. 2, 47—58 (1960). Ref.: Zbl. Tuberk.-Forsch. 93, 137 (1963).

— —, et O. Monod: La biopsie médiastinale „médiastinoscopie". J. franç. Méd. Chir. thor. 18, 507—510 (1964).

— —, J. Poulet, et F. Cabanne: Les tumeurs choriocarcinomateuses du médiastin. Sem. hôp. 36, 1063—1075 (1960).

Bariéty, M., R. Lesobre, et M. Oury: L'aspiration bronchique dans le diagnostic des affections cancéreuses et non cancéreuses des bronches et du poumon. Rev. tuberc. pneum. **25**, 463—484 (1961).

—, O. Monod, P. Choubrac, et P. Joly: Le poumon exclu. Presse méd. **59**, 711—712 (1951).

Barrett, N. R.: The treatment of carcinoma of the bronchus. Med. Press **1952**, 289—291. Ref.: Zbl. Tuberk.-Forsch. **61**, 418 (1952).

Barrett, R. J., J. C. Day, P. V. O'Rourke, P. T. Chapman, H. Sadeghi, R. W. Perry, and W. M. Tuttle: Primary carcinoma of the lung: Experience with 1,312 patients. J. thorac. cardiovasc. Surg. **46**, 292—297, 303—309 (1963).

Bartels, P.: Das Lymphgefäßsystem. Handbuch der Anatomie des Menschen, 17. Lieferung, herausgegeben von K. von Bardeleben. Jena: Fischer 1909.

Barthel, H.: Ergebnisse nach Lungenresektion beim Bronchialkarzinom. Thoraxchir. **1**, 337—341 (1953).

Batson, O. V.: The function of the vertebral veins and their rôle in the spread of metastases. Ann. Surg. **112**, 138—149 (1940).

— The rôle of the vertebral veins in metastatic processes. Ann. int. Med. **16**, 38—45 (1942).

Battezzati, M., F. Soave, u. A. Tagliaferro: Die Angiokardiopneumographie zur Diagnose der Lungen- und Mediastinaltumoren. Schweiz. med. Wschr. **80**, 799 (1950).

Bauchhenss, G.: Bedeutung der Sputumuntersuchung für die Frühdiagnose des Bronchialkrebses. Chirurg **35**, 302—305 (1964).

— Diagnostik des Bronchuskarzinoms aus dem Nativsputum und dem provozierten Sputum. Thoraxchir. **13**, 227—234 (1965).

Bauer, K. H.: Über Mediastinaltumoren und ihre operative Behandlung. Dtsch. med. Wschr. **76**, 597—599 (1951).

—, u. J. Stoffregen: Geschwülste des Mediastinums. Handbuch der Thoraxchirurgie Bd. III, 796—859. Berlin-Göttingen-Heidelberg: Springer 1958.

Baum, H.: Können Lymphgefäße direkt in das Venensystem einmünden? Anat. Anz. **49**, 407—414 (1916/17).

Bayer, O., F. Loogen, H. Vieten, K. H. Willmann, u. H. H. Wolter: Der Wert des Herzkatheterismus und der Angiokardiographie bei der Diagnostik intra- und extrakardialer Tumoren. Dtsch. med. Wschr. **79**, 619—623 (1954).

Beattie, E.: The surgical treatment of lung tumors. Pneumonectomy or Lobectomy. Surgery **42**, 1124—1128 (1957).

Beck, C. van, and A. Haex: Aspiration biopsy of the liver in mononucleosis infectiosa and in Besnier-Boeck-Schaumann's-disease. Acta med. Scand. **113**, 125 (1943). Zit. nach Löffler und Behrens.

Beck, E., and E. J. Beattie jr.: The lymph nodes in the mediastinum. J. int. Coll. Surg. **29**, 247—251 (1958).

Beck, L. K. L.: Die Scalenus-Biopsie zur Diagnostik der Boeckschen Sarkoidose, von Tumoren und anderen Erkrankungen des lymphatischen Systems. Z. Laryng. Rhinol. **42**, 407—411 (1963).

Becker, W.: Die Klinik der Lymphknotenerkrankungen des Halses. Arch. Ohr.-, Nas.-, u. Kehlk.-Heilk. **182**, 125—304 (1963).

Becker, W. H.: Das Bronchialcarcinom, Statistik, Fehldiagnosen und Differentialdiagnose. Chirurg **21**, 453—457 (1950).

—, u. W. Knothe: Das Schicksal der inoperablen Bronchialcarcinome — ein Beitrag zur Beurteilung konservativer Behandlungsmethoden. Thoraxchir. **3**, 67—75 (1955).

— — Zur Beurteilung konservativer Behandlungsmethoden beim inoperablen Bronchialkarzinom. Münch. med. Wschr. **1955**, 1481—1484.

— — Intraoperative Fehldiagnosen: Bronchialkarzinom. Thoraxchir. **6**, 235—242 (1958).

Beitzke, H.: Über den Weg der Tuberkelbazillen von der Mund- und Rachenhöhle zu den Lungen, mit besonderer Berücksichtigung der Verhältnisse beim Kinde. Virchows Arch. **184**, 1—55 (1906).

— Über den Ursprung der Lungenanthrakose. Virchows Arch. **187**, 183—195 (1907).

— Über lymphogene Staubverschleppung. Virchows Arch. **254**, 625—638 (1925).

Belán, A., P. Málek, u. J. Kolc: Röntgenkinematographischer Nachweis lymphovenöser Verbindungen im Versuch in vivo. Fortschr. Röntgenstr. **99**, 168—172 (1963).

BELCHER, J. R., and R. ANDERSON: Surgical treatment of carcinoma of the bronchus. Brit. med. J. 1965, 948—954.

BELL, J. W., G. E. GIBBONS, and G. E. TOLSTEDT: Abdominal exploration prior to thoracotomy for bronchogenic carcinoma. Ann. Surg. 157, 427—432 (1963).

BELLOLI, G., e N. PAPPALEPORE: Il valore della biopsia dei linfonodi prescalenici nella diagnosi delle affezioni intrathoraciche oscure e in particolare del cancro del polmone. Osped. Ital.-Chir. 3, 178—189 (1960). Ref.: Zbl. Tuberk.-Forsch. 90, 95 (1962).

BENDANDI, G.: Diagnostic value of pneumomediastinum in thoracic surgery. J. int. Coll. Surg. 21, 701—704 (1954).

BENEDICT, E. B., and B. CASTLEMAN: Sarcoidosis with bronchial involvement. N. Engl. J. Med. 224, 186 (1941). Zit. nach LÖFFLER und BEHRENS.

BENNECKE, H.: Über Rußinhalationen bei Tieren. Beitr. Klin. Tuberk. 6, 139—147 (1906).

BENNET, W. A., and D. T. CARR: Scalene lymphadenopathy. A post-mortem study. Amer. Rev. Tuberc. 76, 503—505 (1957).

BERGH, N. P., B. RYDBERG, and T. SCHERSTÉN: Mediastinal exploration by the technique of CARLENS. Dis. Chest 46, 399—410 (1964).

BERGH, O., van den, R. DIERICKX, u. N. BUYSSENS: Over de Prescalenische Biopsie volgens Daniels. Acta tbc. Belg. 55, 298—308 (1964).

BERGQVIST, S.: Differential diagnosis of acute pleurisy with effusion. Nord. med. 57, 547—550 (1957).

BERMANN, J. K., H. E. JUDY, V. MORI, and W. A. TOSICK: Extraluminal mediastinography as an aid in the diagnosis of mediastinal disease. Preliminary report. West. J. Surg. 63, 169—176 (1955).

BERNDT, H.: Verschleppungszeit und Prognose des Bronchialkarzinoms. Krebsarzt 17, 313—319 (1962).

— Bronchialkarzinom und Röntgenreihenuntersuchung. Prax. Pneumol. 19, 415—423 (1965).

—, H. J. GÜTZ, A. HÖRNECKE, u. M. WOLF: Das Krankenschicksal bei unbehandeltem Bronchialkarzinom. Münch. med. Wschr. 105, 1262—1267 (1963).

—, R. HUBER, u. H. J. EICHHORN: Welche Faktoren müssen zur exakten Beurteilung des Behandlungsergebnisses bei bösartigen Geschwülsten berücksichtigt werden? Strahlentherapie 121, 175—192 (1963).

—, u. G. WOLFF: Das symptomlose Bronchialkarzinom. Thoraxchirurgie 10, 556—562 (1963).

BERNE, A. S., Ph. M. IKINS, C. J. STRAEHLEY, and W. F. BUGDEN: Diagnostic carbon dioxide pneumo-mediastinography as an extension of scalene-lymph-node biopsy. N. Engl. J. Med. 267, 225—232 (1962).

BERRE, M.: A propos d'une maladie de Besnier-Boeck-Schaumann. Poumon 14, 815—817 (1958).

BERRY, D. C.: Scalene node biopsy. Med. J. Australia 46, 207—211 (1959). Ref.: Zbl. Tuberk.-Forsch. 84, 237 (1960).

BIGNALL, J. R.: The natural duration of bronchial carcinoma. Lancet 1955, 210—216.

— The effect of the situation of the tumor and the length of the illness before diagnosis. In Bignall, J. R.: Carcinoma of the lung. Edinburgh und London: Livingstone 1958.

— The Brompton Hospital and Royal Marsden Hospital series. In Bignall, J. R.: Carcinoma of the lung. Edinburgh und London: Livingstone 1958.

— The effect of histological type. In Bignall, J. R.: Carcinoma of the lung. Edinburgh und London: Livingstone 1958.

— The effect of age and sex. In Bignall, J. R.: Carcinoma of the lung. Edinburgh und London: Livingstone 1958.

— Treatment and survival. In Bignall, J. R.: Carcinoma of the lung. Edinburgh und London: Livingstone 1958.

—, and A. J. MOON: Survival after lung resection for bronchial carcinoma. Thorax 10, 183—190 (1955).

BIRZLE, H.: Das „Bifurkations-Veratmungstomogramm". Fortschr. Röntgenstr. 91, 483—487 (1959).

BISHOP, C. A.: Cancer of the lung. An analysis and evaluation of 100 consecutive cases. J. thorac. Surg. 33, 330—340 (1957).

BISHOP, C. A.: Preoperative determination of resectability of lung cancer. Amer. Surg. **25**, 937—943 (1959).

BLAHA, H.: Technik und Indikation der Mediastinoskopie. Med. Bild-Dienst **3**, 4—11 (1964).

BLOMQUIST, H. E.: Hyperplastic mediastinal lymph nodes resembling thymoma. Acta chir. scand. **126**, 66—77 (1963).

BODDINGTON, M. M., and A. I. SPRIGGS: Cytological diagnosis of cancer: Its uses and limitations. Brit. med. J. **1965**, 1523—1529.

BOGSCH, A., u. G. PEREDI: Beiträge zur Röntgendarstellung der paratrachealen und tracheobronchialen Lymphknotenvergrößerungen. Radiol. diagn. **1**, 3—10 (1960).

BOHNENKAMP, H.: Sonderformen der Bronchitis als Präkanzerose. Krebsarzt **11**, 129—132 (1956).

BOLLAG, W., u. E. SCHWARZ: Die Lymphogranulomatose des Mediastinums und der Lunge. Handbuch Innere Medizin, IV/3, 908—932. Berlin-Göttingen-Heidelberg: Springer 1956.

BOLT, W., W. FORSSMANN, u. H. RINK: Selektive Lungenangiographie. Stuttgart: Thieme 1957.

BORNSTEIN, J. S., M. I. FRANK, and D. B. RADNER: Conjunctival biopsy in the diagnosis of sarcoidosis. N. Engl. J. Med. **267**, 60—64 (1962).

BORRIE, J.: Primary carcinoma of the bronchus: Prognosis following surgical resection. Ann. Coll. Surg. England **10**, 165—186 (1952).

BOSMAN, G., N. G. M. ORIE, en H. N. HADDERS: De betekenis der proefbiopsie volgens Daniels voor de diagnostiek en indicatiestelling bij pathologische processen in longen en mediastinum. Ned. tschr. geneesk. **95**, 3382—3388 (1951).

BOUCOT, K. R., D. A. COOPER, and W. WEISS: The Philadelphia pulmonary neoplasm research project: An interim report. Ann. int. Med. **54**, 363—378 (1961).

BOYD, D. P.: The choice of operation in pulmonary cancer. Surg. Gynec. Obstet. **112**, 369—370 (1961).

BRANDT, H.-J.: Die Thorakoskopie bei Erkrankungen der Pleura und des Mediastinums. Internist **5**, 391—395 (1964).

—, u. H. KUND: Die Leistungsfähigkeit der diagnostischen Thorakoskopie. Praxis Pneumol. **18**, 304—322 (1964).

BRAUER, W., u. K. H. FICKE: Die Tomographie in der Röntgendiagnostik des Bronchialkarzinoms. Fortschr. Röntgenstr. **81**, 127—130 (1954).

BRECKLER, A., M. C. HOFFMAN, H. E. HILL, N. M. HENSLER, and P. B. HUKILL: Pleural biopsy. N. Engl. J. Med. **255**, 690—694 (1956).

BROCARD, H., et C. CHOFFEL: Le diagnostic étiologique des pleurésies sérofibrineuses. Rev. Prat. (Paris) **9**, 127—146 (1959).

— —, R. VANNIER, et P. SOLIGNAC: Les adénopathies médiastinales cryptogénétiques et leurs rapports avec la maladie de Besnier-Boeck-Schaumann. Bull. Soc. méd. hôp. **70**, 453—462 (1954). Ref.: Zbl. Tuberk.-Forsch. **67**, 113 (1954).

—, et G.-H. LAVERGNE: La recherche des cellules néoplasiques dans l'expectoration au cours des cancers bronchiques. Presse méd. **1952**, 730—733.

BROCK, R. C.: Radical pneumonectomy. Thorax **15**, 7—9 (1960).

—, and L. L. WHYTEHEAD: Radical pneumonectomy for bronchial carcinoma. Brit. J. Surg. **43**, 8—24 (1955/56).

BROUET, G., J. CHRÉTIEN, et R. PARIENTE: Étude des pleurésies chroniques après la cinquantaine. France méd. **26**, 325—329 (1963). Ref.: Zbl. Tuberk.-Forsch. **95**, 29 (1964).

— —, et G. ROUSSEL: Les biopsies pulmonaires. Indications et intérêt en pneumologie. Rev. Prat. (Paris) **8**, 137—153 (1958).

BROWN, R. B., and R. G. DUNN: Lymphogenous cysts of the mediastinum. Cystic hygromas, pericardial cysts, and pericardial diverticulum. U. S. Armed Forc. med. J. **2**, 1651—1667 (1951). Ref.: Zbl. Tuberk.-Forsch. **60**, 340 (1952).

BRÜCKNER, H.: Die Auswirkung des Bronchial-Karzinoms auf die Atembeweglichkeit des Tracheobronchialbaumes, des Zwerchfelles und des Brustkorbes. Fortschr. Röntgenstr. **80**, 439—453 (1954).

— Das prä- und postoperative Veratmungs-Ösophagogramm bei krankhaften Veränderungen im Thoraxraum. Zbl. Chir. **83**, 169—178 (1958).

BRÜCKNER, H.: Erlaubt das Veratmungs-Oesophagogramm Rückschlüsse auf die Operabilität von Karzinomen der Thoraxorgane? Thoraxchir. 5, 342—352 (1958).

BRUN, J., et L. F. PERRIN: Silicose et perforations ganglionnaires. J. franç. Méd. Chir. thor. 8, 198—204 (1954).

—, M. PERRIN-FAYOLLE, A. LEDOUX, et N. BIOT: Pleurésie chronique intrarissable et atteintes pleurales diverses au cours de la sarcoidose de Besnier-Boeck-Schaumann. Poumon 17, 477—492 (1961).

—, et H. POZZETTO: Les ruptures ganglionnaires endobronchiques au cours de l'anthraco-silicose compliquée ou non de tuberculose. Rev. Tuberc. 24, 797—830 (1960).

— — Une complication méconnue de la silicose. Les ruptures ganglionnaires endobronchiques. Arch. Mal. prof. 21, 622—634 (1960). Ref.: Zbl. Tuberk.-Forsch. 89, 222 (1961).

BRUNNER, A.: Klinische Bedeutung der intrathorakalen Geschwulstbildungen. Helvet. chir. acta 26, 170—178 (1959).

— Die Bedeutung der Probethorakotomie bei ungeklärtem Thoraxbefund (Spindelzellsarkom und Silikotuberkulose). Schweiz. Z. Tuberk. 16, 134—141 (1959).

— Die intrathorakalen Tumoren. Münch. med. Wschr. 104, 1403—1406 (1962).

BRUNNER, U.: Die Bedeutung des Ductus thoracicus als Metastasierungsweg abdominaler Geschwülste. Schweiz. med. Wschr. 90, 554—561 (1960).

— Die Entstehung lymphogener Metastasen im Ductus thoracicus. Virchows Arch. path. Anat. 333, 241—254 (1960).

BRUNNER, W.: Thoraxchirurgische Indikationen für den praktischen Arzt. In Lungen- und Brustfellerkrankungen in Klinik und Praxis. Herausgegeben von A. Wernli-Hässig. Basel-New York: Karger 1963.

BUCHBERGER, R., u. R. H. JENNY: Ergebnisse der chirurgischen Behandlung beim Bronchus-karzinom. Med. Klin. 60, 629—633 (1965).

BUCHEM, F. S. P. van: On morbid conditions of the liver and the diagnosis of Besnier-Boeck-Schaumann. Acta med. scand. 124, 168 (1946). Zit. nach LÖFFLER und BEHRENS.

BÜRGI, H.: Nadelbiopsie der Lunge. Praxis 52, 628—632 (1963).

—, u. F. WYSS: Nadelbiopsie von Pleura und Lunge. Schweiz. med. Wschr. 91, 1369—1372 (1961).

BURFORD, T. H., T. B. FERGUSON, and H. J. SPJUT: Results in the treatment of bronchogenic carcinoma. J. thorac. Surg. 36, 316—324 (1958).

BURKE, H. E.: The lymphatics which drain the potential space between the visceral and the parietal pleura. Amer. Rev. Tuberc. 79, 52—65 (1959).

BURNETT, W. E., G. P. ROSEMOND, and R. M. BUCHER: The diagnosis of mediastinal tumors. Surg. Clin. N. Amer. 1952, 1673—1694. Ref.: Zbl. Tuberk.-Forsch. 63, 304 (1953).

CAHAN, W. G.: Radical lobectomy. J. thorac. cardiovasc. Surg. 39, 555—572 (1960).

—, W. L. WATSON, and J. L. POOL: Radical pneumonectomy. J. thorac. Surg. 22, 449—471 (1951).

CAMES, O., y A. CESANELLI: Bocios intratorácios. Bol. Soc. Cirurg. Rosario 17, 54—64 (1950).

CAMP, G. de: Erfahrungen mit der Corticosteroidtherapie in einer Lungenklinik. Tuberk.-Arzt 15, 687—697 (1961).

— Die Corticosteroide als differentialdiagnostisches Hilfsmittel bei unklaren Erkrankungen der Lungen. Beitr. Klin. Tuberk. 124, 503—514 (1961).

— Die Kortikosteroidtherapie beim Bronchialkarzinom und anderen malignen Neubildungen im Thoraxraum. Münch. med. Wschr. 103, 2026—2030 (1961).

— Kritisches zur Verwendung der Corticosteroide als differentialdiagnostisches Hilfsmittel bei unklaren Lungenerkrankungen unter besonderer Berücksichtigung miliarer Veränderungen. Beitr. Klin. Tuberk. 125, 167—177 (1962).

—, u. K. UNHOLTZ: Kortikosteroidtherapie der Lungenerkrankungen. Hippokrates 34, 60—66 (1963).

CARE: Zit. nach BEITZKE (1925).

CARLENS, E.: Mediastinoscopy: A method for inspection and tissue biopsy in the superior mediastinum. Dis. Chest 36, 343 (1959).

— Some aspects of mediastinoscopy. Rev. méd. int. Photo, Cinéma, Télév. 1, 86—90 (1962).

— Méthodes biopsiques dans les cas de sarcoïdose intrathoracique. Bronches XIII, 630—633 (1963).

Carlens, E.: Biopsies in connection with bronchoscopy and mediastinoscopy in sacroidosis: A comparison. Acta med. scand., Suppl. 1964.
— Mediastinoscopy in bronchogenic carcinoma. XV. Congrès, Ass. Intern. Étude des Bronches, Porto 1965. Bronches XV, 486—491 (1965).
Mediastinoscopy. The Chevalier Jackson Memorial Lecture.
Ann. Otol., Rhin. and Laryng. 74, 1102 (1965).
—, and L. Herlitz: Mediastinoscopy as an aid in the diagnosis of intrathoracic tuberculosis. Acta tuberc. scand. 35, 35—40 (1964).
—, i H. Ringertz: Kvantitativ bestämming av kvarts i lymfkörtlar upphämtade genom mediastinoskopi. Nord. med. 1964, 1123.
Caron, J., et G. Bnteo: La phlébographie azygos. J. radiol. électrol. 43, 259—266 (1962).
Carpenter, R. L., and J. R. Lowell: Pleural biopsy and thoracentesis by a new instrument. Dis. Chest 40, 182—186 (1961).
Carstensen, B.: Morbus Besnier-Boeck-Schaumann (sarcoidosis). Diagnosis and treatment. Nord. med. 52, 981—984 (1954).
Casper, H., u. R. Kraus: Zur Frage des Wertes der Oesophagokymographie unter besonderer Berücksichtigung der Fehlerquellen in der Beurteilung. Fortschr. Röntgenstr. 90, 62—68 (1959).
Castano, M.: Séméiologie angiographique en chirurgie médiastino-pleuro-pulmonaire. J. radiol. électrol. 44, 421—439 (1963).
Castleman, B., L. Iverson, and V. P. Menendez: Localized mediastinal lymph-node hyperplasia resembling thymoma. Cancer 9, 822—830 (1956).
Celis, A., J. Kuthy, and E. del Castillo: The importance of the thoracic duct in the spread of malignant disease. Acta radiol. 45, 169—177 (1956).
Chamberlain, J. M., T. M. McNeill, P. Parnassa, and J. R. Edsall: Bronchogenic carcinoma. An aggressive surgical attitude. J. thorac. cardiovasc. Surg. 38, 727—739 (1959).
Chase, J. S.: A simplified catheterizing bronchoscope. Dis. Chest 32, 214—216 (1957).
Chauvet, M.: La biopsie de Daniels en pneumologie. Schweiz. Z. Tuberk. 13, 455—458 (1956).
Chipps, H. A., and L. H. Kraul: Cytologic alterations in pulmonary tuberculosis which simulate carcinoma. Cancer Res. 10, 210 (1950).
Chodkowska, S., P. Krakówka, H. Kozakow, L. Pawlicka, and H. Halweg: A case of aspergilloma of the lung with sarcoid reaction in the lymph nodes. Gruźlica Choroby Pluc 31, 280 (1963). Zit. Zbl. Tuberk.-Forsch. 94, 280 (1963).
Choffel, C., et J. Chrétien: Etude de 65 ponctions-biopsies de la plèvre pariétale à l'aiguille. J. franç. Méd. Chir. thor. 14, 201—216 (1960).
— — Étude critique de 250 ponctions biopsies de la plèvre pariétale à l'aiguille d'Abrams. J. franç. Méd. Chir. thor. 16, 571—587 (1962).
— — La ponction-biopsie à l'aiguille dans la diagnostic étiologique des épanchements pleuraux. Rev. Prat. (Paris) 12, 1787—1802 (1962).
Chrétien, J., P. Muller, et J.-M. Lemoine: La bronchoscopie dans le diagnostic étiologique des adénopathies péri-trachéo-bronchiques. J. franç. Méd. Chir. thor. 15, 493—516 (1961).
Christiansen, K. H., and D. E. Smith: Bronchogenic carcinoma: a sixteen-year study. J. thorac. cardiovasc. Surg. 43, 267—275 (1962).
Churchill, E. D., R. H. Sweet, L. Soutter, and J. G. Scannell: The surgical management of carcinoma of the lung. J. thorac. Surg. 20, 349—358 (1950).
— —, J. G. Scannell, and E. W. Wilkins jr.: Further studies in the surgical management of carcinoma of the lung. A further study of the cases treated at the Massachusetts General Hospital from 1950—1957. J. thorac. Surg. 36, 301—308 (1958).
Citron, K. M., and J. G. Scadding: Stenosing non-caseating tuberculosis (sarcoidosis) of the bronchi. Thorax 12, 10—17 (1957).
Civatte, J.: Sarcoidose et infiltrats tuberculoïdes. Ann. Derm. Syph. (Paris) 90, 5—28 (1963).
Cleland, W. P.: Surgical treatment. In Bignall, J. R.: Carcinoma of the lung. Edinburgh und London: Livingstone 1958.
Clerf, L. H., and P. A. Herbut: Early diagnosis of cancer of the lung. J. Amer. med. Ass. 150, 793—795 (1952).

CLOSE, H. P.: Lung biopsy for the diagnosis of disseminated pulmonary disease. Amer. J. Surg. 89, 166—169 (1955).

COBLENTZ, J., M. PETIT, G. WEILL, J. JENEY, et E. FORSTER: La médiastinoscopie: méthode nouvelle d'investigation, méthode complémentaire d'appoint. Strasbourg méd. 1965, 339—345.

COBURN, J. W.: Scalene lymph node involvement in primary and disseminated coccidioidomycosis. Evidence of extrapulmonary spread in primary infection. Ann. int. Med. 56, 911—924 (1962).

COCCHI, U.: Retropneumoperitoneum und Pneumomediastinum. Stuttgart: Thieme 1957.

CONDORELLI, L.: Il pneumomediastino nella diagnostica cardiologica. Cardiologia 1, 26—39 (1937).

CONNAR, R. G.: Prescalene and deep cervical lymph node biopsy. Surg. Gynec. Obstet. 101, 733—743 (1955).

COPE, C., and H. BERNHARDT: Hook-needle biopsy of pleura, pericardium, peritoneum and synovium. Amer. J. Med. 35, 189—195 (1963).

CORDIER, G., C. CÉDARD, et M. PAPAMILTIADÈS: Les lymphatiques des bronches et des segments pulmonaires. Bronches 8, 8—52 (1958).

CORRELL, N. O., and H. T. LANGSTON: Pulmonary lymphatic drainage in the dog. Surg. Gynec. Obstet. 107, 284—286 (1958).

COTTON, R. E.: The bronchial spread of lung cancer. Brit. J. Dis. Chest 53, 142—150 (1959).

CRAFOORD, C.: Treatment of cancer of the lung. Acta Un. int. Cancr. 15, 443—447 (1959). Ref.: Zbl. Tuberk.-Forsch. 83, 244 (1959).

CRANSTON, W. H.: Scalene node biopsy for determining operability of lung carcinoma. Surgery 53, 319—321 (1963).

CRICK, R., u. Mitarb.: Probeexcisionen aus der Konjunktiva bei Sarkoidose. Brit. med. J. 1955, 1180. Ref.: Tuberk.-Arzt 10, 446 (1956).

CROHN, N. N., and M. W. KOBAK: True posterior mediastinal goiter. Amer. J. Surg. 82, 283—286 (1951).

CRUFT, G. E., St. J. MUCHA, and H. D. WARDEN: Prescalene lymph node biopsy. Dis. Chest 42, 154—156 (1962).

CRUIKSHANK, W.: Zit. nach NOHL.

CRUZE, K., R. F. HOFFMAN, W. B. HAYDEN, and F. X. BYRON: Prescalene node biopsy. Ann. Surg. 148, 895—898 (1958).

CUMMINGS, M. M., E. DUNNER, R. H. SCHMIDT jr., and J. B. BARNWELL: Concepts of epidemiology of sarcoidosis. Preliminary report of 1194 cases reviewed with special reference to geographic ecology. Postgrad. Med. 19, 437 (1956).

CUYKENDALL, J. H.: Use of prescalene lymph node biopsy in absence of palpable supraclavicular nodes. J. Amer. med. Ass. 155, 741 f. (1954).

DAHM, F.: Über mediastinale Traktionsstreifen und ihre Bewegungen. Fortschr. Röntgenstr. 55, 266—273 (1937).

DAHM, M.: Die Bewegungen des Ösophagus im Röntgenbild. Fortschr. Röntgenstr. 43, 464—475 (1931).

— Über Zwerchfell- und Mittelfellbewegung bei Lungenkrebs. Klin. Wschr. 1934, 17—20.

— Aufgaben, Ergebnisse und Fragen der Röntgenuntersuchung des Mediastinums. Fortschr. Röntgenstr. 72, 521—530 (1949/50).

DANIEL, T. M., and G. W. SCHNEIDER: Positive Kveim tests in patients without sarcoidosis. Amer. Rev. resp. Dis. 86, 98—99 (1962).

DANIELLO, L., u. A. CENTEA: Die Syndrome der Mediastinaldrüsen. Ftiziologia 11, 483—495 (1962). Ref.: Zbl. Tuberk.-Forsch. 94, 261 (1963).

DANIELS, A. C.: A method of biopsy useful in diagnosing certain intrathoracic diseases. Dis. Chest 16, 360—367 (1949).

DANISCH, F., u. E. NEDELMANN: Bösartiges Thymom bei einem $3^{1}/_2$jährigen Kind mit eigenartiger Metastasierung ins Zentralnervensystem. Virchows Arch. 268, 492—514 (1928).

DAUMET, Ph., M. DAUSSY, P. DROUHARD, et J. MIGNOT: Métastases ganglionnaires intrathoraciques des cancers bronchopulmonaires. J. franç. Méd. Chir. thor. 17, 543—547 (1963).

DEBAKEY, M., and O. CREECH: Tumors of the mediastinum. Trab. soc. nac. cir. **5**, 1—8 (1951). Ref.: Zbl. Tuberk.-Forsch. **59**, 38 (1951).

DEFRANCIS, N., E. KLOSK, and E. ALBANO: Needle biopsy of parietal pleura; preliminary report. N. Engl. J. Med. **252**, 948 (1955). Zit. nach DONOHOE, KATZ und MATTHEWS.

DELARUE, J., et R. DEPIERRE: Contribution à l'étude des pleurésies cancéreuses cliniquement primitives. Intérêt de la biopsie sous pleuroscopie. J. franç. Méd. Chir. thor. **10**, 633—663 (1956).

—, R. ISRAEL-ASSELAIN, et R. ABELANET: Micro-lithiase alvéolaire pulmonaire diagnostiquée par biopsie. Arch. Anat. Path. **8**, 215—222 (1960).

—, J. MIGNOT, J. PAILLAS, et Ch. SORS: Etude sur la vascularisation des cancers bronchiques. J. franç. Méd. Chir. thor. **8**, 545—554 (1954).

—, et L. ORCEL: Indications des méthodes cytologiques. Sem. hôp. (Paris) **1952**, 1024—1026.

— — Étude des résultats obtenus par les techniques cytologiques et des principales causes d'erreurs. Sem. hôp. (Paris) **1952**, 1026—1036.

— — Revue critique des techniques de prélèvements et de préparations cytologiques. Sem. hôp. (Paris) **1952**, 1014—1023.

DELARUE, N. C., and D. W. STRANGWAY: Open lung biopsy. Canad. med. Ass. J. **91**, 271—281 (1964).

DELPORTE, F., P. MANNES, et R. DERRIKS: Contribution au diagnostic anatomopathologique des tumeurs pulmonaires lorsque la biopsie s'est révélée impossible. Acta tbc. Belg. **51**, 123—130 (1960).

DENCK, H., u. P. WURNIG: Die supraklavikuläre Probeexcision der Lymphdrüsen der oberen Thoraxapertur zur Feststellung der Operabilität des Bronchuskarzinoms. Thoraxchir. **4**, 504—508 (1956/57).

— — Die gezielte blinde Probeexcision zur endoskopischen Diagnostik des Bronchuscarcinoms. Thoraxchir. **6**, 457—460 (1959).

— — Die Differentialdiagnose zwischen kleinem zentralem Segmentbronchuskarzinom und chronischer Pneumonie durch Terramycintherapie. Med. Klin. **56**, 741—746 (1961).

DENK, W.: Klinik und Therapie der Lungengeschwülste. 3. Österr. Ärztetag. Salzburg Sept. 1949, Wien 1950, 175—209. Ref.: Zbl. Tuberk.-Forsch. **58**, 69 (1951).

—, u. K. KARRER: Chemotherapie mit Zytostatika in der Chirurg:e. Krebsbekämpfung. Bd. IV. München und Berlin: 1961.

DERRA, E., P. GANZ, u. H. HERBIG: Mediastinalgeschwülste. Bruns' Beitr. klin. Chir. **183**, 96—118 (1951).

—, u. W. IRMER: Über Mittelfellgeschwülste, ihre Klinik und Therapie. Dtsch. med. Wschr. **86**, 569—576 (1961).

DICKMANS, H.: Rundherdpneumokoniose bei Bergleuten. Med. Welt **1960**, 1276—1279.

DIETZEL, K.: Bedeutung und Leistungsfähigkeit der bronchologischen Tumor-Cytodiagnostik. HNO-Wegweiser **3**, 321—325 (1952).

— Über den diagnostischen Wert der Mediastinoskopie (Biopsie nach CARLENS). HNO-Wegweiser **11**, 298—300 (1963).

—, u. K. FLEISCHER: Die Bedeutung der Bronchoskopie für die Frühdiagnose des Bronchialcarcinoms. Dtsch. Gesundh.-Wes. **1953**, 716—720.

DIJKSTRA, B. K. S.: Die Diagnostik des Bronchialcarcinoms. Ned. tschr. geneesk. **1951**, 3627—3635. Ref.: Zbl. Tuberk.-Forsch. **62**, 250 (1953).

— Carcinoma of the bronchus. Pract. oto-rhino-laryng. **23**, 145—166 (1961).

— Origin of carcinoma of the bronchus. J. nat. Cancer Inst. **31**, 511—519 (1963).

DONOHOE, R. F., S. KATZ, and M. J. MATTHEWS: Aspiration biopsy of the parietal pleura. Amer. J. Med. **22**, 883—893 (1957).

— — — Pleural biopsy as an aid in the etiologic diagnosis of pleural effusion: Review of the literature and report of 132 biopsies. Ann. int. Med. **48**, 344—362 (1958).

DORSCHEID, H.-O., H. TZEPKA, u. H. HEGER: Zur Diagnostik des M. Boeck. Mschr. Tuberk.-Bekämpf. **2**, 373—396 (1959).

DORSEY, J. M., and E. SCANLON: Surgical management of mediastinal tumors. Arch. Surg. **61**, 677—683 (1950).

DOTTER, Ch. T., I. STEINBERG, and C. W. HOLMAN: Lung cancer operability. Amer. J. Roentgenol. **64**, 222—237 (1950).

DRASH, E. C., and H. J. HYER: Mesothelial mediastinal cysts. Pericardial celomic cysts of Lambert. J. thorac. Surg. 19, 755—768 (1950).

DRESSLER, M.: Über die Lungenbeteiligung bei der Granulomatosis benigna (Besnier-Boeck-Schaumannsche Krankheit). Erg. inn. Med. 62, 282—423 (1942).

DUFOURT, A., J. BRUN, et Ch. OLLAGNIER: Des perforations ganglionnaires endobronchiques considérées en dehors de la primo-infection. Rev. Tuberc. (Paris) 17, 765—783 (1953).

DUGUID, H. L. D., and D. W. HUISH: Clinical evaluation of cytodiagnosis in bronchial carcinoma. Brit. med. J. 1963, 287—291.

DUMITTAN, S. H.: Etude critique de 55 biopsies par ponction de la plèvre pariétale. Helvet. med. Acta 31, 47—65 (1964).

— La ponction-biopsie pleurale à l'aiguille d'ABRAMS. Schweiz. med. Wschr. 94, 1244—1250 (1964).

DUTRA, F. R., and Ch. L. GERACI: Needle biopsy of the lung. J. Amer. med. Ass. 155, 21—24 (1954).

EBNER, H., u. W. THORBAN: Fehlerquellen und Grenzen der Zytodiagnostik beim Bronchialkarzinom. Thoraxchir. 13, 225—227 (1965).

ECOIFFIER, J., et M. CASTANO: L'angiographie médiastino-pulmonaire par voie intraveineuse au pli du coude. Étude plus particulière des tumeurs médiastino-thoraciques. Ann. Radiol. 1, 537—555 (1958).

EDWARDS, A. T.: Tumours of the lung. Brit. J. Surg. 26, 166—192 (1938/39).

EFFLER, D. B., and D. BARR: Five-year survival after surgery for bronchogenic carcinoma. Dis. Chest 38, 417—422 (1960).

—, H. S. van ORDSTRAND, L. J. McCORMACK, and H. A. GANCEDO: Lung biopsy. Amer. Rev. Tuberc. 71, 668—675 (1955).

EICHBAUM, F.: Geschwulstartige Aktinomykose der Lunge und des vorderen Mediastinums. Fortschr. Röntgenstr. 43, 346—357 (1931).

EICHHORN, H.-J.: Über die Möglichkeiten und Grenzen einiger röntgenologischer Methoden und der Bronchoskopie für die Diagnostik des Bronchialcarcinoms. Dtsch. Gesundh.-Wes. 1954, 71—76.

—, u. W. BOHNDORF: Untersuchungen über die Bedeutung einiger wichtiger Röntgendiagnostikmethoden beim Bronchialkarzinom. Fortschr. Röntgenstr. 90, 657—664 (1959).

ELLIS jr., F. H., and J. W. DuSHANE: Primary mediastinal cysts and neoplasms in infants and children. Amer. Rev. Tuberc. 74, 940—953 (1956).

—, J. W. KIRKLIN, J. R. HODGSON, L. B. WOOLNER, and J. W. DUSHANE: Surgical implications of the mediastinal shadow in thoracic roentgenograms of infants and children. Surg. Gyn. Obstet. 100, 532—542 (1955).

EMERSON, G. L., M. S. EMERSON, and C. E. SHERWOOD: Zit. nach REYNDERS (1963).

ENDRYS, J., u. R. KODOUSEK: Die Biopsie der parietalen Pleura mit der Nadel von Vim-Silverman. Rozhl. Tuberk. 18, 108—112 (1958). Ref.: Zbl. Tuberk.-Forsch. 78, 248 (1958).

ENGEL, St.: Die Topographie der bronchialen Lymphknoten und ihre präparatorische Darstellung. Beitr. Klin. Tuberk. 64, 468—481 (1926).

— Die Lunge des Kindes. Stuttgart: Thieme 1950.

ENGLE jr., R. L.: Sarcoid and sarcoid-like granulomas. A study of twenty-seven post-mortem examinations. J. Path. 29, 50—69 (1953).

EPSTEIN, I. S., M. G. SEVAG, and F. E. BROWN: A simple new procedure for diagnosis of bronchogenic carcinoma. Cancer 9, 1075—1084 (1956).

ERDELYI, L., u. G. KENDREY: Über Erfahrungen mit der Lungenbiopsie. Tuberkulózis 14, 360—364 (1961). Ref.: Zbl. Tuberk.-Forsch. 91, 82 (1962).

ERDELYI, M.: Pneumomediastinum und Tomographie. Radiol. diagn. 3, 147—150 (1962).

ERMANNI, A.: Beitrag zur praescalenischen Lymphknotenbiopsie nach Daniels. Pract. oto-rhino-laryng. 22, 189—194 (1960).

ESCHER, F., u. W. STRUPLER: Die Bedeutung der cytologischen Differenzierung der Bronchialsekrete für die Frühdiagnose der Lungenkrebse. Praxis 1950, 1050—1051.

EVEN, R.: Les syndromes médiastinaux. Cah. Coll. Méd. Hôp. 4, 91—100 (1963). Ref.: Zbl. Tuberk.-Forsch. 94, 59 (1963).

FALOR, W. H., T. R. KELLY, and J. B. JACKSON: Intrathoracic goiter. Surg. Gyn. Obstet. 117, 604—610 (1963).

Farber, S. M.: Cancer of the respiratory system. Oral Surg. 5, 597—608 (1952). Ref.: Zbl. Tuberk.-Forsch. 62, 301 (1953).

Fasano, E.: Le localizzazioni mediastiniche e polmonari clinicamente primitive della malattia di Besnier-Boeck-Schaumann. Riv. path. clin. tbc. 26, 193—210 (1953). Ref.: Zbl. Tuberk.-Forsch. 66, 238 (1954).

Favez, G.: Adénopathies hilaires et tumeurs du médiastin. Praxis 51, 1326—1336 (1962).

Fazio, M., et E. Minetto: Valeur des biopsies dans le diagnostic précoce de la sarcoidose. Arch. Anat. Path. 7, 9—18 (1959). Ref.: Zbl. Tuberk.-Forsch. 82, 401 (1959).

Feindt, H. R.: Beitrag zur Röntgendiagnostik der Thymome. Fortschr. Röntgenstr. 85, 409—422 (1956).

Fellinger, K.: Zur Differentialdiagnose von intrathorakalen Tumoren. Wien. klin. Wschr. 1952, 797—799.

Felton II, W. L., and H. C. Spear: Cervical mediastinal lymph node biopsy in evaluating intrathoracic disease. J. Amer. med. Ass. 163, 1252—1254 (1957).

Feofilov, G. L.: Prescalene lymph node biopsy in cancer of the lung. Chirurgija 33, 38—42 (1957). Ref.: Zbl. Tuberk.-Forsch. 77, 364 (1958).

Fialova-Přecěchtelová, V., E. Mikotová-Vondráčkova, and J. Sova: Contribution to the clinical picture of Besnier-Boeck-Schaumann disease. Vnitřni lék. 2, 489—493. Ref.: Zbl. Tuberk.-Forsch. 73, 294 (1956/57).

Finckh, E. S., S. J. Baker, and M. M. P. Ryan: The value of liver biopsy in the diagnosis of tuberculosis and sarcoidosis. Med. J. Australia 1953, 369—374. Ref.: Zbl. Tuberk.-Forsch. 65, 208 (1954).

Fischer, F. K.: Die Phlebographie von Schulter, Hals und Mediastinum. Schweiz. med. Wschr. 81, 1198 (1951).

Fischnaller, M.: Zytologische Diagnostik. Wien. klin. Wschr. 77, 560—564 (1965).

—, E. Wrbka, u. E. Schwarzenberg: Über die Aussagemöglichkeit der malignen Zelle. Prax. Pneumol. 18, 681—687 (1964).

Fleischner, F. G.: The esophagus and mediastinal lymphadenopathy in bronchial carcinoma. Radiology 58, 48—56 (1952).

—, and E. Sachsse: Retrotracheal lymphadenopathy in bronchial carcinoma, revealed by the barium-filled esophagus. Amer. J. Roentgenol. 90, 792—798 (1963).

Fløstrup, T.: Studies on sarcoidosis. Acta tuberc. scand., Suppl. 47, 98—103 (1959).

Florentin, P., J. Girard, et B. Pierson: Quelques considérations sur le cyto-diagnostic des tumeurs bronchiques par aspiration dirigée. J. franç. Méd. Chir. thor. 8, 278—280 (1954).

Foot, N. Ch.: The identification of types of pulmonary cancer in cytologic smears. Amer. J. Path. 28, 963—983 (1952).

Forschbach, G.: Die Skalenuslymphknoten-Biopsie nach Daniels. Dtsch. med. Wschr. 87, 1614—1616 (1962).

Forster, E., D. Sichel, and E. Roegel: Transversoaxial tomography as a valuable help in estimation of operability of pulmonary cancer. J. thorac. Surg. 27, 593—604 (1954).

— — —, et D. Lenz: Le diagnostic d'operabilité du cancer bronchopulmonaire par la tomographie transversoaxiale. Mém. Acad. chir. 80, 224—231 (1954). Ref.: Zbl. Tuberk.-Forsch. 67, 391 (1955).

Fougner, K., and E. Gjone: Pulmonary aspergilloma in a case of Boeck's sarcoidosis. Nord. med. 59, 303—305 (1958).

Franke: Zit. nach Beitzke (1925).

Franzen, J.: Paramediastinale Verschattungen im Röntgenbild der Lunge und ihre klinisch-physikalischen Äußerungen. Med. Klin. 1955, 1252—1255.

—, u. F. Krupp: Röntgenologisch-klinische Differentialdiagnose raumbeschränkender Prozesse im vorderen Mediastinum: Cyste oder Aneurysma? Thoraxchir. 3, 227—235 (1955).

Freise, G., u. W. Schüler: Probeexcision und Probepunktion beim Bronchialkarzinom. Münch. med. Wschr. 107, 947—952 (1965).

Frenzel, H. u. A. Papageorgiou: Klinische Bedeutung der Bronchialsekretzytologie. Med. Klin. 58, 827—831 (1963).

— — Zytologische Sputumuntersuchungen bei malignen Lungenrundherden. Dtsch. med. Wschr. 89, 368—371 (1964).

FRESEN, O.: Die gestaltliche Betrachtung des Morbus Boeck. Erg. ges. Tbk.- u. Lungenforschg. XIV, 603—649 (1958).

FREY, E.: Tumordiagnostik des Mediastinums durch frontale Schrägtomographie. Fortschr. Röntgenstr. 97, 441—448 (1962).

FREY, E. K., u. H. LÜDEKE: Bösartige Lungengeschwülste. In Hdbuch der Thoraxchirurgie, herausgegeben von E. Derra, Band III, 554—668. Berlin-Göttingen-Heidelberg: Springer 1958.

FRIEDEL, H.: Ein Anwendungsgebiet der bronchographischen Forschung: Die Katheterung der Lungenperipherie. Z. Tuberk. 115, 304—314 (1961).

— Die Katheterbiopsie des peripheren Lungenherdes. Leipzig: J. A. Barth 1961.

— Die bronchoskopische Sondierung der Lunge. Dtsch. Gesundh.-Wes. 16, 749—761 (1961).

— Die Bronchoskopie in der Hand des Pulmologen. HNO-Wegweiser 9, 289—295 (1961).

— Endoskopische Diagnostik bei peripheren Bronchialkarzinomen. In Steinbrück, P., u. H. Friedel: Bronchologische Arbeitsmethoden und ihre Ergebnisse. Berlin: Verlag Volk u. Gesundheit 1962.

—, H.-C. DORSCHEID, M. KIRSCH, u. Th. MUCKE: Die Bedeutung der Bronchoskopie und Mediastinoskopie für die Sarkoidosediagnostik. Z. Tuberk. 121, 152—159 (1964).

—, J. HOPKES, M. KIRSCH, u. A. LOHSE: Tuberkelbakteriennachweis durch gezielte Bronchialsekretgewinnung. Mschr. Tuberk.-Bekämpf. 4, 174—193 (1961).

FRIEDMAN, O. H., St. M. BLAUGRUND, and L. E. SILTZBACH: Biopsy of the bronchial wall as an aid in diagnosis of sarcoidosis. J. Amer. med. Ass. 183, 646—650 (1963).

FRIMANN-DAHL, J.: On the value of planigraphy in bronchial cancer. Acta radiol. 27, 99—114 (1946).

FROBOESE, C.: Pathologisch-anatomische Betrachtungen über die Eigenheiten — Polymorphie, Paradoxien und Extravaganzen — des Lungencarcinoms. Zschr. inn. Med. 6, 321—330 (1951).

FUCHS, W. A.: Lymphographische Tumordiagnostik. Praxis 53, 414—416 (1964).

GAENSLER, E. A., M. V. B. MOISTER, and J. HAMM: Open-lung biopsy in diffuse pulmonary disease. New Engl. J. Med. 1964, 1318—1331.

GAGNON, E.-D., and C. GELINAS-MACKAY: Prognosis in lung cancer surgery based on blood vessel invasion. Canad. J. Surg. 2, 156—160 (1959).

GANZ, P.: Die Nervengeschwülste des Thoraxinnenraumes. Chirurg 25, 58—63 (1954).

GARTMANN, J. Ch.: Diagnostische Probleme des Morbus Boeck. Med. thorac. 19, 62—69 Suppl. (1963).

GATTNER, H.: Über die klinisch-diagnostische und wissenschaftliche Bedeutung der Lungenpunktion. Verh. dtsch. Ges. inn. Med. 63, 613—615 (1957).

GAURIE, A., and G. H. FRIEDELL: Scalene lymph node biopsy, cytologic studies, and other diagnostic methods in intrathoracic disease. J. thorac. Surg. 38, 235—243 (1959).

GEBAUER, A.: Körperschichtaufnahmen in transversalen (horizontalen) Ebenen. Fortschr. Röntgenstr. 71, 669 (1949).

— Das transversale Schichtbild des normalen Thorax, ein Beitrag zur topographischen Anatomie am lebenden Menschen. Fortschr. Röntgenstr. 74, 14—23 (1951).

— Körperschichtaufnahmen in transversalen Ebenen. Tuberk.-Arzt 3, 3—8 (1951).

— Diagnostische Vorteile und Indikationsstellung der Körperschichtaufnahmen in transversalen Ebenen gegenüber denen in vertikalen. Fortschr. Röntgenstr. 75, 9—21 (1951).

— Die Bedeutung der Röntgenschichtuntersuchungen für die Erkennung von Bronchialtumoren. Radiologe 1, 58—69 (1961).

—, u. A. SCHANEN: Das transversale Schichtverfahren. Stuttgart: Thieme 1955.

GEBEL, G.: Wert, Ergiebigkeit und Grenzen der Lymphknotenbiopsie nach Daniels. Tuberk.-Arzt 15, 161—172 (1961).

GEISLER, P.: Diagnose und Therapie des Bronchuskarzinoms. Chir. Praxis 1961, 467—477.

GEISSENDÖRFER, R.: Erfahrungen bei der Behandlung von 500 Lungencarcinomen. Langenbeck's Arch. klin. Chir. 282, 496—501 (1955).

GERNEZ-RIEUX, Ch., J. DESRUELLES, et C. VOISIN: Fréquence des propagations cardio-vasculaires latentes au cours des cancers bronchiques. Tórax 4, 69—76 (1955). Ref.: Zbl. Tuberk.-Forsch. 71, 319 (1956).

GERNEZ-RIEUX, CH., M. GOUDEMAND, E. SAVINEL, J. MEREAU, et C. VOISIN: Adénopathies médiastinales bénignes, latentes et spontanément régressives. J. franç. Méd. Chir. thor. 8, 321—332 (1954).

—, C. VOISIN, J. MEREAU, V. MACQUET, et M. MARGERIN: Tumeurs et pseudo-tumeurs graisseuses du médiastin antérieur. J. franç. Méd. Chir. thor. 14, 459—472 (1960).

— —, P. FOURNIER, V. MACQUET, et M. LEDUC: Ponctionsbiopsies et biopsies chirurgicales du poumon. Maroc. méd. 40, 661—669 (1961). Ref.: Zbl. Tuberk.-Forsch. 90, 33 (1962).

— —, et M. LEDUC: Apport de la biopsie pulmonaire chirurgicale au diagnostic des pneumopathies professionnelles. Poumon 18, 723—730 (1962).

GERRITS, J. C.: The prognosis of pulmonary carcinoma. Arch. chir. Neerl. 13, 64—70 (1961).

—, en W. BAGNAY: De statistiek van het longcarcinoom. Ned. T. Geneesk. 104, 2605—2612 (1960).

—, and A. F. HAKMAN: Operability of bronchial cancer with pleural effusion. Arch. chir. Neerl. 7, 315—320 (1955).

GESSNER, J.: Teratoide Zysten des Mediastinum. Zbl. Chir. 88, 145—157 (1963).

GHON, A.: Der primäre Lungenherd bei der Tuberkulose der Kinder. Berlin: Urban u. Schwarzenberg 1912.

GIACOBINI, E., e C. SIMONETTI: La radiologia nei tumori del mediastino. Chir. thorac. 9, 447—476 (1956). Ref.: Zbl. Tuberk.-Forsch. 75, 95 (1957).

GIBBON jr., J. H., F. F. ALLBRITTEN jr., J. Y. TEMPLETON III, and T. F. NEALON jr.: Cancer of the lung. Ann. Surg. 138, 489—501 (1953).

—, T. L. STOKES, and J. J. MCKEOWN jr.: The surgical treatment of carcinoma of the lung. Amer. J. Surg. 89, 484—493 (1955).

GIESE, W.: Der Zusammenhang der Pleuritis exsudativa der Primärinfektionsperiode mit einer nachfolgenden Lungentuberkulose. Tuberk.-Arzt 5, 562—568 (1951).

— Pathologische Anatomie und Pathogenese der Pleuritis exsudativa. Wien. med. Wschr. 107, 999—1004 (1957).

GIFFORD, J. H., and J. K. B. WADDINGTON: Review of 464 cases of carcinoma of lung treated by resection. Brit. med. J. 5, 723—730 (1957).

GIRONES, R.: La mediastinoscopia. Medicamenta (Madrid) 1963, núm. 389.

— Médiastinoscopie et carcinome bronchique primitif. XV. Congrès Ass. Intern. Étude des Bronches, Porto 1965.

—, G. KLEIN, y W. QUARZ: El valor de la mediastinoscopia en el diagnóstico diferencial y juicio de operabilidad de las enfermedadas intratorácicas. Med. clin. (Barcelona) 42, 190—200 (1964).

GLADNIKOFF, H.: A roentgenographic study of the mediastinum in health and in primary pulmonary carcinoma. Acta radiol. Suppl. LXXIII (1948).

GLEDHILL, E. Y., J. B. SPRIGGS, and Ch. H. BINFORD: Needle aspiration in the diagnosis of lung carcinoma. Amer. J. clin. Path. 19, 235—242 (1949).

GLUM, H.: Ist eine Verbesserung der Frühdiagnose des Bronchialkarzinoms möglich? Münch. med. Wschr. 104, 835—838 (1962).

— Ergebnisse der Resektionsbehandlung des Bronchialkarzinoms. Untersuchungen über ihre Abhängigkeit vom Stadium des Tumors und seinem histologischen Reifungsgrad. Bruns' Beitr. klin. Chir. 204, 433—439 (1962).

— Was kann die Bronchoskopie über Operabilität oder Inoperabilität des Bronchialkarzinoms aussagen? Münch. med. Wschr. 105, 1251—1258 (1963).

—, u. M. PÖSCHL: Zur Differentialdiagnostik des Bronchialkarzinoms. Bruns' Beiträge klin. Chir. 206, 177—194 (1963).

GODWIN, J. T., W. L. WATSON, J. L. POOL, W. G. CAHAN, and V. A. NARDIELLO: Primary intrathoracic neurogenic tumors. J. thorac. Surg. 20, 169—192 (1950).

GOLDMAN, K. P.: Histology of lung cancer in relation to prognosis. Thorax 20, 298—302 (1965).

GOLDMANN, E. E.: Anatomische Untersuchungen über die Verbreitungswege bösartiger Geschwülste. Beitr. klin. Chir. 18, 595—686 (1897).

— Studien zur Biologie der bösartigen Neubildungen. Tübingen: 1911.

GOLDSTEIN, M., et A. DUMONT: L'exploration phlébographique dans les affections du médiastin et du thorax. Acta chir. Belg. Suppl. 2, 109—132 (1960). Ref.: Zbl. Tuberk.-Forsch. **89**, 165 (1961).

— — Résultats et interprétations des explorations phlébographiques du médiastin et du thorax. Acta chir. Belg. **60**, 168—188 (1961).

GOMZJAKOV, G. A.: Ein Fall von Dermoid-Cyste des vorderen Mediastinums. Vestn. chir. **71**, 54—55 (1951). Ref.: Zbl. Tuberk.-Forsch. **62**, 251 (1953).

GORTON, G., and F. LINELL: Malignant tumours and sarcoid reactions in regional lymph nodes. Acta radiol. **47**, 381—392 (1957).

GRANT, L. J., and S. A. TRIVEDI: Open lung biopsy for diffuse pulmonary lesions. Brit. med. J. **1960**, 17—21.

GRAVENKAMP, H.: Über den histologischen Nachweis silikotischen Gewebes im Sputum bei kavernösen Silikotuberkulosen. Beiträge zur Silikose-Forschung, H. 52, Bergbau-Berufsgenossenschaft Bochum 1958, 1—16.

GRAVESEN, P. B.: Clinical features of sarcoidosis, its initial stage, active phases, healing or hyalinisation, prognosis, and differential diagnostic considerations in the pulmonary lesion. Acta tbc. Scand., Suppl. **45**, 33—37 (1959).

GRAY, B.: Sputum cytodiagnosis in bronchial carcinoma. Lancet **1964**, 549—552.

GREMMEL, H., u. H. VIETEN: Röntgendiagnostik krankhafter Veränderungen des rechten Herz-Zwerchfell-Winkels. Z. Tuberk. **117**, 114—134 (1961).

— Die Strahlenbehandlung des Bronchialkarzinoms. Mitt.dienst GBK Nordrhein-Westf. **2**, 551—562 (1962).

GREUEL, H.: Thorakoskopische Lungenbiopsie. Dtsch. med. Wschr. **86**, 1680—1682 (1961).

GRILL, W.: Die morphologischen Grundlagen der angiographischen Befunde chirurgischer Lungenerkrankungen. Fortschr. Röntgenstr. **93**, 38—43 (1960).

GRIMMINGER, A.: Über Bronchialveränderungen beim Morbus Boeck. Tuberk.-Arzt **9**, 539—545 (1955).

GROEN, A. S., H. REYNDERS, en J. WIEBERDINK: Mediastinoscopie. Ned. T. Geneesk. **105**, 1014—1017 (1961).

GROSJEAN, A.: Lymphogranulome et tuberculose. Schweiz. med. Wschr. **1943**, 891—893.

GRUNZE, H.: Klinische Zytologie der Thoraxkrankheiten. Stuttgart: F. Enke 1955.

GÜNSEL, E.: Histologische Tumordiagnostik durch Probepunktion. Strahlentherapie **93**, 112—117 (1954).

GUGLIELMO, L. di, S. CHIAPPA, et G. A. CITRONI: Les bronches dans la silicose. Etude bronchographique et bronchoscopique. Bronches **7**, 369—407 (1957).

—, e P. GAMBACCINI: Aspetti clinici e radiologici di una rara localizzazione timica di linfogranuloma di Hodgkin. Nuntius radiol. **21**, 867—879 (1955). Ref.: Zbl. Tuberk.-Forsch. **72**, 248 (1956).

GUMMEL, H.: Zur Chirurgie des Bronchuskarzinoms. Kongreßber. 2. Tg. med. wiss. Ges. Röntgenol. DDR, S. 215—226 (1958). Ref.: Zbl. Tuberk.-Forsch. **83**, 242 (1959).

— Die biologischen Grenzen der Operabilität maligner Tumoren. Dtsch. Gesundh.-Wes. **18**, 2217—2222 (1963).

—, u. T. MATTHES: Probleme und Wege zur Verbesserung der Dauerheilungen beim Bronchial-Karzinom. Dtsch. Gesundh.-Wes. **10**, 757—761 (1955).

GUNN, S. W. A., and C. A. ROSS: Effect of exploratory thoracotomy on the life expectation of patients with non resectable carcinoma of the lung. Canad. med. Ass. J. **83**, 1029—1031 (1960).

GVOZDANOVIĆ, V., and B. OBERHOFER: Mediastinal phlebography. Acta radiol. **40**, 395—407 (1953).

HAAM, E. VON: Neue Grenzgebiete der klinischen Zytologie. Wien. klin. Wschr. **74**, 901—906 (1962).

HAAS, W.: Über den Wert der zytologischen Untersuchung des Auswurfs beim Bronchialkarzinom. Zschr. inn. Med. **8**, 505—514 (1953).

HABICHT, B.: Diskussionsbemerkung 25. 3. 1961. Tuberk.-Arzt **15**, 643 (1961).

HAENISCH, F.: Die Bedeutung der Untersuchungstechnik für die Röntgendiagnose der Erkrankungen des Mediastinums und der Lunge. Fortschr. Röntgenstr. **36**, Kongr.-H. 22—28 und 39 (1927).

HAENSELT, V.: Die Danielsbiopsie beim Morbus Boeck. Z. Tuberk. **122**, 290—297 (1964).

HAIN, E., K. HOFFMANN, H. HÜSSELMANN, J. ENGEL, H. FICK, u. M. L. ARNAL: Die Erkrankungen der Pleura. Internist **5**, 369—385 (1964).

HANSEN, J. L., et V. DREYER: L'importance des examens itératifs des expectorations dans le diagnostic du cancer bronchique. Uskr. Laeger **1953**, 13—16. Ref.: Zbl. Tuberk.-Forsch. **63**, 297 (1953).

HANSEN, L.: Nord. med. tskr. **16**, 1565 (1938), zit. nach KÄMPFER (1959).

HANTSCHMANN, L.: Über torpide sklerosierende Tuberkulosen mit eigenartigem großzelligem histologischem Befund (Typ Besnier-Boeck-Schaumann-Mylius-Schürmann). Erg. Tuberk.-Forsch., Band IX, 1—68 (1939).

HARKEN, D. E., H. BLACK, R. CLAUSS, and R. E. FARRAND: A simple cervicomediastinal exploration for tissue diagnosis of intrathoracic disease. N. Engl. J. Med. **251**, 1041—1044 (1954).

HARPØTH, H.: Zwei Fälle von Lungenleiden. Lymphogranulomatosis benigna Boeck. Tuberkulose mit negativer Tuberkulinreaktion. Nord. med. **1942**, 3331—3333. Ref.: Zbl. Tuberk.-Forsch. **56**, 399 (1943).

HARTMANN, P.: Möglichkeiten und Grenzen der Zytodiagnostik. Dtsch. med. Wschr. **80**, 1839—1841 (1955).

— Die Zytologie des Bronchialsekretes. Stuttgart: Thieme 1955.

HARTWEG, H.: Über die Boecksche Krankheit der Lungen (Lymphogranulomatosis benigna pulmonum). Fortschr. Röntgenstr. **72**, 385—408 (1949/50).

HARVEY, J. C.: A myopathy of Boeck's sarcoid. Amer. J. Med. **26**, 356—363 (1959).

HASNER, E., and E. WESTENGÅRD: Thymomas. Acta chir. scand. **126**, 58—65 (1963).

HAUSSER, R.: Über die diagnostische gezielte Gewebspunktion bei unklaren Lungen-, Pleura- und Mediastinalprozessen. Dtsch. med. Wschr. **90**, 1809—1819 (1965).

HAXTHAUSEN, H.: Brit. J. Tuberc. **42**, 7, (1948), zit. nach LEITNER.

HAYASHI, Y., E. V. COWDRY, and V. SUNTZEFF: Microscopic properties of the basement membrane and elastic fibers of trachea and bronchus of smokers and nonsmokers. Cancer **14**, 1175—1182 (1961).

HAYEK, H. von: Die menschliche Lunge. Berlin-Göttingen-Heidelberg: Springer 1953.

— Normale Anatomie. In Handbuch der Thoraxchirurgie, herausgegeben von E. Derra. Berlin-Göttingen-Heidelberg: Springer 1958.

HECHT, A.: Zur Diagnostik pathologischer Veränderungen im Bereich der Lungenwurzel. Prax. Pneumol. **19**, 265—271 (1965).

HECKNER, F.: Zytologische Bronchialdiagnostik. Dtsch. med. Wschr. **77**, 537—540 (1952).

HEDVALL, E.: Die Biopsie der Lymphdrüsen der Scalenusregion (Operation nach Daniels) bei der Diagnose von Brustkrankheiten. Beitr. Klin. Tuberk. **119**, 140—149 (1958/59)

HEILMEYER, L., u. H. BEGEMANN. Zit. nach BOLLAG und SCHWARZ.

—, K. WURM, u. H. REINDELL: Klinik des Morbus Boeck. Beitr. Klin. Tuberk. **114**, 46—75 (1955).

— — — Der Morbus Boeck von Lunge und Mediastinum. Münch. med. Wschr. **98**, 145—151 und 161—164 (1956).

HEIMBURGER, I., J. S. BATTERSBY, and F. VELLIOS: Primary neoplasms of the mediastinum. Arch. Surg. **86**, 978—984 (1963).

HEINE, F.: Die Probeexcision aus Veränderungen in Thoraxraum und Lunge unter thorakoskopischer Sicht. Beitr. Klin. Tuberk. **116**, 615—627 (1957).

—, u. H. HILLEBRAND: Intrapleurale Lipome als Ursache einer Verschattung des rechten Herz-Zwerchfellwinkels im Röntgenbild. Beitr. Klin. Tuberk. **118**, 446—460 (1958).

HELLER, P., W. KELLOW, and B. CHOMET: Needle biopsy of the parietal pleura. Transactions of the 15th Veterans Administration Army Navy Air Force Conference on the Chemotherapy of Tuberculosis, St. Louis, Missouri, February 6—9, 1956. Zit. nach DONOHOE, KATZ u. MATTHEWS.

HELLMAN, T.: Lymphgefäße, Lymphknötchen und Lymphknoten. In Handbuch der mikroskopischen Anatomie des Menschen, Bd. 6, 1. Teil, 233—396, Berlin 1930.

HENGSTMANN, H.: Zur Diagnostik peripherer Lungengeschwülste. Med. Klin. **1953**, 1768—1771 und 1784—1785.

Hengstmann, H.: Die Cytodiagnose des Bronchialcarcinoms mit Hilfe der gezielten Bronchialabsaugung. Z. klin. Med. 150, 283—312 (1953).

—, u. D. Wittekind: Zytologische Frühdiagnose des Bronchialkarzinoms mit Hilfe der gezielten Bronchialsonde. Dtsch. med. Wschr. 75, 101—104 (1950).

Hennemann, H. H., I. Falck, u. H. Stobbe: Die Frühdiagnose des Bronchialkarzinoms. Z. inn. Med. 9, 313—323 und 365—370 (1954).

Herbig, H., P. Ganz, u. H. Vieten: Die Mediastinaltumoren und ihre chirurgische Bedeutung. Erg. Chir. 37, 224—323 (1952).

Hill, H. E., N. M. Hensler, and I. A. Breckler: Pleural biopsy in diagnosis of effusions. Results in fifty cases of pleural disease observed consecutively. Amer. Rev. Tuberc. 78, 8—16 (1958).

Hinson, K. F. W.: The pathology of carcinoma of the lung. In Bignall, J. R.: Carcinoma of the lung. Edinburgh und London: Livingstone 1958.

— The spread of carcinoma of the lung. In Bignall, J. R.: Carcinoma of the lung. Edinburgh und London: Livingstone 1958.

—, and S. W. A. Kuper: The diagnosis of lung cancer by examination of sputum. Thorax 18, 350—353 (1963).

Hirsch, J. G., Z. A. Cohn, S. I. Morse, R. W. Schaedler, L. E. Siltzbach, J. T. Ellis, and M. W. Chase: Evaluation of the Kveim reaction as a diagnostic test for sarcoidosis. N. Engl. J. Med. 265, 827—830 (1961).

Hirschfeld, J. H., and M. B. Kress: Bronchopulmonary sarcoidosis confirmed by bronchoscopic biopsy. Dis. Chest 39, 284—290 (1961).

Hodge, J., G. Aponte, and E. McLaughlin: Primary mediastinal tumors. J. thorac. Surg. 37, 730—744 (1959).

Hoffheinz, H. J.: Ein kritischer Vergleich zwischen Bronchoskopie, Bronchographie und Angiopneumographie beim Bronchialcarcinom. Thoraxchir. 3, 139—150 (1955).

Hoffman, E.: Intrathoracic goitre. Brit. J. Surg. 43, 310—314 (1955).

Hoffmann, E.: Die Abflußwege der Lungenlymphe und ihre Bedeutung für die Ausbreitung maligner Tumoren. Bruns' Beitr. klin. Chir. 199, 451—471 (1959).

—, u. H. Moder: Die Röntgendiagnose des peripheren Bronchuskarzinoms unter Berücksichtigung der lymphogenen Metastasierungswege. Fortschr. Röntgenstr. 91, 470—478 (1959).

Hoffmann, R., H. Laux, u. C. Stengel: Bronchoskopische und bronchographische Zeichen der Inoperabilität beim Bronchialcarcinom. Chirurg 25, 349—352 (1954).

Hofmann, W., u. H.-C. Rabold: Über Geschwülste des Thymus. Zbl. allg. Path. 105, 56—61 (1963).

Hofstetter, J.: Les tumeurs du médiastin. Helvet. chir. Acta 30, 291—321 (1963).

Hohn, M.: Über den Wert der Bronchographie für die Diagnose bei Tumoren des Mediastinums. Röntgen-Bl. 5, 79—86 (1952).

Holman, C., and A. Okinaka: Occult carcinoma of the lung. J. Thorac. Cardiovascul. Surg. 47, 466—471 (1964).

Honey, M., and E. Jepson: Brit. med. J. 1957, 1330. Zit. nach Kämpfer (1959).

Horányi, J., u. I. Kerényi: Thymona intrapulmonale im Kindesalter. Thoraxchir. 3, 245—249 (1955).

Hornowski, S.: Scalene node biopsy in the diagnosis of pulmonary diseases. Gruzlica 26, 983—988 (1958). Ref.: Zbl. Tuberk.-Forsch. 82, 367 (1959).

— Diagnostic value of scalene node biopsy (Daniels method). Gruźlica Choroby Pluc 30, 136—139 (1962). Ref.: Zbl. Tuberk.-Forsch. 92, 239 (1963).

Horwitz, M. M., and C. W. Findlay: Supraclavicular lymph node biopsy in the diagnosis of intrathoracic lesions. N. Y. State J. Med. 57, 2065—2066 (1957). Ref.: Zbl. Tuberk.-Forsch. 77, 83 (1958).

Høstrup, H.: Daniel's biopsi ved cancer i abdomnalhulen. Nord. med. 64, 1159 f. (1960).

Hoyle, C., J. Dawson, and G. Mather: Skin sensitivity in sarcoidosis. Lancet 1954, 164. Zit. nach Löffler und Behrens.

Hueck, O., u. E. Kugel: Die Bedeutung der Bronchoskopie für Diagnostik und Operationsindikation in der Thoraxchirurgie. Münch. med. Wschr. 94, 1557—1562 (1952).

Hueck, O., u. J. Weinmayr: Erfahrungen bei der Diagnostik und chirurgischen Behandlung von Mediastinaltumoren. Münch. med. Wschr. 97, 1352—1354 und 1362—1363 (1955).

Hürzeler, D.: Transbronchiale Lymphknotenpunktion. Pract. oto-rhino-laryng. 25, 247—255 (1963).

Humperdinck, K.: Silikose oder Boecksche Erkrankung? Med. Klin. 1951, 114—116.

Hunter, W.: Zit. nach Bartels.

Huth, J., u. P. Bohley: Trachealzysten und ihre Behandlung. Thoraxchir. 9, 207—213 (1961).

Huzly, A.: Morphologische und funktionelle Gesichtspunkte der Bronchologie bei der Behandlung operabler Lungenerkrankungen. Dtsch. med. J. 12, 236—239 (1961).

—, A. Hoffmans, H. Seidel, A. Grimminger, R. Hausser, C. Arold, et G. Forschbach: Les bronches dans la sarcoïdose. Bronches 13, 531—558 (1963).

Ikins, Ph. M., A. S. Berne, C. J. Straehley jr., and W. F. Bugden: Carbon dioxide pneumomediastinography as an aid in the evaluation of the resectability of bronchogenic carcinoma. J. thorac. cardiovasc. Surg. 44, 793—800 (1962).

Inada, K., K. Kawai, T. Katsumura, and A. Nakano: Giant lymph node hyperplasia of the mediastinum. Amer. Rev. Tuberc. 79, 232—237 (1959).

—, A. Kawasaki, and M. Hamazaki: Germinoma of the mediastinum. Amer. Rev. resp. Dis. 87, 560—567 (1963).

Isard, H. J., V. D. Bergelson, and J. Foreman: Mediastinal pneumography. Amer. J. Roentgenol. 75, 771—778 (1956).

Israel, H. L.: Sarcoidosis and tuberculosis. Bull. int. Un. Tuberc. 32, 565—573 (1962).

—, and M. Sones: The diagnosis of sarcoidosis with special reference to the Kveim reaction. Ann. int. Med. 43, 1269—1282 (1955).

— —, H. Beerman, and T. Pastras: A further study of the Kveim reaction in sarcoidosis and tuberculosis. N. Engl. J. Med. 259, 365—369 (1958).

Israel, R., P. Herzog, et C. Personne: L'angiopneumographie dans le cancer et les pneumopathies chroniques localisées. Bull. Soc. méd. hôp. 68, 227—233 (1952).

Israel-Asselain, R., J. Chebat, R. Abelanet, J. Lechien, et F. Bellon: Micro-lithiase alvéolaire pulmonaire démontrée par biopsie. Bull. Soc. méd. hôp. 77, 674—692 (1961). Ref.: Zbl. Tuberk.-Forsch. 90, 211 (1962).

Ivanova, E. F., E. N. Kozhevnikova, and E. M. Zagnitkovskaya: Cytological diagnosis of bronchopulmonary cancer by the method of imprints and lavage during bronchoscopy. Chirurgija 1962, 34—39.

Iversen, J.: The cytologic diagnosis of malignant lung diseases. Nord. med. 49, 671—674 (1953).

— „False positives" in the cytologic diagnosis of lung diseases. Nord. med. 49, 675—676 (1953).

Jacobaeus, H. C.: Die Thorakoskopie und ihre praktische Bedeutung. Dtsch. med. Wschr. 47, 703—705 (1921).

James, D. G., and A. D. Thomson: The Kveim test in sarcoidosis. Quart. J. Med. 24, 49—59 (1955). Ref.: Zbl. Tuberk.-Forsch. 69, 410 (1955).

— Diagnosis and treatment of sarcoidosis. Brit. Med. J. 1956, 900—904.

Jamplis, R. W., W. Mills jr., and G. A. Lillington: Combined scalene fat pad biopsy and bronchoscopy. Its value in suspected bronchogenic carcinoma. J. thorac. cardiovasc. Surg. 44, 27—31 (1962).

Jarniou, A. P., A. Moreau, P. Bourdet, et A. Legrand: Biopsie rétroclaviculaire et cancer secondaire du poumon. J. franç. Méd. Chir. thor. 11, 32—39 (1957).

— —, C. Chambatte, et Enjalbert: Le devenir évolutif des images médiastinales et médiastino-pulmonaires d'étiologie indéterminée. Bull. Soc. méd. hôp. 73, 641—652 (1957). Ref.: Zbl. Tuberk.-Forsch. 77, 74 (1958).

— — —, et J. Garrigou: Le diagnostic étiologique difficile des adénopathies médiastinales apparues au cours de la maladie tuberculeuse. Rev. Tuberc. 22, 362—382 (1958).

—, L. Ode, D. Azorin, et R. Hugonot: Les formes médiastino-pulmonaires limites de la maladie de Besnier-Boeck-Schaumann. J. franç. Méd. Chir. thor. 9, 512—529 (1955).

Jarry, J. J., E. Balgairies, P. L. Masure, et L. Lenoir: Silicoses atypiques à forme ganglio-pulmonaire. Maroc méd. 40, 437—441 (1961). Ref.: Zbl. Tuberk.-Forsch. 90, 192 (1962).

Jenny, R. H.: Bedeutung der Bronchoskopie für die Thoraxchirurgie. Wien. klin. Wschr. 71, 738—761 (1959).
— Operative Probleme beim Bronchialcarcinom. Thoraxchir. 10, 134—137 (1962).
—, u. R. Buchberger: Ergebnisse der chirurgischen Behandlung des Bronchuscarcinoms. Langenbecks Arch. klin. Chir. 299, 458—515 (1962).
Jenny-Stangl, A.: Zur Indikation der Bronchographie und Tomographie. Wien. klin. Wschr. 1955, 835—837.
Jepsen, O.: Mediastinoskopiresultater. Nord. Med. 72, 1231 f. (1964).
Johnson, J., C. K. Kirby, and W. S. Blakemore: Should we insist on „radical pneumonectomy" as a routine procedure in the treatment of carcinoma of the lung. J. thorac. Surg. 36, 309—315 (1958).
Johnson, J. E., and J. M. Maccurdy: Pulmonary histoplasmosis diagnosed by scalene node biopsy. Amer. Rev. Tuberc. 66, 497—500 (1952).
Josephs, B. N., and F. M. Woods: Prescalene lymph node biopsy. Arch. Surg. 76, 93—96 (1958).
Kämpfer, R.: Bronchoskopische Untersuchungen bei Morbus Boeck. Tuberk.-Arzt 13, 261—273 (1959).
— Über extrapulmonale Organmanifestationen des Morbus Boeck unter besonderer Berücksichtigung der Schleimhaut der oberen Luftwege. Praxis Pneumol. 18, 204—217 (1964).
Kahlau, G.: Zur zytologischen Diagnostik des Bronchialkarzinoms aus dem Sputum. Verh. dtsch. Ges. Path. 1952, 162—170.
— Der Lungenkrebs. Erg. Path. 37, 258—419 (1954).
— Die praktische Bedeutung der zytologischen Untersuchung des Bronchialsekretes. Dtsch. med. Wschr. 83, 535—539 (1958).
— Zytologische Lungenkrebsdiagnostik. Krebsarzt 16, 260 (1961).
— Über die Zytodiagnostik des Lungenkrebses. Mitt. Dienst GBK Nordrhein-Westf. 2, 512—520 (1962).
Kaindl, F.: Technik der Lymphangiographie und Lymphadenographie (mit klinischen Aspekten). Verh. dtsch. Ges. inn. Med. 66, 556 (1961).
—, E. Mannheimer, L. Pfleger-Schwarz, u. B. Thurnher: Lymphangiographie und Lymphadenographie der Extremitäten. Stuttgart: Thieme 1960.
Kalbian, V. V.: Bronchial involvement in pulmonary sarcoidosis. Thorax 12, 18 (1957). Zit. nach Adamson und Carlens.
Kalkoff, K. W.: Zur Seitendifferenz der röntgenologisch nachweisbaren Lungenveränderungen bei der Boeckschen Krankheit. Tuberk.-Arzt 7, 588—591 (1953).
— Zur Ätiologie des Morbus Boeck. Beitr. Klin. Tuberk. 114, 3—17 (1955).
— Zur Seitendifferenz der röntgenologisch nachweisbaren Lungenveränderungen bei der Boeckschen Krankheit. Hautarzt 7, 348—349 (1956).
Kapsenberg: Diskussionsbemerkung von Hrouda zu Groen. Reynders und Wieberdink (1961).
Karlin, S.: Intrathoracic goiters. Amer. Surg. 29, 499—505 (1963).
Keil, P. G., C. A. Voelker, and D. J. Schissel: Diagnostic value of pulmonary arteriography in bronchial carcinoma. Amer. J. med. Sci. 219, 301—306 (1950).
Keiser, D. von, u. H. J. Frischbier: Der Wert der Lymphographie bei der Metastasensuche. Fortschr. Röntgenstr. 100, 299—308 (1964).
Kempf, F. K.: Zur Differentialdiagnose des Bronchialcarcinoms: Die solitäre silikotische Schwielenbildung. („Das Silikom".) Thoraxchir. 5, 244—255 (1957).
Kendall, B. E., J. F. Arthur, and D. H. Patey: Lymphangiography in carcinoma of the breast. Cancer 16, 1233—1242 (1963).
Kenney, M., and D. J. Stone: Objective evaluation of the Kveim test in a „double-blind" study. Amer. Rev. resp. Dis. 87, 504—508 (1963).
Kergin, F. G.: Silicotic and tuberculosilicotic lesions simulating bronchogenic carcinoma. J. thorac. Surg. 24, 545—567 (1952).
Kern, E., u. G. Richter: Ergebnisse der operativen Behandlung maligner Tumoren. Med. Klin. 58, 1957—1960 (1963).
Kern, W. H., and J. C. Jones: Polypoid endobronchial carcinoma with repeated expectoration of tumor components. J. thorac. cardiovasc. Surg. 46, 393—403 (1963).

KERSTNER, G.: Die Mediastinoskopie, eine neue Möglichkeit zur Differentialdiagnostik und präoperativen Beurteilung intrathorakaler Krankheitsbilder. Zbl. Chir. 87, 465—469 (1962).

KETTLER, L.-H.: Resorptive Leistungen der Lymphknoten unter normalen und krankhaften Verhältnissen. Beitr. path. Anat. 108, 222—266 (1943).

KHARCHENKO, P. G., E. M. GOROKHOVA, and A. I. RYABINKINA: Prescalene biopsy of lymph nodes in the diagnosis of diseases of the lungs and mediastinum. Klin. Med. 40, 67—71 (1962). Ref.: Zbl. Tuberk.-Forsch. 95, 31 (1964).

KIM, B. M., H. F. FROEB, L. PALMER, and St. J. LLOYD: Clinical experience with cytologic examination of sputum obtained by heated aerosols. Amer. Rev. resp. Dis. 87, 836—843 (1963).

KINDLER, U.: Über das extraossale Plasmocytom. Dtsch. med. Wschr. 90, 1043 (1965).

KIRCHHOFF, H. W.: Zur Differentialdiagnose der Mittelschattenveränderungen im frühen Kindesalter. Fortschr. Röntgenstr. 79, 557—566 (1953).

— Die Anwendung der Tomographie bei unklaren Mittelschattenveränderungen im frühen Kindesalter. Fortschr. Röntgenstr. 81, 431—440 (1954).

— Zur Klinik, Röntgenologie und Differentialdiagnose der frühkindlichen Erkrankungen des Mediastinums. Erg. ges. Tuberk.-Forsch. 14, 481—535 (1958).

KIRSCH, M.: Die Bedeutung der Mediastinoskopie für die Diagnostik mediastinaler und pulmonaler Krankheitsprozesse. Dtsch. Gesundh.-Wes. 19, 958—962 u. 997—1002 (1964).

— Die Verbesserung der Silikosediagnostik durch Mediastinoskopie. XV. Congrès Ass. Intern. Étude des Bronches, Porto 1965.

KIRILUK, L. B.: Carcinoma of the lung. Amer. J. Surg. 102, 217—222 (1961).

KIRKLIN, J. W., J. R. McDONALD, O. T. CLAGETT, H. J. MOERSCH, and R. P. GAGE: Bronchogenic carcinoma: cell type and other factors relating to prognosis. Surg. Gyn. Obstet. 100, 429—438 (1955).

KJAER, T., C. M. SMIDT, and H. R. SØRENSEN: Diagnostic problems and results of treatment of lung cancer: experience of some Danish surveys. Tubercle 39, 216—225 (1958).

KLASSEN, K. P., A. J. ANLYAN, and G. M. CURTIS: Biopsy of diffuse pulmonary lesions. Arch. Surg. 59, 694—704 (1949).

KLATSKI, W. G., and R. YESNER: Hepatic manifestations of sarcoidosis and other granulomatous diseases. Yale J. Biol. Med. 23, 207—248 (1950). Zit. nach LÖFFLER und BEHRENS.

KLEIN, G., G. PRIMER, u. W. QUARZ: Zur Diagnostik der Lungensarkoidose unter besonderer Berücksichtigung der Mediastinoskopie. Tuberk.-Arzt 17, 217—226 (1963).

KLINGENBERG, I.: Histopathologic findings in the prescalene tissue from 1,000 post-mortem cases. Acta chir. scand. 127, 57—66 (1964).

KNOCHE, E., u. H. RINK: Die Mediastinoskopie. Stuttgart: Schattauer 1964.

KNORR, G.: Häufigkeit und Aufgliederung des Lungenkarzinoms im Sektionsgut einer großen Prosektur. Zbl. allg. Path. 85, 77—85 (1949).

KOCK, M. A. de, en H. P. WASSERMANN: Pleurale biopsie. Ned. T. Geneesk. 36, 223—225 (1962).

KÖHLER, H., u. H. WOLFF: Die Mediastinoskopie. Dtsch. Gesundh.-Wes. 19, 1601—1604 (1964).

KOHLHARD, M., G. FEINEMANN, u. F. K. FRIEDERISZICK: Nebenlungen als Mediastinalzysten. Med. Welt 1962, 2688—2690.

KOLÁŘ, J., J. KÁCL u. L. PALEČEK: Die Miterkrankung der Brustorgane bei malignen Lymphomen. Med. Klin. 54, 1690—1692 (1959).

KOLB, A., u. E. STRAHBERGER: Zur Fragestellung der Operationsindikation bei Bronchuscarcinom mit Phrenicus- oder Recurrensparese. Thoraxchir. 4, 284—286 (1956).

KOOJI, R.: Nature of the Kveim reaction and the etiology of Besnier-Boeck disease (sarcoidosis). Ned. T. Geneesk. 1958, 1292—1297. Ref.: Zbl. Tuberk.-Forsch. 80, 171 (1958).

KOPP, H.: Zur Diagnose der Pleuraerkrankungen mittels Nadelbiopsie. Münch. med. Wschr. 105, 504—507 (1963).

KOPPENSTEIN, E., u. K. FARKAS: Beiträge zur Punktionsdiagnostik der Brustorgane. Fortschr. Röntgenstr. 85, 563—576 (1956).

Koskinen, O., and L. W. F. Linden: Mediastinoscopy in mediastinal Surgery. Ann. Otol. Rhinol. Laryngol. **73**, 110 (1964).

Koss, L. G.: Die zunehmende Bedeutung der Zytodiagnostik. Krebsarzt **17**, 195—197 (1962).

Kountz, S. L., J. E. Connolly, and R. Cohn: Seminoma-like (or seminomatous) tumors of the anterior mediastinum. J. thorac. cardiovasc. Surg. **45**, 289—301 (1963).

Kovács, F.: Die Diagnose der Erkrankungen der mediastinalen Lymphknoten; die Bedeutung der differentialdiagnostischen Methoden. Orv. hétil. **100**, 1137—1141 (1959). Ref.: Zbl. Tuberk.-Forsch. **84**, 307 (1960).

Kovács, G. S., u. K. Kovács: Über den diagnostischen Wert der präscalenischen Biopsie (Daniels-Operation). Langenbecks Arch. klin. Chir. **297**, 524—533 (1961).

Kraan, J. K.: On the early diagnosis of carcinoma of the lung. Arch. chir. Neerl. **2**, 201—212 (1950).

Krall, J.: Die thorakale Angiographie beim Bronchialkarzinom. Thoraxchir. **3**, 121—138 (1955/56).

—, H. J. Hoffheinz, u. E. Wilhelm: Der venöse Katheterismus und die mediastinale Venographie beim malignen intrathorakalen Tumor. Thoraxchir. **1**, 84 (1953/54).

Kraus, R.: Differentialdiagnostische Ergebnisse mit der Ösophaguskymographie im 1. schrägen Durchmesser. Fortschr. Röntgenstr. **81**, Beiheft, 26 (1954).

— Ergebnisse der experimentellen Untersuchung der Ösophaguskymographie. Fortschr. Röntgenstr. **88**, Beiheft, 45 (1958).

— Funktionelle Röntgendiagnostik des Mediastinums am Beispiel des Bronchialkarzinoms demonstriert. Stuttgart: Thieme 1958.

Krause, F., u. T. Scherstén: Erfahrungen mit der Mediastinoskopie nach Carlens. Münch. med. Wschr. **106**, 1438—1440 (1964).

Krause, H. G., u. A. Padanyi: Die Früherfassung des Bronchialkarzinoms durch die Katheterbiopsie nach Friedel. Z. Tuberk. **119**, 323—331 (1963).

Krüger, A.: Mitteilungen über die Erfahrungen mit der Mediastinoskopie bei 70 Patienten. Dtsch. Gesundh.-Wes. **20**, 575—581 (1965).

Kubik, I., T. Vizkelety u. J. Bálint: Die Lokalisation der Lungensegmente in den regionalen Lymphknoten. Anat. Anz. **104**, 104—121 (1957).

—, u. T. Tömböl: Über die Abflußfolge der regionären Lymphknoten der Lunge des Hundes Acta anat. **33**, 116—121 (1958).

Kühne, W.: „Lunge und Beruf", von E. Holstein, Leipzig 1962, Seite 93—97, zit. nach Sturm.

Kümmerle, F.: Beitrag zur Klinik und Differentialdiagnose der Mediastinaltumoren. Bruns' Beitr. klin. Chir. **188**, 219—235 (1954).

—, u. R. X. Zittel: Zur Klinik und Therapie der Tracheal- und Bronchuszysten. Med. Klin. **57**, 642—645 (1962).

Kuper, S. W. A.: Exfoliative cytology in the diagnosis of cancer of the bronchus. J. clin. Path. **16**, 399—404 (1963).

Kuschfeldt, R.: Das Schicksal eingeschwemmter Krebszellen in den Lymphknoten. Z. Krebsforsch. **46**, 247—253 (1937).

Kutschera, W.: Beitrag zur operativen Behandlung des Lungenkrebses. Wien. med. Wschr. **113**, 329—331 (1963).

— Die rechtzeitige Diagnose des Bronchuskarzinoms. Praxis Pneumol. **18**, 379—395 (1964).

Kuznitzky, E., u. A. Bittorf: Boecksches Sarkoid mit Beteiligung innerer Organe. Münch. med. Wschr. **62**, 1349—1353 (1915).

Lábas, Z., u. G. Mihók: Bronchoskopische „blinde" Probeexcisionen. Thoraxchir. **5**, 256—259 (1957).

Lal, S., and G. W. Poole: Scalene-node biopsies. Lancet **1963**, 112—113.

Langer, Cl., E. Lobenwein u. E. Dokulil: Die Bedeutung des zytologischen Befundes für die Frühdiagnose des Lungenkrebses. Prax. Pneumol. **18**, 688—690 (1964).

Langston, H. T.: Biopsy procedures in the diagnosis of pulmonary disease. Med. Clin. N. Amer. **43**, 291—296 (1959). Ref.: Zbl. Tuberk.-Forsch. **82**, 178 (1959).

—, J. F. Laws, E. A. McGrew, C. Heidenreich, and M. D. Slominski: The incidence of blood vessel invasion in bronchogenic carcinoma. Surg. Gynec. Obstet. **107**, 704—708 (1958).

Lansden, F. T., and W. H. Falor: „Diagnostic small thoracotomy" in idiopathic pleural effusion. J. Amer. med. Ass. 170, 1375—1379 (1959).

Laustela, E.: Regional lymph node metastasis in primary bronchogenic carcinoma. Ann. chir. gynaec. Fenn. 47, Suppl. 80, 4—39 (1958).

Laval, P., H. Payan, H. Bonneau, R. Clément, R. Amalric, et Cl. Laurent: Cancer de l'apex pulmonaire. J. franç. Méd. Chir. thor. 17, 231—238 (1963).

Lebacq, E., u. Mitarb.: Die Diagnostik der Sarkoidose. Acta tbc. Belg. 53, 221 (1962). Ref.: Tuberk.-Arzt 17, 598 (1963).

Leckie, W. J. H., R. J. M. McCormack, and P. R. Walbaum: The case against routine scalene node biopsy in bronchial carcinoma. Lancet 1963, 853—854.

Lees, A. W., u. N. McSwan: Skalenuslymphknotenbiopsie bei Bronchialkarzinomen. Amer. Rev. resp. Dis. 86, 648 (1962). Ref.: Dtsch. med. Wschr. 88, 1417 (1963).

Lees, W. M., and R. T. Fox: The diagnosis of mediastinal lesions. Surg. Clin. N. Amer., 1956, 49—56. Ref.: Zbl. Tuberk.-Forsch. 72, 345 (1956).

Leicher, F.: Über die Silicosis der mediastinalen Lymphknoten und ihre Komplikationen. Virchow's Arch. path. Anat. 315, 341—374 (1948).

Leilop, L., M. Garret, and H. A. Lyons: Evaluation of technique and results for obtaining sputum for lung carcinoma screening. Amer. Rev. resp. Dis. 83, 803—807 (1961).

Leitner, St. J.: Der Morbus Besnier-Boeck-Schaumann. Basel: Schwabe 1949.

Lemoine, G.: La médiastinoscopie. Rev. Prat. (Paris) 14, 3009—3018 (1964).

—, et J. Mathey: La mediastinoscopie. Rev. tuberc. pneumol. 27, 759—762 (1963).

Lemoine, J.-M.: La bronchoscopie dans le diagnostic étiologique des épanchements pleuraux non purulents. Rev. Prat. (Paris) 12, 1811—1815 (1962).

—, et R. Dufat: L'exploration bronchoscopique au cours de 350 épanchements pleuraux. J. franç. Méd. Chir thor. 16, 275—283 (1962).

—, et W. Brunin: Les bronches des ouvriers mineurs. J. franç. Méd. Chir thor. 2, 79—84 (1948).

—, J. Vicaire, et A. F. Lemanissier: Anthracose bronchique. Bronches 7, 545—561 (1957).

Lenk, R.: Weiterer Beitrag zur Röntgendiagnose der Bronchuskarzinome. Fortschr. Röntgenstr. 36, 305—314 (1927).

— Die Bedeutung des künstlichen Pneumothorax für die Diagnose von intrathorakalen, besonders mediastinalen Tumoren. Fortschr. Röntgenstr. 38, 88—91 (1928).

— Die Röntgendiagnostik der intrathorakalen Tumoren und ihre Differentialdiagnose. Wien: Springer 1929.

— Die Grundregeln der röntgenologischen Mediastinaldiagnostik. Fortschr. Röntgenstr. 48, 657—666 (1933).

— Die spezielle Röntgensymptomatologie der Erkrankungen des Mediastinums. Radiol. Rdsch. 5, 286—300 (1936).

Lennert, K.: Pathologie der Halslymphknoten. Arch. Ohr-, Nas.-, Kehlk.-Heilk. 182, 1—124 (1963).

Levij, I. S.: Afwijkingen, gelijkend op die bij de ziekte van Besnier-Boeck, in lymfeklieren bij kwaadaardige aandoeningen. Ned. T. Geneesk. 104, 2653 f. (1960).

Levina-Gurevich, L. A.: The importance of pneumomediastinography during the investigation of patients affected with lung cancer. Chirurgija 38, 71—76 (1962). Ref.: Zbl. Tuberk.-Forsch. 91, 56 (1962).

Lichtenauer, F., u. G. Specht: Zur Diagnostik und Therapie der Mediastinaltumoren. Internist 5, 387—391 (1964).

Liebschner, K.: Läßt die Röntgenuntersuchung eine Beurteilung der Operabilität bei Bronchialkarzinomen zu? Chirurg 23, 52—56 (1952).

— Erfahrungen und Ergebnisse jährlicher Röntgen-Reihenuntersuchungen in der Eisen- und Stahlindustrie 1949—1959. Düsseldorf: 1959.

—, u. H. Vieten: Das Veratmungsbronchogramm, eine Möglichkeit zur Erfassung pathologischer Bifurkationsbewegungen. Fortschr. Röntgenstr. 76, 443—451 (1952).

— —, u. K. H. Willmann: Röntgenreihenuntersuchungen in der Eisen- und Stahlindustrie 1949—1953. Fortschr. Röntgenstr. 80, 302—314 (1954).

— — — Zur Frühdiagnose des Bronchialkarzinoms. Röntgendiagnostische Erfahrungen und Erwägungen. Dtsch. med. Wschr. 81, 1185—1188 (1956).

LINDBERG, K.: Über die formale Genese des Lungenkrebses. Arb. path. Inst. Univ. Helsingfors 9 (1935). Zit. nach KAHLAU (1954).

LINDBLOM, K.: Mediastinal plebography. Acta radiol. 27, 521—525 (1946).

LINDER, E., u. M. SCHAMAUN: Die primären Mediastinaltumoren. Thoraxchirurgie 11, 391—421 (1964).

LINDER, F.: Bronchialkrebs. Krebsforsch. Krebsbekämpf. 3, 51—59 (1959).

— Die Behandlung der Lungengeschwülste aus chirurgischer Sicht. Dtsch. med. J. 14, 463—465 (1961).

—, u. W. SCHÜTZ: Die Klinik und Therapie des Bronchialcarcinoms aus chirurgischer Sicht. Bericht über 325 eigene Beobachtungen. Ärztl. Wschr., 929—934 (1956).

LINDIG, W.: Die Boecksche Lungenerkrankung. Zschr. inn. Med. 7, 744—752 (1952).

— Zur nosologischen Einordnung der Boeckschen Lungenerkrankung. Beitr. Klin. Tuberk. 110, 555—563 (1954).

— Der Morbus Boeck der Lungen. Dermat. Stud. 28, 33—38 (1956).

— Volksröntgenkataster und Lungenkarzinom. Z. Tuberk. 115, 153—167 (1961).

— Die Bedeutung der Röntgenreihenuntersuchungen für die Auffindung unspezifischer Lungenerkrankungen. Tuberk.-Arzt 15, 779—788 (1961).

LINK, R., u. F. STRNAD: Tumoren des Bronchialsystems. Berlin-Göttingen-Heidelberg: Springer 1956.

LISSNER, J.: Die Elektrokymographie bei pathologischen Verschattungen im Mediastinum und in Hilusnähe. Fortschr. Röntgenstr. 84, 526—536 (1956).

— Ergebnisse elektrokymographischer Untersuchungen bei Tumoren des Mediastinums und des Hilus. Fortschr. Röntgenstr. 88, Beiheft, 44 (1958).

— Beitrag zur Differentialdiagnose verdrängender Mediastinalprozesse. Fortschr. Röntgenstr. 90, 679—686 (1959).

— Der Wert des Pneumomediastinums bei der Differentialdiagnose mediastinaler Erkrankungen. Fortschr. Röntgenstr. 91, 445—456 (1959).

LLOYD, M. S.: Thoracoscopy and biopsy in the diagnosis of pleurisy with effusion. Quart. Bull. Sea View Hosp. 14, 128—133 (1953). Ref.: Zbl. Tuberk.-Forsch. 65, 282 (1954).

LOB, A.: Über primäre Pleura- und Lungenrandkrebse. Langenbeck's Arch. klin. Chir. 273, 530—534 (1953).

—, u. A. WEISS: Zur Klinik und Diagnostik maligner Pleurageschwülste. Med. Klin. 47, 468—470 (1952).

LÖFFLER, L.: Die Arteriographie der Lunge und die Kontrastdarstellung der Herzhöhlen am lebenden Menschen. Leipzig: Thieme 1955.

LÖFFLER, W., u. W. BEHRENS jr.: Morbus Boeck. Handbuch der inneren Medizin, Band IV/3, 464—548. Berlin-Göttingen-Heidelberg: Springer 1956.

LÖFGREN, S.: Primary pulmonary sarcoidosis. I. Early signs and symptoms. Acta med. scand. 145, 424—431 (1953).

— Morbus Besnier-Boeck-Schaumann (sarcoidosis). A clinical survey. Nord. med. 52, 976—981 (1954).

— Das bilaterale Hiluslymphdrüsensyndrom (BHL) als Anfangsstadium der Sarkoidose. Beitr. Klin. Tuberk. 114, 75—86 (1955).

— On the pathogenesis of sarcoidosis. Acta med. scand. 154, Suppl. 312, 435—438 (1956).

— Diagnosis and incidence of sarcoidosis. Brit. J. Tuberc. 51, 8—13 (1957).

— Immunological and aetiological aspects of sarcoidosis. Acta tuberc. scand., Suppl. 45, 19—23 (1959).

— Definition and diagnostic criteria of sarcoidosis. Acta tuberc. scand., Suppl. 45, 15—18 (1959).

—, and H. LUNDBÄCK: The bilateral hilar lymphoma syndrome. A study of the relation to tuberculosis and sarcoidosis in 212 cases. Acta med. scand. 142, 265—273 (1952).

LONG, N. L.: Sputum cytology in the diagnosis of curable lung cancer. Acta cytol. 7, 85—90 (1963).

LONGCOPE, W. T., and D. G. FREIMAN: A study of sarcoidosis. Based on a combined investigation of 160 cases including 30 autopsies from the Johns Hopkins Hospital and Massachusetts General Hospital. Medicine 31, 1—132 (1952). Ref.: Zbl. Tuberk.-Forsch. 61, 259 (1952).

LORENZ, W.: Die cytologische Diagnostik der Lungentumoren. Strahlentherapie 86, 389—390 (1952).

LOW, L. R., W. S. KEYTING, and A. L. DAYWITT: Azygography in management of carcinoma of the lung. Radiology 81, 96—100 (1963).

LUDWIG, J.: Die Lymphgefäßverbindungen zwischen Ductus thoracicus und supraclaviculären Lymphknoten und ihre Bedeutung für die Krebsmetastasierung. Frankf. Z. Path. 71, 436—442 (1961).

— Tumorzellen in Blut und Lymphe. Oncologia 14, 174—185 (1961).

— Über Kurzschlußwege der Lymphbahnen und ihre Beziehung zur lymphogenen Krebs-metastasierung. Path. Microbiol. 25, 329—334 (1962).

LÜSCHER, E., u. W. DIENER: Zur Früherfassung und Frühdiagnose der Krebserkrankungen der oberen Luft- und Speisewege, einschließlich Speiseröhre und Bronchien. Schweiz. med. Wschr. 92, 1485—1493 (1962).

LUI, A. H. F., W. W. GLAS, and E. H. LANSING: Bilateral inferior deep cervical (scalene fat pad) and paratracheal lymph node biopsies. J. thorac. cardiovasc. Surg. 40, 90—92 (1960).

LUNDSGAARD-HANSEN, P.: Zur Diagnostik des Lungencarcinoms. Thoraxchir. 10, 153—161 (1962).

— Zur Frühdiagnose und Operabilität des Bronchuskarzinoms. Schweiz. med. Wschr. 92, 991 (1962).

LYONS, H. A., and F. VERTOVA: Angiocardiography: an aid for the early diagnosis of bronchogenic carcinoma. Amer. J. med. Sci. 236, 147—155 (1958).

MAASSEN, W.: Die bronchoskopische Probeexcision im Gesunden bei der Diagnostik und Operabilitätsbeurteilung des Bronchialkarzinoms. Tuberk.-Arzt 16, 34—39 (1962).

— Die Mediastinoskopie (Biopsie nach CARLENS), eine neue diagnostische Methode bei Thoraxerkrankungen. Dtsch. med. Wschr. 87, 2004—2009 (1962).

— La médiastinoscopie: expériences préliminaires. Société Française de la Pathologie Respiratoire. Paris 10. 2. 1963.

— Die Bedeutung der Mediastinoskopie nach Carlens für die Operabilitätsbeurteilung des Bronchialkarzinoms. Thoraxchir. 11, 65—77 (1964).

— Die Katheterbiopsie als spezielle diagnostische Methode für die Frühdiagnose des Bronchial-karzinoms. In Pneumonien-Lungenkrebs-Behandlung und Bekämpfung der Tuberkulose, herausgegeben von K. Breu. Tuberkulosebücherei, Stuttgart 1964.

— Die Bedeutung der Katheter-Saugbiopsie und der Mediastinoskopie für die Diagnostik und Operabilitätsbeurteilung des Bronchialkarzinoms. Kongreßbericht 8. wiss. Tagg. Norddtsch. Tuberkulosegesellschaft, Lübeck 1964.

— Therapeutische Möglichkeiten der Mediastinoskopie nach Carlens bei Sarkoidose und Tuberkulose. Münch. med. Wschr. 107, 1114—1117 (1965).

— Mediastinoskopie. In HOPPE, R.: Sarkoidose. Stuttgart: Schattauer 1965.

— Mediastinoskopie und Bronchialkrebs (gemeinsam mit KIRSCH, SPECHT, THÜMMLER und VON WINDHEIM). XV. Congrès Ass. Intern. Étude des Bronches, Porto 1965. Bronches XV, 492—515 (1965).

— Die Bedeutung der Endoskopie für die Lungentuberkulose. Hauptreferat Intern. Tuber-kulosekonferenz, München: Oktober 1965 (im Druck).

—, M. KIRSCH u. M. THÜMMLER: Indikationen und vorläufige Ergebnisse bei 300 Media-stinoskopien. Praxis Pneumol. 18, 65—77 (1964).

—, u. F. LAUBENTHAL jr.: Differenzphänomene am Thorax als Hinweise auf stenosierende Bronchialprozesse. Radiologe 4, 226—232 (1964).

—, u. W. MÜLLER: Methodik und Ergebnisse der Katheterbiopsie nach FRIEDEL (kombinierte röntgenologische-endoskopische Herdsondierung) beim Bronchialkarzinom. Deutscher Rönt-genkongreß 1964, Bericht über die 45. Tagung der Deutschen Röntgengesellschaft, Beihefte zu Fortschr. Röntgenstr. Nuklearmed., Teil A. Stuttgart: Thieme 1965.

MACKENZIE, D. H.: Amyloidosis presenting as lymphadenopathy. Brit. med. J. 1963, 1449—1450.

MAGARI, S.: Grundlagen und neue Ergebnisse der Erforschung des Lymphgefäßsystems insbesondere in der Frage seines Ursprungs sowie seiner Beziehung zum Venensystem. Zschr. naturwiss.-med. Grundlagenforsch. 1, 1—38 (1962).

Mahlo, A.: Erfahrungen mit der gezielten Saugbiopsie bei der Diagnostik des Magenkrebses. Münch. med. Wschr. 105, 2561—2568 (1963).

Maier, H. C.: Diagnosis and treatment of mediastinal tumors. Surg. Clin. America 1953, 415—432. Ref.: Zbl. Tuberk.-Forsch. 66, 246 (1954).

Maisin, J., H. Maisin, J. van Lancker, et J. Keusters: Le cancer du poumon. J. belge radiol. 37, 395—430 (1954).

Málek, P., A. Belán, J. Kolc, M. Semorǎdová, L. Bufka u. K. Kutil: Der Ductus thoracicus in der Röntgenkinematographie. Experimentalstudie. Fortschr. Röntgenstr. 93, 723—730 (1960).

—, u. J. Kolc: Physiologische Grundlagen der experimentellen und klinischen Lymphographie. Zbl. Chir. 83, 1303—1317 (1958).

Maloney, J. V., R. Franks, D. Makoff, and P. H. Sherman: Biopsy of the scalene lymph nodes and the right thoracic duct for the diagnosis of pulmonary disease. J. thorac. cardiovasc. Surg. 47, 438—445 (1964).

Mándi, L.: Die thorakale Sarkoidose. Orv. hétil. 102, 1105—1115 (1961). Ref.: Zbl. Tuberk.-Forsch. 89, 379 (1961).

Manfredi, F., C. E. Buckley III, R. L. Patrick, W. F. Barry, H. H. Sieker: Lung needle biopsy in the evaluation of diffuse pulmonary disease. Amer. Rev. resp. Dis. 82, 800—806 (1960).

Marcozzi, G., S. Messinetti, M. Colombati, G. Macovero, et S. Condorelli: La phlébographie vertebrale transsomatique dans le diagnostic des affections pulmonaires du médiastin. Acta chir. Belg. Suppl. 2, 59—67 (1960).

Marrocu, F., and F. Cossu: Venolymphatic communication observed during lymphography with an oily contrast medium. Acta radiol. New series 2, 205—208 (1964).

Marshall, J., L. Kaplan, and H. J. Lurie: Sarcoidosis (Schaumann's disease) with prurigo. Med. Proc. 1, 178—181 (1955). Ref.: Zbl. Tuberk.-Forsch. 72, 249 (1956).

Martenstein, H.: Arch. Derm. 147, 70 (1921). Zit. nach Leitner.

Maruyama, Y., E. W. Wilkins, and St. M. Wyman: An evaluation of angiocardiography in pulmonary carcinoma with particular emphasis on prognosis. Radiology 79, 617—624 (1962).

Mascagni, P.: Vasorum lymphaticorum corporis humani historia et ichnographia. 1787. Zit. nach Nohl (1962).

Masenti, E., e P. G. Ferrero: La ductografia come mezzo di indagine dell'impegno mediastinico posteriore nel carcinoma bronchiale. Chir. torac. 16, 192—199 (1963).

— La biopsie pré-scalenique comme moyen de dépistage des métastases ganglionnaires dans le cancer du poumon. Bronches 14, 202—205 (1964).

Matteo, G. di., e V. Beltrami: La morfologia stratigrafica paratracheobronchiale destra nella valutazione di operabilità del carcinoma bronchiale. Gazz. internaz. med. 67, 2245 (1962).

Matthes, Th.: Fortschritte in der Diagnostik und Behandlung benigner Mediastinaltumoren. Dtsch. Gesundh.-Wes. 1956, 1175—1188.

Matus, L., J. Schnitzler u. B. Szentkereszty: Über die mit Mediastinoskopie gewonnenen Erfahrungen. Orv. Hetil. 105, 1845—1848 (1964).

Matzel, W.: Diagnostische Thorakoskopie bei intrathorakalen Rundherden. Z. Tuberk. 120, 1—13 (1963).

— Können Malignome der Pleura mit internistischen Mitteln exakt diagnostiziert werden? Med. Klin. 58, 363—366 (1963).

Maurer: Kystes dermoides du médiastin antérieur. Mém. Acad. Chir. 68, 236—237 (1942). Ref.: Zbl. Tuberk.-Forsch. 56, 306 (1943).

Maurice, P. A.: La participation de la musculature à la maladie de Besnier-Boeck-Schaumann. Helvet. med. acta, Ser. A, 22, 16—42 (1955). Ref.: Zbl. Tuberk.-Forsch. 70, 116 (1955).

Mavrommatis, F.: Zur Zytodiagnostik des Bronchialkarzinoms. Thoraxchir. 9, 503—506 (1962).

— La délection cytologique du carcinome bronchique au stade de début. J. suisse méd. 92, 1094 (1962).

— Weitere Ergebnisse zur Zytodiagnostik der Lungentumoren. Thoraxchir. 11, 3—6 (1963).

MAVROMMATIS, F.: Zur Differentialdiagnose der Tumortypen des Brochialkarzinoms im zytologischen Ausstrich nach Papanicolaou. Thoraxchir. 12, 412—421 (1965).

McCORT, J. J., and L. L. ROBBINS: Roentgen diagnosis of intrathoracic lymph-node metastases in carcinoma of the lung. Radiology 57, 339—359 (1951).

MELAMED, M. R., L. G. KOSS, and E. E. CLIFFTON: Roentgenologically occult lung cancer diagnosed by cytology. Cancer 16, 1537—1551 (1963).

MÉTRAS, H., et J. CHARPIN: Le cathétérisme bronchique. Paris: Vigot Frères 1953.

MEYER, A., et J. CHRÉTIEN: Diagnostic des images radiologiques miliaires du poumon. Rev. Prat. (Paris) 1955, 3059—3072.

— —, H. SCHIMMEL: Maladie de Besnier-Boeck-Schaumann avec atteinte rénate. Bull. Soc. méd. hôp. Sér. 4, 72, 19—28 (1956). Ref.: Zbl. Tuberk.-Forsch. 72, 395 (1956).

MEYER, K. K.: Direct lymphatic connections from the lower lobes of the lung to the abdomen. J. thorac. Surg. 35, 726—733 (1958).

MICHELSON, H. E.: Zur Problematik der Sarkoidose. Hautarzt 10, 147—151 (1959).

MIDDLEMASS, I. B. D.: Deformity of the oesophagus in bronchogenic carcinoma. J. Fac. Radiol. (London) 5, 121—125 (1953). Ref.: Zbl. Radiol. 44, 332 (1954).

MIHALJEVIC, C.: Laterale Mediastinoskopie. XV. Congrès. Ass. Intern. Étude des Bronches Porto 1965.

MILLER, F. L.: Percutaneous needle biopsy in clinically inoperable pulmonary tumors. U. S. Armed Forces med. J. 11, 858—871 (1960). Ref.: Zbl. Tuberk.-Forsch. 88, 184 (1961).

MINÁRIK, L.: Die Besnier-Boeck-Schaumannsche Krankheit als eine der Formen der atypischen Tuberkulose. Rozhl. Tuberk. 18, 448—453 (1958). Ref.: Zbl. Tuberk.-Forsch. 79, 356 (1958).

MIQUEL-MARI, J. A.: Importancia de la toracoscopia en el estudio de los pneumotórax espontáneos. Rev. españ. tuberc. 19, 265—275 (1950). Ref.: Zbl. Tuberk.-Forsch. 59, 37 (1951).

MISKOVITS, G., u. S. SZÜCS: Die transkostale Venographie bei nicht-tuberkulösen Thoraxerkrankungen. Tuberk.-Arzt 11, 403—411 (1957).

— Azygography in bronchogenic carcinoma. Dis. Chest 40, 24—28 (1961).

MISRA, S. S., and U. C. SHARMA: Pleural biopsy with the Vim-Silverman needle. Tubercle 40, 54—57 (1959).

MITCHELL, F., M. FERREL, T. BACHARACH, and E. M. ARONSTAM: Pleural biopsy as a diagnostic method. U. S. Armed Forces med. J. 10, 157—160 (1959). Ref.: Zbl. Tuberk.-Forsch. 82, 369 (1959).

MLCZOCH, F.: Die Thorakoskopie als diagnostischer Eingriff. Wien. Z. inn. Med. 36, 141—168 (1955).

—, u. F. SALZMANN: Wien. Z. inn. Med. 31, 442 (1950).

MOHR, H.-J., u. A. TÖBBEN: Bedeutet die Cytodiagnostik einen Fortschritt für die Früherkennung maligner Tumoren insbesondere im Hinblick auf das Carcinom? Dtsch. med. Wschr. 77, 420—422 (1952).

MONTI, G. F.: Cisti e tumori del mediastino. Arch. ital. chir. 81, 93—135 (1956). Ref.: Zbl. Tuberk.-Forsch. 75, 9 (1957).

MORAWETZ, F.: Klinische Zytologie. Wien. klin. Wschr. 77, 41—44 (1965).

—, u. E. SCHNETZ: Die zytologische Diagnose des Bronchuskarzinoms. Krebsarzt 18, 408—443 (1963).

MORGAN, S. W., and S. M. SCOTT: A critical reappraisal of scalene fat pad biopsies. J. thorac. cardiovasc. Surg. 43, 548—551 (1962).

MORITZ, R.: Beteiligung des Zentralnervensystems und der Skelettmuskulatur bei Morbus Boeck-Besnier-Schaumann. Psychiatrie 8, 121—125 (1956).

MOSETITSCH, W.: Pneumomediastinographie bei Bronchialcancer. Fortschr. Röntgenstr. 96, 713—728 (1962).

MOST, A.: Über den Lymphgefäßapparat von Kehlkopf und Trachea und seine Beziehungen zur Verbreitung krankhafter Prozesse. Dtsch. Z. Chir. 57, 199 (1900). Zit. nach W. BECKER.

— Untersuchungen über die Lymphbahnen der oberen Thoraxapertur und am Brustkorb. Arch. Anat. Entw. gesch. 1908, 1—30.

Most, A.: Die Topographie des Lymphgefäßapparates des menschlichen Körpers und ihre Beziehungen zu den Infektionswegen der Tuberkulose. Bibliotheca medica, Abt. C, Pathologie und Pathologische Anatomie, herausgegeb. von E. Ponfick. Heft 21, Stuttgart: 1908.
— Chirurgie der Lymphgefäße und der Lymphdrüsen. Neue dtsch. Chirurgie 24, 1—402 (1917).
Motsch, H.: Die morphologischen Befunde der Katheterbiopsie. Münch. med. Wschr. 104, 349—355 (1962).
Moyer, J. H., and A. J. Ackerman: Sarcoidosis: A clinical and roentgenological study of twenty-eight cases. Amer. Rev. tuberc. 61, 299 (1950). Zit. nach Löffler und Behrens.
Müller, E.: Morphologie und klinische Diagnostik. Dtsch. med. Wschr. 87, 2057—2062 (1962).
Müller, W.: Persönliche Mitteilung.
Mülly, K.: Die Geschwülste der Lunge, Pleura und Brustwand. Handbuch Inn. Med. IV/4, 1—390. Herausgegeb. von v. Bergmann-Frey-Schwiegk. Berlin-Göttingen-Heidelberg: Springer 1956.
— Die Erkrankungen und Geschwülste des Mediastinums. Handbuch Inn. Med. IV/4, 391—566. Herausgegeb. von v. Bergmann-Frey-Schwiegk. Berlin-Göttingen-Heidelberg: Springer 1956.
Munka, V.: Lymphdrainage von Lungensegmenten. Cs. Morfol. 4, 196—204 (1956). Ref.: Zbl. Tuberk.-Forsch. 77, 2 (1958).
— Das Lymphgefäßsystem der Lungen vom Standpunkt ihrer Segmentstruktur. Bratislava: Vydavatel'stvo Slovenskej Akad. Vied 1963. Ref.: Zbl. Tuberk.-Forsch. 94, 131 (1963).
Muñoz, S., T. Gonzáles y G. Vázquez: Mediastinoscopia. Rev. clin. espan. 26, 330—333 (1965).
Myers, G. B., A. M. Gottlieb, P. E. Mattman, G. M. Eckley, and J. L. Chason: Joint and skeletal-muscle manifestations in sarcoidosis. Amer. Med. 12, 161 (1952).
Nadel, E. M., and L. V. Ackerman: Lesions resembling Boeck's sarcoid in lymph nodes draining an area containing a malignant neoplasm. Amer. J. clin. Path. 20, 952—957 (1950).
Nasiell, M.: Lungcancerdiagnostik med exfoliativ cytologi. Nord. Med. 67, 301 (1962).
— Exfoliativ cytodiagnostik av lungcancer med särskild hänsyn till tidig diagnos. Nord. Med. 1965, 740—742.
Naumann, H. H.: Zur cytologischen Diagnostik im Bereich des Tracheo-Bronchial-Systems. Arch. Ohr-, Nas.-, Kehlk.-Heilk. 161, 290—295 (1952).
— Kritische Bemerkungen zur Zytodiagnostik im Bronchialbereich. Münch. med. Wschr. 95, 770—772 (1953).
— Die Lymphknoten-Metastasen beim Krebs der Mundhöhle und der oberen Luftwege. Dtsch. med. Wschr. 82, 1263—1269 (1957).
Naylor, B., and C. Railey: A pitfall in the cytodiagnosis of sputum of asthmatics. J. clin. Path. 17, 84—89 (1964).
Nelson, C. T., and T. A. Labow: Fidelidad de la reacción de Kveim. Tórax 9, 178—185 (1960). Ref.: Zbl. Tuberk.-Forsch. 93, 280 (1963).
Nelson, M. Th., L. M. Sheets, and W. F. Bowers: Mediastinal tumors: An analysis of 141 cases. Dis. Chest 32, 123—153 (1957).
Neuhof, H., C. B. Rabin, and I. A. Sarot: A topographic classification of cancer of the lung, with special reference to the surgical implications of the circumscribed rariety. J. thorac. Surg. 11, 388—395 (1942).
—, and A. H. Aufses: Cancer of the lung. J. thorac. Surg. 17, 297—305 (1948).
Neyazaki, T., E. A. Kupic, W. H. Marshall, and H. L. Abrams: Collateral lymphatico-venous communications after experimental obstruction of the thoracic duct. Radiology 85, 423—432 (1965).
Nicholson, W. F., M. Fox, and A. G. Bryce: Review of 910 cases of bronchial carcinoma with results of treatment. Lancet 1957, 296—298.
Nickling, H. G.: Mediastinoskopische Untersuchungen bei pulmonalen und mediastinalen Krankheitsprozessen. Praxis 54, 564 (1965).

NICKLNG, H. G., K. HANDL, H. GRUNZE u. G. SCHETTLER: Mediastinoskopisch-bioptische Untersuchungen bei unklaren intrathorakalen Erkrankungen zur morphologischen Sicherung der Diagnose. Med. Welt 1963, 2638—2641.

NIDEN, A. H., B. BURROWS, J. E. KASIK, and W. R. BARCLAY: Percutaneous pleural biopsy with a curetting needle. Amer. Rev. resp. Dis. 84, 37—41 (1961).

NISKAUEN, K. O.: Observations of metaplasia of the bronchial epithelium and its relation to the carcinoma of the lung. Acta path. scand. Suppl. 80 (1949). Zit. nach KAHLAU (1954).

NOHL, H. C.: An investigation into the lymphatic and vascular spread of carcinoma of the bronchus. Thorax 11, 172—185 (1956).

— The value of scalene node biopsy in intrathoracic disease. Brit. J. Tuberc. 52, 286—290 (1958).

— A three-year follow-up of classified cases of bronchogenic carcinoma after resection. Thorax 15, 11—16 (1960).

— The spread of carcinoma of the bronchus. London: Lloyd-Luke 1962.

NORYS, C.: Sarkoide Lymphknotenveränderungen bei generalisierter Organmykose. Fol. haemat. 77, 229—241 (1960).

NORVIIT, L.: Individuelle Disposition für Silikose. Lymphogene Lungenreinigung und Tuberkulose. Arch. Gewerbepath. Gewerbehyg. 17, 463—484 (1959).

—, u. W. di BIASI: Bioptische Lymphknotenuntersuchungen nach Daniels bei Silikose. Arch. Gewerbepath. Gewerbehyg. 16, 503—510 (1958).

OBERHOFER, B., u. A. LONGHINO: Die Mediastinaltumoren als diagnostisches und therapeutisches Problem. Acta chir. (Zagreb) 1, 101—116 (1951). Ref.: Zbl. Tuberk.-Forsch. 64, 180 (1953).

OBERT, F.: Wandlungen der klinischen Problematik des Bronchuskarzinoms im letzten Jahrzehnt. Med. Klin. 57, 428—430 (1962).

OCHSNER, A.: Bronchogenic carcinoma. The role of the bronchoscopist in its early diagnosis. Laryngoscope 63, 700—711 (1953). Ref.: Zbl. Tuberk.-Forsch. 65, 154 (1954).

— Surgery of diseases of the lung. Postgrad. Med. 19, 584—592 (1956).

— Carcinoma of the lung. J. Amer. Geriat. Soc. 8, 159—167 (1960).

—, and M. DEBAKEY: Significance of metastases in primary carcinoma of the lungs. J. thorac. Surg. 11, 357—387 (1942).

— —, Ch. E. DUNLAP, and I. RICHMAN: Primary pulmonary malignancy. J. thorac. Surg. 17, 573—599 (1948).

—, P. T. DECAMP, M. E. DEBAKEY, and C. J. BAY: Bronchogenic carcinoma. Its frequency, diagnosis, an early treatment. J. Amer. med. Ass. 148, 691—697 (1952).

— —, and C. J. RAY: Bronchogenic carcinoma with emphasis on early diagnosis. Geriatrics 9, 15—19 (1954).

—, A. OCHSNER jr., Ch. H'DOUBLER, and J. BLALOCK: Bronchogenic carcinoma. Dis. Chest 37, 1—12 (1960).

—, C. J. RAY, and P. W. ACREE: Cancer of the lung. A review of experiences with 1457 cases of bronchogenic carcinoma. Amer. Rev. Tuberc. 70, 763—783 (1954).

—, R. J. SCHRAMEL, J. BLALOCK, J. H. KEELING, and J. HALEY: Carcinoma of the lung. Arch. Surg. 74, 642—646 (1957).

ÖGER, O.: Beobachtungen zum Morbus Boeck. Beitr. Klin. Tuberk. 125, 241—259 (1962).

OLSEN, A. M.: Boeck's Sarcoid: A brief review and a report of a case in which diagnosis was made by bronchoscopic examination and biopsy. Ann. Otol., Rhin. Laryng. 55, 629 (1946). Zit. nach ADAMSON und CARLENS.

ONUIGBO, W. I. B.: The spread of lung cancer to the kidneys. Cancer 11, 737—739 (1958).

— A criticism of the haematogenous theory of cancer metastasic. Z. Krebsforsch. 65, 30—36 (1962).

— Contralateral cervical node metastases in lung cancer. Thorax 17, 201—204 (1962).

— A mono-block formalin-fixation method for investigating cancer metastasis. Z. Krebsforsch. 65, 209—210 (1963).

— The metastasis of bulky lung cancers. Oncologia 16, 109—115 (1963).

OPSAHL, R.: Acta med. scand. 99, 511 (1939). Zit. nach KÄMPFER (1959).

ORDSTRAND, H. S. van, D. B. EFFLER, L. J. McCORMACK, and J. B. HAZARD: The value of lung biopsy in the diagnosis of occupational pulmonary diseases. Arch. industr. Hlth. **12**, 26—32 (1955). Ref.: Zbl. Tuberk.-Forsch. **72**, 113 (1956).

OSTERMANN, L.: Ein Fall von Bronchuscyste. (Beitrag zur Diagnose der Mediastinalcysten.) Radiol. clin. **10**, 365—380 (1941). Ref.: Zbl. Tuberk.-Forsch. **56**, 306 (1943).

OTTAVIANI, G., G. C. VIDONI, et G. C. SETTI: Les systèmes lymphatiques des bronches. Bronches **8**, 53—123 (1958).

OTTEN, H.: Zur Darstellung des Bronchialbaumes im Schichtbild bei Bronchialkarzinom. Arch. Geschwulstforsch. **7**, 329—340 (1954).

OTTO, H., u. O. GRÜNBECK: Vergleichende Untersuchungen von Sputum und Bronchialsekret beim Bronchialkarzinom. Münch. med. Wschr. **101**, 1595—1599 (1959).

OTTOSEN, P., J. FLYGENRING, and T. SØNDERGAARD: The value of supraclavicular deep lymph node biopsy at intrathoracic lesions. Acta chir. scand. **111**, 275 (1956).

OVERHOLT, R. H.: The value of exploration in silent lung disease. Dis. Chest **20**, 111—125 (1951).

—, and J. A. BOUGAS: Detection, selection and resection in pulmonary carcinoma. Amer. J. Surg. **89**, 475—483 (1955)

— Surgery for pulmonary cancer. A declaration of dividends. Dis. Chest **29**, 595—604 (1956).

—, and F. M. WOODS: Early diagnosis and treatment of cancer of the lung. N. Engl. J. Med. **245**, 555—559 (1951).

PACHTER, M. R.: Mediastinal nonchromaffin paraganglioma. J. thorac. cardiovasc. Surg. **45**, 152—160 (1963).

PADÁNYI, A.: A tüdörák korai diagnózisa „Friedel"-féle katheterbiopsiával. Orv. hétil. **36**, 1697—1701 (1962).

PALETTO, A. E., P. G. ORLANDI, e L. MASSA: La mediastinoscopia. Minerva med. **55**, 4109—4114 (1964).

PALUMBO, L. T., and W. S. SHARPE: Evaluation of scalene node biopsy. Surgery **53**, 639—643 (1963).

PALVA, T.: Mediastinoscopy — a new field for bronchologists. Acta oto-laryng. **53**, 578—584 (1961).

— On the technique of mediastinoscopy. Rev. méd. int. Photo, Cinéma, Télév. **3**, 84 f. (1962).

— Clinical evaluation of mediastinoscopy. Arch. Otolaryng. **77**, 19—24 (1963).

— Mediastinoscopy. Basel: S. Karger 1964.

—, and S. VIIKARI: Mediastinoscopy. J. thorac. cardiovasc. Surg. **42**, 206—212 (1961).

PANNHORST, R.: Das Pneumomediastinum anterius als diagnostische und therapeutische Methode. Dtsch. Arch. klin. Med. **183**, 211—217 (1938/39).

PAPAGEORGIOU, A.: Die Lymphknoten- und Tumorpunktion als diagnostische Such- und Ergänzungsmethode. Med. Klin. **55**, 1754—1759 (1960).

— Cytodiagnostische Untersuchungsverfahren in der inneren Medizin. Internist **4**, 546—554 (1963).

— Die Stellung der Zytologie in der Diagnostik des Bronchial- und Magenkarzinoms. Dtsch. Ärztebl. **61**, 121—128 (1964).

PAPANICOLAOU, G. N.: Cytologic studies in diagnosis of carcinoma. J. int. Coll. Surg. **21**, 419—426 (1954).

PAULSON, D. L.: Survival rates following resection for bronchogenic carcinoma. Ann. Surg. **146**, 997—1010 (1957).

PAUTRIER, L.-M.: Une nouvelle grande réticulo-endothéliose. La maladie de Besnier-Boeck-Schaumann. Paris: 1940. Ref.: Zbl. Tuberk.-Forsch. **56**, 111 (1943).

PAYFA, M., et F. de CLERCQ: Intérêt de la pleuroscopie dans le diagnostic étiologique des épanchements pleuraux. Acta tbc. Belg. **50**, 313—324 (1959).

PEARSON, F. G.: Mediastinoscopy: A method of biopsy in the superior mediastinum. Canad. J. Surg. **6**, 423—429 (1963).

— Mediastinoscopy: A method of biopsy in the superior mediastinum. J. thorac. cardiovasc. Surgery **49**, 11—21 (1965).

PECQUET, J.: (1647). Zit. nach BARTELS.

PERÄSALO, O.: Mediastinal-tuberculoma. Ann. chir. gynaec. Fenn. **39**, 213—227 (1950). Zbl. Tuberk.-Forsch. **58**, 349 (1951).
— Mediastinal haemangioma. Thorax **7**, 178—181 (1952).
—, E. LAUSTELA, and T. M. SCHEININ: Carcinoma of the lung. Acta chir. scand. **111**, 257—273 (1956).
—, and M. TURUNEN: Bronchogenic mediastinal cysts. Ann. chir. gynaec. Fenn. **45**, 1—17 (1956). Ref.: Zbl. Tuberk.-Forsch. **74**, 113 (1957).
PEREZ-TAMAYO, R., J. R. THORNBURG, and R. J. ATKINSON: „Second-loock" lymphangiography. Amer. J. Roentgenol. **90**, 1078—1086 (1963).
PERSONNE, C.: Résultats de la chirurgie des cancers bronchopulmonaires. Rev. tuberc. **26**, 101—110 (1962).
PETIT, M., J. JENEY, J. COBLENTZ, G. WEILL, et E. FORSTER: La médiastinoscopie. Ann. chir. thorac. cardiovasc. **3**, 1—11 (1964).
PFEIFFER, Kl.: Über die Boecksche Erkrankung der Kopfspeicheldrüsen, zugleich ein Beitrag zur Analyse des Mikulicz-Syndroms. Radiologe **3**, 165—173 (1963).
PINTO, J. A.: El frotis endoscópico en el diagnóstico del carcinoma bronquial. Prensa méd. argent. **1957**, 1677—1682. Ref.: Zbl. Tuberk.-Forsch. **78**, 46 (1958).
PRICE-THOMAS, C.: Carcinoma of the lung. Ann. int. Coll. Surg. **11**, 205—217 (1952).
— Il carcinoma del polmone. Boll. Oncol. **28**, 5—19 (1954). Ref.: Zbl. Tuberk.-Forsch. **67**, 118 (1954).
— Der Lungenkrebs. Dtsch. med. Wschr. **82**, 1289—1294 (1957).
— The value of radical and conservative resection in the treatment of carcinoma of the lung. Acta Un. int. Cancr. **15**, 453—458 (1959). Ref.: Zbl. Tuberk.-Forsch. **83**, 96 (1959).
— Lobectomy with sleeve resection. Thorax **15**, 9—11 (1960).
PRYCE, D. M., and J. B. WALTER: The frequency of gross vascular invasion in lung cancer with special reference to arterial invasion. J. Path. Bact. **79**, 141—146 (1960). Ref.: Zbl. Tuberk.-Forsch. **88**, 2 (1961).
PUALWAN, F. A., C. D. SHERMAN jr., G. L. EMERSON, J. A. de WEESE, S. I. SCHWARTZ, and B. E. WALTON: Scalene node biopsy. Implications in abdominal and thoracic disease. Cancer **11**, 4—8 (1958).
PUCCI, E.: Il „puntato polmonare". Riv. pediatr. sicil. **17**, 402—416 (1962). Ref.: Zbl. Tuberk.-Forsch. **94**, 258 (1963).
PUCHETTI, V., L. JONESCU, u. L. CUBILLOS: Gastroenterogene Mediastinalcysten. Thoraxchir. **6**, 251—261 (1958).
PUTKONEN, T.: Über die Intracutanreaktion von Kveim (KvR) bei Lymphogranulomatosis benigna und über das Bild dieser Krankheit im Lichte der Reaktionsergebnisse. Acta derm.-vener. **23**, Suppl. 10, 1—194 (1943). Zit. nach LEITNER.
QUARZ, W.: Bedeutung und Problematik histologischer Mediastinallymphknotenbefunde in der Diagnostik intrathorakaler Erkrankungen. Prax. Pneumol. **19**, 155—165 (1965).
RABIN, C. B., and N. S. BLACKMAN: Bilateral pleural effusion. Its significance in association with a heart of normal size. J. Mt. Sinai Hosp. **24**, 45—53 (1957).
—, and I. A. SAROT: The operability of primary carcinoma of the lung in relation to histology and topography. J. Mt. Sinai Hosp. **24**, 1132—1138 (1957).
—, I. J. SELIKOFF, and R. KRAMER: Paracarinal biopsy in evaluation of operability of carcinoma of the lung. Arch. Surg. **65**, 822—830 (1952).
RABINOWITSCH, A. M.: Zur Diagnostik der Thymome. Fortschr. Röntgenstr. **43**, 71—75 (1931).
RADNER, S.: Suprasternal node biopsy in lymphspreading intrathoracic disease. Acta med. scand. **152**, 413—415 (1955).
RAKOWER, J.: Sarcoidal bilateral hilar lymphoma (Löfgren's syndrome). Amer. Rev. resp. Dis. **87**, 518—524 (1963).
RAPANT, VL., R. PĚGŘIM, u. J. MAREŠ: Die Technik der Tunnelierung des Retrosternalraumes bei der retrosternalen Speiseröhrenplastik. Thoraxchir. vasc. Chir. **11**, 631—637 (1964).
RAVAZZONI, C., e A. CACIOPPO: L'agobiopsia della pleura parietale. Giorn. ital. tbc. **14**, 327—337 (1960). Ref.: Zbl. Tuberk.-Forsch. **89**, 46 (1961).
RECKLINGHAUSEN, F. von: Über die venöse Embolie und den retrograden Transport in den Venen und in den Lymphgefäßen. Virchows Arch. **100**, 503—539 (1885).

Rehn, E.: Die künstliche Mittelfellversteifung und Mediastinographie. Zbl. Chir. 58, 2967—2974 (1931).

Reid, L., and G. Lorriman: Lung biopsy in sarcoidosis with special reference to bacteriological and microscopic features. Brit. J. Dis. Chest 54, 321—334 (1960).

Reindell, H., H. Begemann, u. W. Berg: Zur Differentialdiagnose der intrathorakalen Lymphogranulomatose und Lymphknoten- und Lungentuberkulose. Med. Mschr. 5, 682—692 (1951).

Reingold, I. M., R. E. Ottoman, and B. E. Konwaler: Bronchogenic carcinoma: a study of 60 necropsies. Amer. J. clin. Path. 20, 515—525 (1950).

Remé, H., H. Ebert, u. O. Schwarzer: Indikationen und Kontraindikationen, Nutzen wie Gefahren der Lungenbiopsie. Dtsch. med. Wschr. 88, 261—264 (1963).

Renard, J., J. Chrétien, J. C. Cheminat, et Y. Bertrand: La biopsie pré-scalénique dans la silicose. Poumon 1, 73—87 (1962).

Rényi-Vámos, F.: Das innere Lymphgefäßsystem der Organe. Anatomie, Pathologie, Klinik. Budapest: Verl. d. Ungar. Akad. d. Wiss. 1960.

—, u. M. Papp: Das Lymphgefäß-System der Lunge. Acta anat. 40, 100—105 (1960).

Reusch, G., u. W. Bauer: Der Lungenkrebs. Med. Welt 4 u. 6 (1962).

Reynders, H.: „Radicale" of „conservatieve" pneumonectomie. Ned. Tschr. geneesk. 106, 2257—2260 (1962).

— Het mediastinum, knelpunt in de diagnostiek van het longcarcinoom. Ned. T. Geneesk. 106, 2319—2322 (1962).

— The value of mediastinoscopic study in ascertaining the inoperability of pulmonary carcinoma. J. int. Coll. Surg. 1963, 597—602.

— Mediastinoscopie. Academisch Proefschrift, Universität Amsterdam 1963.

— Intérêt de la médiastinoscopie dans les cancers pulmonaires. Presse méd. 72, Nr. 6 (1964).

— Mediastinoscopy in bronchogenic cancer. Dis. Chest 45, 606—611 (1964).

—, A. S. Groen, en J. Wieberdink: Mediastinum-exploratie ter beoordeling van de operabiliteit van longcarcinoom. Ned. T. Geneesk. 106, 1286 (1961).

Richter, H.: Die Bedeutung der Scalenuslymphknotenbiopsie nach Daniels für die Diagnose und Operabilität intrathorakaler, maligner Tumoren. Chirurg 36, 301—304 (1965).

Ricker, W., and M. Clark: Sarcoidosis. Amer. J. clin. Path. 19, 725—749 (1949).

Rieben, W.: Indikation und Technik der sogenannten Scalenuslymphknoten-Biopsie. Helvet. chir. Acta 26, 402—405 (1959).

Riecker, O. E.: Die Bronchologie. Ihre Arbeitsmethoden und Möglichkeiten. Arch. Ohr.-, Nas.-, Kehlk.-Heilk. 161, 1—72 (1952).

Rienhoff, W. F., J. L. Talbert, and S. Wood jr.: Bronchogenic carcinoma. Ann. Surg. 161, 674—684 (1965).

Rigler, L. G., B. J. O'Loughlin, and R. C. Tucker: Significance of unilateral enlargement of the hilus shadow in the early diagnosis of carcinoma of the lung. With observations on a method of mensuration. Radiology 59, 683—693 (1952).

Rink, H.: Die Segmentdiagnostik der Lunge unter besonderer Berücksichtigung der Angiographie. Z. Tuberk. 115, 315—324 (1961).

— Bioptische Befunde bei der exsudativen Pleuritis mit Hilfe der Mediastinoskopie. Z. Tuberk. 120, 257—260 (1963).

Ritama, V.: Pathological aspects on the needle biopsy of pleura. Duodecim 79, 506—508 (1963).

Roberts, T. W., A. Pollak, R. Howard, and E. Howard: Tracheobronchial cytology utilizing an improved tussilator (cough machine). Acta cytol. 7, 174—179 (1963). Ref.: Zbl. Tuberk.-Forsch. 94, 259 (1963).

Robinson, B.: Sarcoidosis: Diagnosis and management. Med. J. Australia 1950, 959—961.

Roche, L., et F. Tolot: Les adénopathies trachéobronchiques dans la silicose. J. Méd. (Lyon) 20. 3. 1951, 278. Zit. nach Brun und Perrin (1954).

Roches, Ph.: Die Magenschleimhautbiopsie. Schweiz. med. Wschr. 93, 1349 (1963).

Rochlin, D. B., and H. T. Enterline: Prescalene lymph node biopsies. A report of 142 cases. Amer. J. Surg. 96, 372—378 (1958).

Roo, T. de: Techniek van de lymphografie. J. belge radiol. 46, 462—480 (1963).

Roo, T. de: De differentieel-diagnostische mogelijkheden van de lymfografie. Ned. T. Geneesk. 108, 739—748 (1964).
— Lymfatico-veneuze verbinding in de regio iliaca bij primair lymfoedeem, aangetoond door middel van lymfografie. Ned. T. Geneesk. 108, 198—203 (1964).
Rose, Y.: Fraise pour biopsie bronchique. J. franç. Méd. Chir. thor. 9, 265 (1955). Zit. nach Friedel (1961).
Rosenshtraukh, L. S., and L. A. Ender: A method of pneumomediastinography in diagnosis of certain diseases of the mediastinum. Klin. med. (Moskau) 35, 37—41 (1957). Ref.: Zbl. Tuberk.-Forsch. 79, 312 (1958).
Rosseel, E.: Sarcoidosis und Gelenkbeschwerden. Belg. T. Geneesk. 17, 1008—1014 (1961). Ref.: Zbl. Tuberk.-Forsch. 90, 283 (1962).
Rossetti, M.: Röntgenologischer Beitrag zur Prognose und Operabilität des Bronchialcarcinoms. Thoraxchir. 2, 532—549 (1954/55).
Rothe, G., W. Kläring, u. A. Kulessa: Zur Klinik und Therapie des Bronchialkarzinoms. Zbl. Chir. 81, 1839—1849 (1956).
Rouvière, H.: Systématisation et topographie des ganglions et des vaisseaux lymphatiques sous sterno-mastoidiens et sus-claviculaires. Ann. anat. path. 4, 412—421 (1927).
— Sur les connexions des lymphatiques du lobe inférieur du poumon gauche avec les ganglions paratrachéaux droits et sus-claviculaires droits. Ann. anat. path. 5, 743—749 (1928).
— Les vaisseaux lymphatiques des poumons et les ganglions viscéraux intrathoraciques. Ann. anat. path. 6, 113—158 (1929).
— Anatomie des lymphatiques de l'homme. Paris: Masson 1932.
—, et E. Huc: Les lymphatiques de la plèvre diaphragmatique. Ann. anat. path. 5, 326—329 (1928).
Rudbeck, O.: Zit. nach Bartels.
Rudler, J. C., u. R. Giuli: Mediastinaltumoren. Triangel (De.) 5, 352—357 (1963).
Rudnik, I.: Mediastinal diseases in differential diagnosis of infantile tuberculosis. Gružlica Choroby Pluc 30, 115—124 (1962). Ref.: Zbl. Tuberk.-Forsch. 94, 48 (1963).
Rüttimann, A., u. M. S. Del Buono: Die Lymphographie mit öligem Kontrastmittel. Fortschr. Röntgenstr. 97, 551—576 (1962).
— — Die Lymphographie. Erg. med. Strahlenforsch., N. F., Band 1. Stuttgart: Thieme 1964.
— —, U. Cocchi: Neue Fortschritte in der Lymphographie. Schweiz. med. Wschr. 91, 1460—1466 (1961).
Rusznyák, I., M. Fóldi, u. G. Szabó: Physiologie und Pathologie des Lymphkreislaufs. Jena: Fischer 1957.
Ryan, R. F., J. R. McDonald, and O. T. Clagett: Histopathologic observations on bronchial epithelium with special reference to carcinoma of the lung. J. thorac. Surg. 33, 264—274 (1957).
Sabour, M. S., L. M. Osman, P. C. le Golvan, and K. G. Ishak: Needle biopsy of the lung. Lancet 1960, 182—184.
Salzer, G.: Vorschlag einer Einteilung des Bronchuscarcinoms nach pathologisch-anatomisch-klinischen Gesichtspunkten. Wien. med. Wschr. 101, 102—103 (1951).
— Die erweiterte Resektion des Bronchuscarcinoms. Langenbeck's Arch. klin. Chir. 271, 211—218 (1952).
— Erfahrungen nach 500 Resektionen wegen Bronchuscarcinom. Langenbeck's Arch. klin. Chir. 282, 501—507 (1955).
— 2. Thoraxchirurgische Arbeitstagung in Bad Schachen am 29. und 30. 4. 1957. Thoraxchir. 5, 167—178 (1957).
— Über die chirurgische Behandlung der Lungentumoren. Fortschr. Röntgenstr. 88, Beiheft, 20 (1958).
— Ergebnisse der konservativen und operativen Behandlung des Bronchuskarzinoms. Thoraxchir. 8, 215—219 (1960).
— Wandlungen der klinischen Problematik des Bronchuskarzinoms im letzten Jahrzehnt. Med. Klin. 57, 426—428 (1962).
—, M. Wenzl, R. H. Jenny, u. A. Stangl: Das Bronchuskarzinom. Wien: Springer 1952.
—, u. P. Wurnig: Erfahrungen nach 500 Resektionen wegen Bronchuskarzinom. Brun's Beitr. klin. Chir. 193, 369—388 (1956).

Samuels, M. L., J. W. Old, and C. D. Howe: Needle biopsy of pleura. Cancer 11, 980—983 (1958).

Sanders, D. E., N. C. Delarue, and G. Lau: Angiography as a means of determining resectability of primary lung cancer. Amer. J. Roentgenol. 87, 884—891 (1962).

—, D. C. Steele, and N. C. Delarue: Mediastinal and pulmonary angiography as an aid in determining the resectability of primary lung cancer: A preliminary report. Canad. J. Surg. 2, 147—155 (1959).

Sandritter, W.: Die Frühdiagnose des Krebses. Umschau 62, 702—704 (1962).

— Die Frühdiagnose des Krebses in der pathologischen Anatomie. Med. Welt 8, 403—410 (1962).

— Zytodiagnostik. Landarzt 38, 1113—1115 (1962).

Santoro, E., e C. Ricci: La mediastinoscopia: esplorazione digitale ed endoscopica del mediastino superiore. Malattie del torace, 97—102 (1965).

Santy, P., M. Bérard, et P. Galy: Les tumeurs chirurgicales du médiastin. J. franç. Méd. Chir. thor. 4, 1—38 (1950).

—, P. Galy, J. de Beaujeu, et M. de Beaujeu: Lymphangiomes kystiques du médiastin. J. franç. Méd. Chir. thor. 5, 278—284 (1951).

— —, M. Laterjet, J. de Beaujeu, et J. Papillon: Résultats et indications des traitements des cancers bronchopulmonaires. Bronches 9, 318—335 (1959).

—, J. Papillon, et J. C. Sournia: Le diagnostic angiopneumographique des opacités arrondies du poumon. J. radiol. électrol. 34, 12—17 (1953).

Sappey: Zit. nach Most (1908).

— Anatomie, Physiologie, Pathologie des vaisseaux lymphatiques. Paris: 1874.

Sarrazin, R., et R. Voog: La médiastinoscopie. J. franç. Méd. Chir. thor. 18, 457—475 (1964).

— — Justification anatomique de la médiastinoscopie. Lyon chirurg. 61, 352—358 (1965).

— — Contribution de la médiastinoscopie au diagnostic d'opérabilité des cancers bronchiques. Ann. chir. thorac. cardiovasc. 1965, 515—519.

— — Orientations thérapeutiques tirées de la médiastinoscopie en matière de cancer bronchiques. Ann. chir. thorac. cardiovasc. 1965, 515—519.

Sattler, A.: Moderne Biopsie als Methode zur Förderung von Forschung, Diagnostik und Therapie in der Lungenpathologie. Wien. klin. Wschr. 63, 761—763 (1951).

— Zur Differentialdiagnose und Therapie der Lymphomata colli. Wien. med. Wschr. 104, 469—472 (1954).

— Ätiologische Differenzierung der Pleuraflüssigkeiten durch Thoraxbiopsie. Tbk. kérd. 8, 34—35 (1955). Ref.: Zbl. Tuberk.-Forsch. 71, 406 (1956).

— Weitere pathogenetische und diagnostische Erfahrungen mittels Biopsie bei pleuralen Ergüssen. Krebsarzt 12, 5—8 (1957).

— Pleuritis exsudativa (Klinik). Wien. med. Wschr., 1957, 877—881. Ref.: Zbl. Tuberk.-Forsch. 78, 40 (1958).

— Die Bedeutung der thorakoskopischen Frühdiagnose maligner Pleuraergüsse im Hinblick auf eine Frühbehandlung mit „Bayer E 39". Krebsarzt 13, 39—44 (1958).

— Die bioptische Untersuchung der Pleurahöhle und ihre Bedeutung für die Forschung, Diagnostik und Therapie. Dtsch. med. J. 9, Sonderh., 117—122 (1958).

— Die Bedeutung der Biopsie der Pleura zur Diagnose, Therapie und Untersuchung. Grudn. Chir. 1, 57—62 (1959). Ref.: Zbl. Tuberk.-Forsch. 84, 308 (1960).

— Die Bedeutung der pleuralen Biopsie für Diagnose, Therapie und Forschung. Wien. klin. Wschr. 72, 277—281 (1960).

— Pleurabiopsie. Ciba Symposium 1961, 109.

— Die Pathogenese der Pleuritis exsudativa tuberculosa (idiopathica). Wien. klin. Wschr. 73, 625—629 (1961).

— Über Vorkommen und Bedeutung der pleuralen Spätmetastasierung nach operiertem Mammakarzinom, zugleich mit einem Vorschlag vorbeugender kurativer Behandlung. Wien. klin. Wschr. 75, 375—377 (1963).

— Zur Diagnose und Differentialdiagnose blastomatöser Pleuraergüsse vermittels pleuraler Biopsie (mit Vorweisung von thorakoskopischen Farbphotographien). Krebsarzt 18, 90—94 (1963).

SCADDING, J. G.: Prognosis of intrathoracic sarcoidosis in England. Brit. med. J. 1961, 1165—1172.

— The relation between sarcoidosis and tuberculosis. Bull. int. Un. Tuberc. 32, 574—581 (1962).

—, u. S. SHEILA: Liver biopsy in sarcoidosis. Thorax 3, 79 (1948). Zit. nach LÖFFLER und BEHRENS.

SCHAAF, J. H., u. G. SUCHOWSKY: Zytologische Untersuchungen als Hilfsmittel für die Diagnose des Bronchialkarzinoms. Fortschr. Röntgenstr. 76, 711—717 (1952).

SCHAAR, J. P. VAN DER, and M. E. VAN ZANTEN: Experience with mediastinoscopy. Thorax 20, 211—213 (1965).

SCHAUB, R.: Nadelbiopsie der Lunge und Pleura mit einer modifizierten Menghini-Nadel. Med. Welt 1963, 2689—2692.

SCHAUMANN, J.: Zit. nach LEITNER.

SCHEIN, H.: Ueber Tumoren der Lunge und des Mediastinums. Med. Mschr. 4, 659—666 (1950).

SCHIEPPATI, E.: Die Punktion der Mediastinal-Lymphknoten auf dem Wege durch den Trachealsporn. Thoraxchir. 5, 81—85 (1957/58).

— Mediastinal lymph node puncture through the tracheal carina. Surg. Gyn. Obstet. 107, 243—246 (1958).

SCHIESSLE, W.: La ponction transbronchique et transtrachéale des adénopathies péri-trachéobronchiques. J. franç. Méd. Chir. thorac. 16, 551—569 (1962).

—, u. H. GERMESHAUSEN: Interne bioptische Methoden zur Diagnose von Lungen-, Pleura- und Mediastinalkrankheiten. Med. Klin. 57, 913—918 (1962).

—, K. WURM u. H. REINDELL: Ergebnisse und Bedeutung bronchologischer Untersuchungen bei der Lungensarkoidose (Morbus Boeck). Münch. med. Wschr. 103, 726—730 (1961).

SCHIFF, P., and B. A. WARREN: Scalene node biopsy. Its value as a diagnostic aid in chest diseases. Dis. Chest 32, 198—206 (1957).

SCHILLHAMMER, W. R. jr., and D. M. TYSON: Mediastinal thymic cysts. Arch. Surg. 85, 410—417 (1962).

SCHIMKAT, E.: Histologie der Augentuberkulose und des Morbus Boeck. Beihefte Klin. Mbl. Augenhk., Heft 27, 106—115 (1957).

SCHLESS, J. M., H. N. HARRISON, and J. A. WIER: The role of thoracotomy in the differential diagnosis of pleural effusion. Ann. Int. Med. 50, 11—33 (1959).

SCHMÄHL, D.: Experimentelle Untersuchungen über den Mechanismus der hämatogenen Metastasierung beim Krebs. Dtsch. med. Wschr. 86, 607—610 (1961).

— Entstehung, Wachstum und Chemotherapie maligner Tumoren. Arzneimittel-Forsch. 13, Beiheft.

— Die Metastasierung der Tumoren und ihre Beeinflussung. Med. Welt 1964, 544—549.

—, u. W. KRISCHKE: Krebsentstehung und Krebswachstum. Internist 4, 71—76 (1963).

—, u. R. MECKE jr.: Quantitative Transplantationsversuche mit dem Yoshida-Ascitessarkom der Ratte. Z. Krebsforsch. 60, 711—729 (1954/55).

—, u. T. RIESEBERG: Experimentelle Untersuchungen an Ratten über die Metastasierung von Tumoren. Z. Krebsforsch. 62, 456—480 (1958).

SCHMID, C. Ch.: Zur Differentialdiagnose paramediastinaler Verschattungen des rechten Oberlappens und der Pleuritis mediastinalis superior. Fortschr. Röntgenstr. 81, 629—637 (1954).

SCHMID, F.: Die Mittelschattenverbreiterung beim Säugling und Kleinkind. Internist 4, 65—73 (1964).

SCHMID, P. Ch.: Lungenverschattungen, die das Bild einer Pleuritis mediastinalis oder interlobaris vortäuschen können. Dtsch. med. Wschr. 77, 772—775 (1952).

SCHMIDT, M. B.: Die Verbreitungswege der Karzinome. Jena: 1903. Zit. nach ZEIDMAN.

SCHMIDT, W.: Die Lymphknoten der menschlichen Lunge, ihre Topographie und postfetale Neubildung. Zschr. Anat. 118, 391—397 (1955).

SCHMITZ, G.: Ein Beitrag zur Differentialdiagnose zwischen Mediastinaltumor und Tuberkulose im Kindesalter. Beitr. Klin. Tuberk. 115, 161—164 (1956).

SCHNITZLER, J., u. S. BACSA: Über das Schicksal der Kranken mit Bronchuskarzinom im Spiegel der Stadieneinteilung. Orv. Hetil. 1965, 243—247.

SCHOBER, K.-L., J. HUTH, u. P. FRITSCHE: Retrospektive und prospektive Beurteilung des Bronchialkarzinoms. Bruns' Beitr. klin. Chir. 199, 408—420 (1959).

SCHOENHEINZ, W.-D.: Das Veratmungs-Ösophagogramm, ein Hilfsmittel zum Nachweis der Bronchostenose. Fortschr. Röntgenstr. 80, 453—457 (1954).

SCHOENMACKERS, J., u. H. VIETEN: Das postmortale Angiogramm der Lungen bei Tuberkulose, Silikose und Bronchialkarzinom. Fortschr. Röntgenstr. 77, 14—28 (1952).

— Atlas postmortaler Angiogramme. Stuttgart: Thieme 1954.

— Vergleichende pathologisch-anatomische und postmortal-angiographische Betrachtungen der Lunge. Erg. ges. Tbk.- u. Lungenforsch. 14, 348—387 (1958).

SCHRÖDER, G.: Bandartige paramediastinale Verschattungen. Z. Tuberk. 109, 24—28 (1956).

SCHRÖDER, H.: Zur Leistungsfähigkeit der Resektionsbehandlung beim Bronchialkarzinom. Chirurg 35, 305—309 (1964).

—, M. KEMPTER, u. J. SCHEIBE: Die Erfassung des Bronchialkarzinom durch die Röntgenreihenuntersuchungen und andere diagnostische Einrichtungen. Zbl. Chir. 88, 633—638 (1963).

SCHÜMMELFEDER, N.: Die mikroskopische Diagnostik bösartiger Geschwülste. Mitteilungsdienst der Gesellschaft zur Bekämpfung der Krebskrankheiten Nordrhein-Westfalen 2, 457—481 (1962).

SCHULZ, C. H.: Über Erfahrungen mit der Pleurastanze. Med. Klin. 55, 2320—2322 (1960).

SCHWARZ, E., u. H. WILHELM: Zur Diagnostik des Morbus Boeck. Praxis 49, 228 (1960). Ref.: Zbl. Tuberk.-Forsch. 86, 103 (1960).

SCHWEDENBERG, Th.: Über die Karzinose des Ductus thoracicus. Virchows Arch. path. Anat. 181, 295—338 (1905).

SCHWIPPERT, H., and J. E. McMANUS: A histologic study of routine scalene node biopsies. Surgery 42, 533—535 (1957).

SCOTT, S. M.: A critical review of one hundred and sixty consecutive scalene node biopsies. Amer. Rev. Tuberc. 76, 1002—1006 (1957).

SEBESTÉNY, J.: Über einige seltenere Mediastinaltumoren. Zbl. Chir. 78, 1425—1437 (1953).

SEGHERS, K. K. M. F., N. G. M. ORIE, H. N. HADDERS, and J. M. MINDERHOUT: Daniels's biopsy in the diagnosis and treatment of pathological processes in the lung and mediastinum. Arch. chir. Neerl. 6, 57—64 (1954).

SELLORS, T. H.: Le traitement chirurgical du carcinome bronchique, sélection et résultats. Bronches 9, 297—309 (1959).

SEMISCH, R.: Neue Ansichten über die periphere Lungenzirkulation und ihre Folgerungen bezüglich der Metastasierung, Fett- und Thromboembolie. Langenbeck's Arch. klin. Chir. 292, 294—301 (1959).

— Diagnostische Möglichkeiten der selektiven Lungenangiographie. Thoraxchir. 6, 551—564 (1959).

—, J. GESSNER, H.-L., KÖLLING u. H. H. WITTIG: Atlas der selektiven Lungenangiographie. Jena: G. Fischer 1958.

SENN, A.: Das Lungenkarzinom in chirurgischer Sicht. Praxis 53, 797—800 (1964).

SEPKE, G.: Die Differentialdiagnose der disseminierten Silikose zu kleinknotigen Lungenkrankheiten. Zschr. ärztl. Fortbild. 55, 922—926 (1961).

— Über Silikosen durch Straßenstaub. Zbl. ges. Hyg. 7, 833—837 (1961).

SEPPÄLÄ, A. J.: Experiences with mediastinoscopy. S. Lääk. lehti 27, 1543 (1960). Zit. nach PALVA.

SEYBOLD, W. D., and J. R. McDONALD: Tumors of the thymus. J. thorac. Surg. 20, 195—214 (1950).

SEYBOLT, J. F.: The scope of cytology in cancer diagnosis. Geriatrics 7, 32—36 (1952). Ref.: Zbl. Tuberk.-Forsch. 64, 235 (1953).

SHAPIRO, S. W., and L. T. PALUMBO: Scalene node biopsy — Clinical evaluation and application. Amer. J. Surg. 96, 511—514 (1958).

SHAW, R. R., and D. L. PAULSON: Bronchogenic carcinoma. Postgrad. Med. 19, 147—160 (1956).

SHAY, H., E. J. BERK, M. SONES, E. AERGERTER, J. K. WESTON, and A. B. ADAMS: The liver in sarcoidosis. Gastroenterology 19, 441—461 (1951).

SHCHUKAREVA, N. K., and R. I. VAGNER: Prescalenic biopsy in pulmonary carcinoma. Grudn. Chir. 4, 22—26 (1962). Ref.: Zbl. Tuberk.-Forsch. 92, 238 (1963).

SHEFTS, L. M., A. A. TERRILL, and H. SWINDELL: Scalene node biopsy. Amer. Rev. Tuberc. 68, 505—522 (1953).

SHERMAN, Ch. D.: Review of the use of scalene node biopsy in patients with cancer. Vop. Onkol. 5, 259—269 (1959). Ref.: Zbl. Tuberk.-Forsch. 84, 76 (1960).

SHIELDS, Th. W.: An evaluation of bronchogenic carcinoma in scalene lymph nodes. Acta Un. int. Cancr. 15, 508—513 (1959). Ref.: Zbl. Tuberk.-Forsch. 83, 52 (1959).

—, W. M. LEES, and R. T. FOX: The diagnostic value of biopsy of nonpalpable scalene lymph nodes in chest diseases. Ann. Surg. 148, 184—188 (1958).

—, and E. SHOCKET: Preoperative evaluation of patients with clinically resectable broncho-genic carcinoma. Arch. Surg. 76, 707—712 (1958).

—, and St. K. SWEANY: Lung biopsy. Surg. Gyn. Obstet. 110, 585—593 (1960).

SHIMKIN, M. B., R. R. CONNELLY, S. C. MARCUS, and S. J. CUTLER: Pneumonectomy and lobectomy in bronchogenic carcinoma. A comparison of end results of the Overholt and Ochsner clinics. J. thorac. cardiovasc. Surg. 44, 503—519 (1962).

SIEGMUND, H.: Die Cytodiagnostik der bösartigen Geschwülste. Z. Krebsforsch. 59, 156—166 (1953).

SIERING, H.: Phasenoptische Cytodiagnostik im Sputum bei Bronchialcarcinom. Dtsch. Arch. klin. Med. 199, 443—457 (1952).

SILTZBACH, L. E.: Pulmonary sarcoidosis. Amer. J. Surg. 89, 556—568 (1955).

ŠIMEČEK, C.: Tuberculosis and sarcoidosis of intrathoraci lymph nodes in adults. Rozhl. Tuberk. 19, 642—647 (1959). Ref.: Zbl. Tuberk.-Forsch. 84, 230 (1960).

— Differences of appearance of enlarged mediastinal lymph-nodes shown by diagnostic pneumomediastinum. Rozhl. Tuberk. 20, 589—596 (1960). Ref.: Zbl. Tuberk.-Forsch. 89, 48 (1961).

—, and E. HOLUB: Pneumomediastinography in carcinoma of the lung. Thorax 16, 65—67 (1961).

SIMER, P. H.: Drainage of pleural lymphatics. Anat. Rec. 113, 269—283 (1952). Ref.: Zbl. Tuberk.-Forsch. 62, 305 (1953).

SINNER, W.: Lymphknotenmetastasen bei vorerst nicht entdecktem Primärtumor. Oncologia 14, 264—288 (1961).

— Der szintigraphische Nachweis von Krebsmetastasen. Fortschr. Röntgenstr. 98, 446—460 (1963).

— Wert und Bedeutung des Tumorzellnachweises im strömenden Blut. Praxis 52, 1343—1347 (1963).

—, u. H. R. SCHINZ: Metastasenstraßen. In Ergebnisse med. Strahlenforsch., N. F., Band 1. Stuttgart: Thieme 1964.

SISON, B. S., and W. WEISS: Needle biopsy of parietal pleura in patients with pleural effusion. Brit. med. J. 1962, 298—300.

SKINNER, D. B.: Role of azygos venography in assessing the extent of bronchogenic carcinoma. Clin. med. 71, 1747—1751 (1964).

—, J. R. DREYFUSS, and G. L. NARDI: Azygography in the evaluation of operability of pulmonary carcinoma. N. Engl. J. Med. 267, 225—232 (1962).

SKINNER, E. F., J. HALL, D. CARR, and S. G. ROBBINS: Routine supraclavicular biopsy in suspected bronchiogenic carcinoma. Amer. Surg. 21, 590—600 (1955).

SLIKKE, L. B. van der: Die zytologische Diagnostik des Bronchialkarzinoms. Thoraxchir. 2, 442—449 (1955).

SMALL, M. J., and M. LANDMAN: Etiological diagnosis of pleural effusion by pleural biopsy. J. Amer. med. Ass. 158, 907 (1955). Zit. nach DONOHOE, KATZ und MATTHEWS.

SMITH, J. W., H. G. PARSONS, and A. C. DANIELS: Scalene node, parietal pleura, and lung biopsy in the diagnosis of intrathoracic disease. J. Thorac. Surg. 37, 611—620 (1959).

SMITH, R. A.: The results of raising the resectability rate in operations for lung carcinoma. Thorax 12, 79—86 (1957) und J. thorac. cardiovasc. surg. 48, 418—429 (1964) (gleicher Titel).

— Surgery in the treatment of locally advanced lung carcinoma. Thorax 18, 21—38 (1963).

SMITH, W. G.: Needle biopsy of the lung. Thorax 19, 68—78 (1964).

Sørensen, H. R.: Surgical treatment in cancer of the lung experience from a limited geographic area. Acta Un. int. Cancr. 15, 464—465 (1959). Ref.: Zbl. Tuberk.-Forsch. 83, 97 (1959).

—, and F. Therkelsen: Clinical features of operable and inoperable bronchiogenic carcinoma. Acta chir. scand. 103, 70—80 (1952).

— — Treatment of lung cancer. Acta chir. scand. 111, 239—250 (1956).

Sones, M., H. L. Israel, R. Krain, and H. Beerman: Kveim test in sarcoidosis and tuberculosis. J. invest. Dermat. 24, 353—364 (1955). Ref.: Zbl. Tuberk.-Forsch. 70, 375 (1956).

Sousa, O. M. de: Sur les variations du drainage lymphatique du lobe inférieur du poumon chez l'homme. Acta anat. 21, 342—348 (1954).

— Über das Vorhandensein von pulmonalen Lymphsammelgefäßen, die nach den abdominellen Lymphknoten ziehen. Rev. brasil. tuberc. 23, 89—94 (1955). Ref.: Zbl. Tuberk.-Forsch. 73, 184 (1957).

Specht, G.: Persönliche Mitteilung.

— Die Mediastinoskopie. Hamburger Ärzteblatt 17, 352 (1963).

— Über erweiterte Mediastinoskopie. Thoraxchir. 13, 401—407 (1965).

Sperling, E.: Über die Operabilität des Bronchuskarzinoms. Chirurg 35, 247—251 (1964).

Spjut, H. J., D. J. Fier, and L. V. Ackerman: Exfoliative cytology and pulmonary cancer. J. thorac. Surg. 30, 90—107 (1955).

Sprenger, F.: Über die Lungentumoren. Praxis 40, 495—504 (1951).

Ståhle, I.: Les bronches dans la sarcoïdose. Bronches 13, 559—575 (1963).

Stead, W. W., A. Eichenholz, and H. K. Stauss: Operative and pathologic findings in twenty-four patients with syndrome of idiopathic pleurisy with effusion, presumable tuberculous. Amer. Rev. Tuberc. 71, 473 (1955). Zit. nach Donohoe, Katz und Matthews.

Steele, J. D., and S. A. Marable: Cervical mediastinotomy for biopsy. J. thorac. Surg. 37, 621—624 (1959).

Steinberg, I.: Angiocardiographic investigation in the differential diagnosis of mediastinal and vascular tumors. J. int. Coll. Surg. 39, 10—22 (1963).

—, and Ch. T. Dotter: Lung cancer. Angiocardiographic findings in one hundred consecutive proved cases. Arch. Surg. 64, 10—19 (1952).

— —, and W. D. Andrus: Angiocardiography in thoracic surgery. Surg. Gyn. Obstet. 90, 40—59 (1950).

Steinert, R.: Untersuchungen des Lymphsystems der Lunge, zugleich ein Beitrag zur Frage der Topographie der bronchialen Lymphknoten. Beitr. Klin. Tuberk. 68, 497—510 (1928).

Steinmann, E. P.: Ueber die klinische Bedeutung der respiratorischen Bifurkationsbewegungen bei Lungenerkrankungen. Schweiz. med. Wschr. 79, 1126 (1949).

Stemmer, E. A., J. W. Calvin, S. B. Chandor, and J. E. Connolly: Mediastinal biopsy for indeterminate pulmonary and mediastinal lesions. J. thorac. cardiovasc. Surg. 49, 405—411 (1965).

Stephani, J.: Passage d'une maladie de Besnier-Boeck bénigne du poumon à une tuberculose ulcéreuse à marche torpide. Schweiz. Z. Tuberk. 11, 201—209 (1954).

Stevens, W. M.: The dissemination of intra-abdominal malignant disease by means of the lymphatics and thoracic duct. Brit. Med. J. 1, 306—310 (1907).

Stiefel, G. E.: Über 75 Fälle von Scalenuslymphknotenbiopsie. Helvet. med. Acta 26, 742—745 (1959).

Stiller, H.: Angiographische Untersuchungen als diagnostische Maßnahme in der Thoraxchirurgie. Fortschr. Röntgenstr. 80, 214—228 (1954).

Stobbe, H.: Beziehungen zwischen histologischem Feinbau und relativer Malignität beim Bronchialcarcinom. Chirurg 23, 468—471 (1952).

Storey, C. F., and B. M. Reynolds: Biopsy techniques in the diagnosis of intrathoracic lesions. Dis. Chest 23, 357—382 (1953).

Sträuli, P.: Die supraclavikulären Lymphknoten als Zentrum der lymphogenen Krebsmetastasierung. Schweiz. med. Wschr. 90, 529—534 (1960).

— Erreichte und erstrebte Ziele der Metastasenforschung. Oncologia 15, 123—128 (1962).

— Das System des Ductus thoracicus und seine Bedeutung für die Krebsmetastasierung. Schweiz. med. Wschr. 92, 180 (1962).

STRNAD, F.: Zur Frage der Mitbeteiligung des Mediastinums beim Bronchialkarzinom. Fortschr. Röntgenstr. **80**, 427—438 (1954).

— Methoden der röntgenologischen Mediastinalanalyse. In Link, R., F. Strnad: Tumoren des Bronchialsystems. Berlin-Göttingen-Heidelberg: Springer 1956.

—, u. R. KRAUS: Zur röntgenologischen Differentialdiagnostik im unteren Mediastinum. Z. Laryng. **32**, 543—551 (1953).

—, u. J. KUTTING: Die Bedeutung der Nativuntersuchung der Lunge für die Frühdiagnose und Differentialdiagnose des Lungenkrebses. Medizinische **1952**, 9—12.

STURM, W.: Indikation und Interpretation der Mediastinoskopie für die Diagnostik von Staublungenerkrankungen. Mschr. Tuberk.-Bekämpf. **7**, 305—310 (1964).

STUTZ, E., u. H. VIETEN: Die Bronchographie. Stuttgart: Thieme 1955.

SÜSSE, H. J.: Gefahren und Technik der Osteomyelographie und transossalen Venographie. Fortschr. Röntgenstr. **85**, 181—187 (1956).

SUKIENNIKOW, W.: Topographische Anatomie der bronchialen und trachealen Lymphdrüsen. Berl. Klin. Wschr. **40**, 316—318, 347—349 und 369—372 (1903).

SUTLIFF, W. D., F. HUGHES, and M. L. RICE: Pleural biopsy. Dis. Chest **26**, 551 (1954). Zit. nach DONOHOE, KATZ und MATTHEWS.

SVANE, H., O. BROHM, P. OTTOSEN, and T. SØNDERGÅRD: Primary bronchogenic carcinoma. Acta chir. scand. **128**, 402—405 (1964).

SWIERENGA, J., and R. M. VERSTEEGH: Transbronchiale punctie-biopsie. Ned. T. Geneesk. **100**, 2364—2366 (1956).

SYMMERS, W. St. C.: Localized tuberculoid granulomas associated with carcinoma. Their relationship to sarcoidosis. Amer. J. Path. **27**, 493—521 (1951).

TARNOWSKI, C. E.: One hundred consecutive lymph gland biopsies by Daniels method in cases of obscure pulmonary disease. Acta tbc. scand. **41**, 192—198 (1962).

TAYLOR, A. B.: Results of surgical resection. Thorax **15**, 3—6 (1960).

TEITELBAUM, H., O. C. CROXATTO, ed A. J. RONCORONI: Valor diagnóstico de la punción biopsia de pleura con aguja de Vim-Silverman. Medicina **17**, 173—183 (1957). Ref.: Zbl. Tuberk.-Forsch. **80**, 36 (1958).

THEODOS, P. A., F. F. ALLBRITTEN jr., and R. L. BRECKENRIDGE: Lung biopsy in diffuse pulmonary disease. Dis. Chest **27**, 637—648 (1955).

THERKELSEN, F., and H. R. SØRENSEN: Diagnosis, determination of operability and differential diagnosis in bronchogenic carcinoma. Acta chir. scand. **106**, 1—34 (1953).

— Bronchiogenic carcinoma. Nord. Med. **53**, 89—97 (1955). Ref.: Zbl. Tuberk.-Forsch. **68**, 294 (1955).

THOMPSON, V. C.: Results of resection. Thorax **15**, 5 f. (1960).

THÖRMER, H. J.: Zur Frühdiagnose des Bronchialkarzinoms. Dtsch. Gesundh.-Wes. **1958**, 902—904. Ref.: Zbl. Tuberk.-Forsch. **81**, 183 (1959).

THORBAN, W.: Diagnostik und Behandlung von Mediastinaltumoren. Hippokrates **35**, 625—630 (1964).

THOYER-ROZAT, P., et J. PIÉQUET: Le rôle de l'angiocardiographie dans le diagnostic des opacités médiastinales et para-médiastinales. J. radiol. **31**, 525—535 (1950). Ref.: Zbl. Tuberk.-Forsch. **58**, 274 (1951).

THREEFOOT, S. A., W. T. KENT, and B. F. HATCHETT: Lymphaticovenous and lymphatico-lymphatic communications demonstrated by plastic corrosion models of rats and by postmortem lymphangiography in man. J. Laborat. clin. Med. **61**, 9—22 (1963).

THÜMMLER, M.: Beitrag zur präskalenischen Lymphknotenbiopsie. Mschr. Tuberk.-Bekämpf. **16**, 245—253 (1963).

— Ergebnisse von Mediastinoskopie und gleichzeitig ausgeführter präskalenischer Lymphknotenbiopsie. Beitr. Klin. Tuberk. **130**, 101—108 (1965).

TIVENIUS, L.: Benign pleural lesions simulating tumour. Thorax **18**, 39—44 (1963).

TOMKINSON, I. S.: Posterior mediastinal goitre. A report of three cases. Brit. J. Surg. **38**, 271—275 (1951). Ref.: Zbl. Tuberk.-Forsch. **59**, 41 (1951).

TONELLI, L., ed A. CALOGGERO: Valore e limiti dell'esame citologico nella diagnosi del carcinoma polmonare. Studio dell'utilità effetiva e dei fattori condizionanti la positività della ricerca in due serie di 100 casi, operabili ed inoperabili. Arch. chir. torace **9**, 341—385 (1952). Ref.: Zbl. Tuberk.-Forsch. **64**, 350 (1954).

Tonkes, E.: Het bevolkingsonderzoek op tuberculose en de vroege diagnostiek van long-kanker. Ned. T. Geneesk. 107, 2397—2402 (1963).

Torelli, G., e C. de Chiara: Le adenopatie mediastino-polmonari benigne. Minerva med. 53, 467—475 (1962). Ref.: Zbl. Tuberk.-Forsch. 91, 362 (1962).

Totten, R. S., D. H. S. Reid, H. D. Davis, and Th. J. Moran: Farmer's lung. Report of two cases in which lung biopsies were performed. Amer. J. Med. 25, 803—809 (1958). Ref.: Zbl. Tuberk.-Forsch. 81, 387 (1959).

Touraine, R.: La pleuroscopie dans le diagnostic des pleurésies cancéreuses. J. franç. Méd. Chir. thor. 14, 735—744 (1960).

— La pleuroscopie dans le diagnostic des épanchements pleuraux. Rev. Prat. (Paris) 12, 1805—1808 (1962).

Toušek, M., and J. Dura: The significance of needle biopsy for the differential diagnosis of pleurisy with effusion. Vnitřni Lék. 6, 425—431 (1960). Ref.: Zbl. Tuberk.-Forsch. 86, 307 (1960).

— Punktionsbiopsie in der Differentialdiagnose der Pleuritis exsudativa. Schweiz. med. Wschr. 90, 782—785 (1960).

Troisier, E.: Les ganglions sus-claviculaires dans le cancer de l'estomac. Bull. Soc. méd. hôp. 3, 394 (1886). Zit. nach Becker.

— L'adénopathie sus-claviculaire dans les cancers de l'abdomen. Arch. gén. méd. 1, 129—297 (1889). Zit. nach Walther (1948).

Trompke, R., A. Gregl, J. Hertel: Der Einfluß des regionären Lymphknotenbefalls auf die Lebenserwartung des resezierten Magenkrebses. Bruns' Beitr. klin. Chir. 210, 389—408 (1965).

Turiaf, J.: Der Kveim-Test in der Sarkoidose-Diagnostik. Presse méd. 70, 2817 (1962). Ref.: Tuberk.-Arzt 17, 598 (1963).

— Sarcoidose et tuberculose. Bull. int. Un. Tuberc. 32, 584—592 (1962). Ref.: Zbl. Tuberk.-Forsch. 95, 64 (1964).

— Évolution et pronostic de la sarcoidose médiastino-pulmonaire. Cah. Coll. Méd. Hôp. 3, 19—23 (1962). Ref.: Zbl. Tuberk.-Forsch. 91, 203 (1962).

—, et J. Brun: La sarcoïdose endothoracique des Besnier-Boeck-Schaumann. Expansion scientifique française. 1955.

— — Classification et aspects anatomo-cliniques des formes fondamentales de la sarcoidose médiastino-pulmonaire. Bull. Soc. méd. hôp. 71, 987—990 (1955). Ref.: Zbl. Tuberk.-Forsch. 71, 396 (1956).

—, P. Marland, Y. Rose, et Ch. Sors: Le diagnostic bronchoscopique et bronchobiopsique des formes pulmonaires de la sarcoidose de Besnier-Boeck-Schaumann. Bull. Soc. méd. hôp. 68, 1098—1115 (1952). Ref.: Zbl. Tuberk.-Forsch. 65, 110 (1954).

—, Y. Rose, et F. Basset: La sarcoïdose bronchique. Bronches 13, 587—609 (1963).

Uehlinger, E.: Die pathologische Anatomie des Morbus Boeck. Beitr. Klin. Tuberk. 114, 17—45 (1955).

— Pathologische Anatomie und Klinik des Morbus Boeck (Sarkoidose). Regensb. Jb. ärztl. Fortb. 6, 385—392 (1958).

— The morbid anatomy of sarcoidosis. Amer. Rev. resp. Dis. 84, 6—13 (1961).

Ullerich, K.: Prognose und Therapie der epitheloidzelligen Granulomatose des Auges. Beitr. Klin. Tuberk. 114, 101—105 (1955).

Umiker, W. O.: Cytology in bronchiogenic carcinoma. Amer. J. clin. Path. 22, 558—563 (1952).

— Diagnosis of bronchogenic carcinoma: An evaluation of pulmonary cytology, broncho-scopy and scalene lymph node biopsy. Dis. Chest 37, 82—90 (1960).

—, M. S. DeWeese, and G. H. Lawrence: Diagnosis of lung cancer by bronchoscopic biopsy, scalene lymph node biopsy, and cytologic smears. Surgery 41, 705—713 (1957).

Unger, E.: Krebs des Ductus thoracicus. Virchows Arch. path. Anat. 145, 581—587.

Üner, R., A. J. Balim, and K. Öktem: Mediastinal liposarcoma. Dis. Chest 43, 103—105 (1963).

Vale, J. R.: Biopsy ad modum Daniels in diagnosing chest disease. Nord. Med. 66, 1741—1743 (1961).

VAUCHER, E., E. FORSTER, et E. ROEGEL: La place de la tomographie transversoaxiale dans le diagnostic d'opérabilité des cancers du poumon, ses possibilités et limites. Schweiz. Z. Tuberk. 13, 156—165 (1956).

VERSTEEGH, R. M., and J. SWIERENGA: Bronchoscopic evaluation of the operability of pulmonary carcinoma. Acta oto-laryng. 56, 603—611 (1962).

VIACAVA, PACK: Zit. nach STRÄULI (1960).

VIEHWEGER, G., u. H. J. VIERECK: Das Transversalschichtverfahren bei Mediastinaltumoren. Langenbeck's Arch. klin. Chir. 287, 221—227 (1957).

VIERECK, H. J.: Die Tomographie im schrägen Strahlengang. In Pneumonien — Lungenkrebs. Bekämpfung der Tuberkulose, herausgegeben von K. Breu. Tuberkulose-Bücherei, Stuttgart: Thieme 1964.

VIRCHOW, R.: Zur Diagnose des Krebses im Unterleib. Med. Reform 45, 248 (1848). Zit. nach BECKER.

VOLLHABER, H. H.: Biopsie und Cytologie in der Diagnostik des Bronchial-Karzinoms. Hippokrates 33, 671—673 (1962).

VOSSSCHULTE, K.: Diskussion zu Jenny. Thoraxchir. 10, 163 (1962/63).
— Die Chirurgie des Thymus. In Handbuch der Thoraxchirurgie, herausgegeben von E. Derra, Band III, 860—882. Berlin-Göttingen-Heidelberg: Springer 1958.

WAAGØ, H.: Boeck's sarcoid in two brothers. Nord. Med. 58, 1494—1495 (1957).

WALDEYER: Die Entwicklung der Carcinome. Virchows Arch. path. Anat. 41, 470 (1867) und 55, 67 (1872). Zit. nach WILLIS und WATNE.

WALLACE, St. L., R. LATTES, J. P. MALIA, and Ch. RAGAN: Muscle involvement in Boeck's sarcoid. Ann. int. Med. 48, 497—511 (1958).

WALTER, J. B., and D. M. PRYCE: The histology of lung cancer. Thorax 10, 107—116 (1955).
— — The site of origin of lung cancer and its relation to histological type. Thorax 10, 117—126 (1955).

WALTHER, H. E.: Untersuchungen über Krebsmetastasen. Z. Krebsforsch. 46, 313—333 (1937).
— Krebsmetastasen. Basel: B. Schwabe 1948.

WANDALL, H. H.: Nachweis von Tumorzellen im Auswurf. Nord. Med. 1942, 2752—2753. Ref.: Zbl. Tuberk.-Forsch. 56, 344 (1943).

WARREN, M. F., and C. K. DRINKER: Flow of lymph from lungs of dog. Amer. J. Physiol. 136, 207—221 (1942).

WASSERBURGER, K.: Supraklavikuläre Lymphknotenmetastasen beim Gebärmutterhalskrebs. Wien. klin. Wschr. 75, 405—407 (1963).

WASSERMANN, H. P.: Nadelbiopsie der Pleura. S. Afr. med. J. 10, 201—204 (1959). Ref.: Zbl. Tuberk.-Forsch. 82, 370 (1959).

WATNE, A. L., I. HATIBOGLU, and G. E. MOORE: A clinical and autopsy study of tumor cells in the thoracic duct lymph. Surg. Gyn. Obstet. 110, 339—345 (1960).

WATSON, R. R., D. LEPLEY jr., and W. WEISEL: Pulmonary biopsy. Arch. Surg. 85, 587—593 (1962).

WATSON, W. L.: Radical surgery for lung cancer. Cancer 9, 1167—1172 (1956).
— Carcinoma of the lung with five-year survival. J. Internat. Coll. Surgeons 26, 750—754 (1956).

WEGNER, W.: Der Morbus Boeck der Augen. Beihefte Klin. Mbl. Augenheilk., Heft 27, 116—131 (1957).

WEHNER, E.: Zum Problem „Silikose-Emphysem-Bronchitis" unter besonderer Berücksichtigung der Hilussilikose bei Ruhrbergleuten. Knappschaftsarzt 1957, 33—59.

WEIGERT, C.: Krebs des Ductus thoracicus. Virchows Arch. path. Anat. 79, 387—390 (1880).

WEILL, G., W. FLORANGE, M. PETIT, J. COBLENTZ, et J. FUCHS: Tuberculose, Sarcoidose et médiastinoscopie. Rev. tuberc. pneumol. 28, 349—353 (1964).

WEINBERG, J. A.: Identification of regional lymph nodes in the treatment of bronchogenic carcinoma. J. thorac. Surg. 22, 517—526 (1951).
—, and E. M. GREANEY: Identification of regional lymph nodes by means of a vital staining dye during surgery of gastric cancer. Surg. Gyn. Obstet. 90, 561—567 (1950).

WEISS, W.: Needle biopsy of the parietal pleura in tuberculosis. Amer. Rev. Tuberc. 78, 17—20 (1958).

Weissleder, H.: Röntgenkinematographische Untersuchungen des menschlichen Ductus thoracicus. Fortschr. Röntgenstr. 100, 435—440 (1964).
— Das pathologische Lymphangiogramm des Ductus thoracicus. Fortschr. Röntgenstr. 101, 573—582 (1964).
Wellauer, J.: Ist das TNM-System ausbaufähig? Radiol. clin. 32, 360—371 (1963).
—, M. S. del Buono, u. A. Rüttimann: Die Lymphographie als neues Ermittlungsverfahren des Metastasenstatus im TNM-System. Strahlentherapie 120, 631—640 (1963).
—, u. E. Maranta: Zur Stadieneinteilung des Bronchuskarzinoms nach dem TNM-System. Fortschr. Röntgenstr. 91, 555—575 (1959).
Wenz, W.: Zur Röntgendiagnostik der intratrachealen Struma. Fortschr. Röntgenstr. 98, 605—609 (1963).
Wenzl, M.: Aberrante intrathorakale Strumen. Wien. klin. Wschr. 1951, 200—202. Ref.: Zbl. Tuberk.-Forsch. 59, 135 (1951).
—, H. Denck, u. P. Wurnig: Über die Häufigkeit okkulter Fernmetastasen bei klinisch operablen Bronchuscarcinomen. Thoraxchir. 4, 101—106 (1956).
Weve, H. J. M.: Über Keratitis profunda als Äußerung der Besnier-Boeckschen Krankheit. Ned. T. Geneesk. 1942, 2380—2384. Ref.: Zbl. Tuberk.-Forsch. 56, 189 (1943).
Wey, W.: Zur Skalenusbiopsie nach Daniels. Mschr. Ohrheilk. 97, 543—549 (1963).
Wijnbladh, H.: Struma maligna. Nord. Med. 68, 1295 (1962).
Wiklund, Th.: Experience of bronchogenic carcinoma at the department of surgery, Sabbatsbergs Sjukhus. Acta chir. Scand. 111, 251—257 (1956).
Williams, Th. K., and W. R. Webb: Prescalene node biopsy. Arch. Surg. 84, 261—264 (1962).
Willis, R. A.: The spread of tumours in the human body. London: Butterworth 1952.
— Pathology of tumours. 3rd edition. London: Butterworth 1960.
Wilson, J. T., E. G. Laforet, and J. W. Strieder: Prescalene-lymph-node biopsy. N. Engl. J. Med. 259, 615—618 (1958).
Winkler, K.: Über die Beteiligung des Lymphgefäßsystems an der Verschleppung bösartiger Geschwülste. Virchows Arch. path. Anat. 151, Suppl. 195—271 (1898).
Witte, S.: Möglichkeiten und Grenzen der klinischen Zytologie. Med. Klin. 58, 166—171 (1963).
Wittekind, D., u. R. Strüder: Beitrag zur Histogenese des Bronchialcarcinoms. Frankf. Z. Path. 64, 294 (1953). Zit. nach Kahlau.
Wolf, P. L., B. Lewis, and G. R. McCormick: Scalene node „sarcoidosis". Arch. int. Med. 112, 397—400 (1963).
Wolff, G., G. P. Wildner, u. H. Berndt: Die Früherkennung des Lungenkrebses durch die Röntgenreihenuntersuchung. Dtsch. Gesundh.-Wes 17, 768—774 (1962).
Woolner, L. B., and J. R. McDonald: Cytology of sputum and bronchial secretions: studies on 588 patients with miscellaneous pulmonary lesions. Ann. int. Med. 33, 1164—1174 (1950).
Wuketich, St.: Über die epitheloidzelligen, tuberkuloiden Reaktionen im Lymphknoten bei malignen Geschwülsten. Frankf. Z. Path. 70, 187—200 (1959).
Wurm, K.: Die Boeck'sche Krankheit (Sarkoidose). Ätiologie, Klinik und Therapie. Beihefte Klin. Mbl. Augenhk., Heft 27, 1—74 (1957).
— Die Sarkoidose (Morbus Boeck). Hippokrates 34, 53—60 (1963).
—, E. Kehler, u. H. Reichelt: Zur Pathogenese der Sarkoidose (Morbus Boeck). Med. Klin. 57, 1760—1764 (1962).
—, u. H. Reindell: Zur röntgenologischen Differentialdiagnose von Sarkoidose (M. Boeck) und Lymphogranulomatose. Radiologe 2, 134—139 (1962).
— Die mediastinalen Lymphknotenerkrankungen im Röntgenbild. Radiologe 3, 42—58 (1963).
—, R. Reindell, u. L. Heilmeyer: Der Lungenboeck im Röntgenbild. Stuttgart: Thieme 1958.
Wurnig, P.: Zur Methode der Beurteilung kurativer Erfolge der Carcinomchirurgie an Hand des Bronchuscarcinoms. Thoraxchir. 2, 281—289 (1954).
— Die derzeitigen Grenzen der Diagnose des zentralen Bronchuskarzinoms. Wien. klin. Wschr. 73, 705—708 (1961).
—, u. F. Olbert: Wandlungen der klinischen Problematik des Bronchuskarzinoms im letzten Jahrzehnt. Med. Klin. 57, 460—466 (1962).

Wyss, S.: Die Pleurabiopsie in der Diagnostik von Pleuraergüssen. Dtsch. med. Wschr. **88**, 1625—1627 (1963).

Yang, W. W.: Scalene node biopsy: an analysis of 42 cases. California Med. **85**, 165 (1956).

Yannoulis, G., et C. Sfougaris: La lymphographie dans les tumeurs du médiastin. Pract. oto-rhino-laryng. **27**, 42—47 (1965).

Young: Zit. nach Watne.

Young, G. A., F. W. Ellis, and I. M. Reingold: 1011 cases of bronchogenic carcinoma with results of treatment. Dis. Chest **42**, 257—261 (1962).

Zeidman, I.: Experimental studies on the spread of cancer in the lymphatic system. III. Tumor emboli in thoracic duct. The pathogenesis of Virchow's node. Cancer Res. **15**, 719—721 (1955).

— Metastasis: a review of recent advances. Cancer Res. **17**, 157—162 (1957).

—, and J. M. Buss: Experimental studies on the spread of cancer in the lymphatic system. I.: Effectiveness of the lymph node as a barrier to the passage of embolic tumor cells. Cancer Res. **14**, 403—405 (1954).

—, M. McCutcheon, and D. R. Coman: Factors affecting the number of tumour metastases. Cancer Res. **10**, 357—359 (1950).

Zenker, R.: Die operative Behandlung des Lungenkarzinoms und ihre Ergebnisse. Strahlentherapie **86**, 391—400 (1952).

—, Hh. Löhr, u. E. Scherer: Die Erkennung und Behandlung des Bronchialcarcinoms. Med. Klin., 561—564 und 568—572 (1955).

Zierhut, E.: Zur röntgenologischen Darstellung von Organen und Tumoren des hinteren Mediastinum. Fortschr. Röntgenstr. **80**, 591—597 (1954).

Zittel, R. X.: Die Zysten im Brustraum. Münch. med. Wschr. **103**, 1666—1671 (1961).

—, u. E. Kessler: Klinik und Differentialdiagnose der Pleuratumoren (Mesotheliome). Thoraxchir. **11**, 433—447 (1964).

Zschiesche, W.: Morphologische Untersuchungen zur metastatischen Carcinose des Ductus thoracicus. Z. Krebsforsch. **65**, 5—10 (1962).

Zuppinger, A.: Erkrankungen des Mittelfells. In Lehrbuch der Röntgendiagnostik, herausgegeben von Schinz-Baensch-Uehlinger. Stuttgart: Thieme 1952.

Zuschneid, K.: Der Chylothorax. Ein Beitrag zur chirurgischen Anatomie und eine Methode der Röntgendarstellung des Brustlymphganges. Zbl. Chir. **77**, 609—618 (1952).

Sachverzeichnis

Herstellung: Konrad Triltsch, Graphischer Betrieb, Würzburg